北京市高等教育精品教材配套学习指导

解读中医基础理论

主审　刘燕池　郭霞珍

主编　王　彤　蒋　燕

学苑出版社

图书在版编目（CIP）数据

解读中医基础理论/王彤，蒋燕主编. —北京：学苑出版社，2021.11
ISBN 978-7-5077-6296-9

Ⅰ.①解…　Ⅱ.①王…②蒋…　Ⅲ.①中医医学基础高等学校-教材　Ⅳ.①R22-44

中国版本图书馆 CIP 数据核字（2021）第 237173 号

责任编辑：付国英
出版发行：学苑出版社
社　　　址：北京市丰台区南方庄 2 号院 1 号楼
邮政编码：100079
网　　　址：www.book001.com
电子信箱：xueyuanpress@163.com
电　　　话：010-67603091（总编室）、010-67601101（销售部）
印　刷　厂：北京市京宇印刷厂
开本尺寸：787×1024　1/16
印　　　张：19
字　　　数：394 千字
版　　　次：2022 年 1 月第 1 版
印　　　次：2022 年 1 月第 1 次印刷
定　　　价：88.00 元

编 委 会

前　言

中医学是研究人体生理、病理、疾病的诊断与防治，以及养生康复的一门传统医学，它有独具特色的理论体系。中医学发源于先秦，其理论体系形成于战国到秦汉时期。中医学理论体系是在中国古代哲学思想的影响和指导下，在中华民族传统文化的基础上，通过长期医疗保健的经验积累和理论总结而形成的。它尤其受到古代的唯物论和辩证法思想——阴阳五行学说的深刻影响，是以整体观念为主导思想，以脏腑经络的生理和病理为基础，以辨证论治为诊疗特点的医学理论体系。

中医基础理论阐释和介绍了中医学的基本理论、基本知识和基本思维方法。内容主要包括中医学的生命观、健康观、疾病观和防治观等内容，具体章节包括中医学的哲学基础、藏象、气血津液、经络、病因与发病、病机、预防与治则等。本书的编写内容作为北京市高等教育精品教材《中医基础理论》的辅导材料，重在继承创新、发扬光大中国传统医学，让学生在规定的课时内，牢固掌握本门学科的基础知识和基本技能，着重培养学生的创新能力和实践能力。

本书的编写指导思想是贯彻"以学为本"的教育思想，坚持继承与创新相结合的编写思路。按照普通高等教育全日制《中医基础理论》课程教学大纲和执业中医师考试大纲的要求而编写。编写以保持中医学的传统特色为宗旨，注重中医基础理论的完整性、系统性、科学性，在对中医学的基本理论充分阐释的同时，适度指出它们的临床指导意义，做到理论与实践相结合。

本书充分结合中医基础理论教学的特色及笔者多年的教学经验，力求体现中医学理论的学术优势和特色，以适应 21 世纪高等中医教育和中医基础理论教学的需要，便于学生更好地掌握中医基础理论。不当之处，敬请多提宝贵意见。

目　　录

绪　　论

【目的要求】

1. 了解中医学和中医基础理论的概念。
2. 熟悉中医理论体系的形成与发展。
3. 掌握中医学的基本特点。

【学习纲要】

一、中医理论体系的概念

中医学：是中华民族具有独特理论和诊疗方法的传统医学。它是研究人体生理、病理、疾病诊断防治，以及养生康复等理论方法的医学。

中医基础理论：是研究和阐释中医学基本概念、基本理论和基本技能的学科，为专业基础课性质。

中医理论体系是由中医学的基本概念、基本原理，以及按照中医学的逻辑演绎程序，从基本原理推导出来的科学结论，即科学规律而构成的完整的科学理论体系。

二、中医理论体系的形成与发展

（一）形成标志

《黄帝内经》：后世分为《素问》《灵枢经》。

（二）体系的确立

《难经》：阐释并发展《黄帝内经》。

《伤寒杂病论》：第一部临床辨证论治专著。

后世分为《伤寒论》《金匮要略》。

《神农本草经》：第一部中药学专著。

（三）理论体系的发展

魏、晋、隋、唐时期：《针灸甲乙经》（针灸学专著）。

《脉经》（脉学专著）。

《诸病源候论》（病因学专著）。

《千金要方》《千金翼方》（从理论到临床）

宋、金、元时期：《小儿药证直诀》（儿科学专著）。

金元四大家包括刘完素（寒凉派）、张从正（攻下派）、李杲（补土派）、朱震亨（滋阴派）。

明清时期：温病学是温热邪气导致的外感热病理论。

《瘟疫论》：戾气导致外感热病理论。

《医林改错》：重视实践，发展瘀血致病理论。

近现代时期：中西汇通派主张西学中用。

中西医结合是中医现代化研究。

三、中医理论体系的基本特点

（一）整体

整体：指一个事物的统一性、联系性和完整性。

1. 人体是一个有机整体

构成人体的各脏腑组织器官：在组织结构上不可分割，在生理上互相联系，在病理上互相影响，在诊断上要综合分析，在治疗上要整体考虑。

2. 人与自然界的统一联系

（1）季节气候的影响

➤ 生理：夏季多汗而少尿，冬季少汗而多尿。

➤ 病理：冬春季多呼吸道疾病，夏秋季多消化道疾病。

（2）昼夜晨昏的影响

➤ 生理：白天人体阳气盛，夜晚阳气较衰。

➤ 病理：白天病情较轻，夜晚病情较重。

（3）地方区域的影响

➤ 生理：南方人腠理多疏松，北方人腠理多致密。

➤ 病理：地方病，如瘿病（地方性甲状腺肿）。

（二）辨证论治

1. 辨证论治，辨别证候，讨论确立治则、治法

➤ 证候：疾病发展到某一阶段的病理概括。

➤ 症状：疾病过程中的临床表现。

➤ 病：疾病总过程的病理概括。

症状与证候的关系：现象和本质的关系。

病与证候的关系：一般规律和特殊规律的关系。

2. 同病异治：相同的病，出现了不同的证候，治法不同

如：同为感冒病，风寒感冒证应辛温解表——麻黄汤。

风热感冒证应辛凉解表——银翘散。

3. 异病同治：不同的病，出现了相同的证候，治法相同

　　如：胃下垂、肾下垂、直肠脱垂、子宫脱垂为不同脏腑病变。若均表
　　现出为"中气下陷"证，则均可采用"补中益气升提"之法。

【知识点拨】

1. 六气皆从火化
风、寒、暑、湿、燥、火六种邪气都可以在一定条件下化生火热。

2. 五志过极皆能生火
喜、怒、思、忧、恐五种情志的变化过激导致气机郁结，久则从阳化热，因而
火热而生。

3. 邪去则正安
邪气被祛除，则正气自然安定。

4. 内伤脾胃，百病由生
各种病因（如饮食不节等）损伤脾胃，很多疾病就会发生。

5. 相火论
朱丹溪倡导相火论，认为人体"阳常有余，阴常不足"，主张滋阴降火。一般
认为命门、肝、胆、三焦均有相火，而相火的根源主要发自命门。

6. 从阴引阳，从阳引阴
阴阳学说在针刺中的应用原则，以针刺阴部的穴位治疗阳部的病变，针刺阳部
的穴位治疗阴部的病变。如取下部穴位治疗上部疾病。

7. 醪醴（láo lǐ）
一种甜酒。

8. 命门学说
命门即指生命之门。薛己、张介宾、赵献可提出命门学说，认为人体阴阳水火
以及脏腑阴阳之根本在于"命门"，实质是强调肾中阴阳的重要性。

9. 针砭（biān）
泛指用来按压穴位的石头，又叫砭石。古代以砭石代替银针进行穴位治疗，因
此又称针砭。

10. 导引

以意念来引导气血循十二经脉运行，从而调节全身功能活动的养生方法。"导气会和，引体会柔"之意，使"气"更平和，使"体"更柔软。

11. 乙癸（guǐ）同源

指肝肾同源。乙，指肝；癸，指肾。肝藏血，肾藏精，精血互生，又同源于水谷精微。

12. 有诸（zhū）内者，必形诸外

语出《丹溪心法·能合色脉可以万全》：有内在的生理病理变化，必然有外在的相应变化。

13. 鼽衄（qiú nǜ）

鼻窍出血。

14. 必先岁气，无伐天和

语出《素问·五常政大论》。先，首先。岁气，指一年的节气。伐，违背。和，调和。指治疗用药上必须根据季节气候的不同而有相应的变化，不能违背时令。

15. 蛰（zhé）虫

藏在泥土中冬眠的虫子。

16. 艾灸（ài jiǔ）

用一种艾叶制成的条状物（艾条）来烧灼、温熨穴位，通过经络的传导，以达到温通气血、扶正祛邪而防治疾病的一种治法。

17. 九窍

指头部七窍（眼二、鼻孔二、耳二、口一）及前后二阴（尿道和肛门）。

18. 百骸（hái）

语出《庄子·齐物论》。骸，泛指骨骼。百骸，指全身的骨骼。

19. 异法方宜

同一种疾病，由于地区方域、季节气候、生活环境，以及职业、体质、年龄、性别的不同，治法就有所区别。

【难点解析】

1. 中医学的基本特点。

中医学的基本特点可以概括为两个方面，即：整体观念和辨证论治。

（1）整体观念：所谓整体即是指事物的统一性和完整性。中医学非常重视人体本身的统一性和完整性及其与自然界的相互关系。

① 人体本身是一个有机整体：具体体现在生理、病理、诊断和治疗的各个方面。在生理方面，五脏代表整个人体的五个系统，人体以五脏为中心，在心的统领下，各脏腑的生理活动协调平衡，完成机体的统一机能活动。在病理方面，中医学首先着眼于整体，着眼于局部病变对整体产生的影响。脏腑病变既可以相互传变，又可反映于体表，局部病理变化与整体病理反应密切相关。在诊断方面，诊断疾病，察其外以知其内，通过五官、形体、色脉等外在变化，了解和判断内在脏腑的病变，从而做出正确的诊断。例如，察舌诊脉可以推论内在脏腑的病变。在治疗方面，治疗局部病变，从调整整体出发，使阴阳重新恢复协调平衡，局部病变可愈。

② 人与自然界的统一性：人生活在自然界中，自然界对人体产生着明显的影响。人与天地相应，具体体现在阐述人体的生理功能、解释病理变化、指导诊断和治疗等各个方面。在生理方面，人体对自然界的变化具有适应能力。一年四季气候变化，对人体产生明显的影响，人体随之产生适应性的变化。夏季阳气发泄，表现为少尿多汗；冬季阳气收藏，表现为少汗多尿。四时脉象也随着四季气候的变化而有相应的变化，如春夏脉多浮大，秋冬脉多沉小。昼夜晨昏对人体的影响也很明显，随着阴阳变化，人体发生适应性调节。如人体的阳气，白天趋于表，夜晚趋于里。另外，地区气候的差异，地理环境和生活习惯的不同，也影响着人体的生理活动。例如，江南多湿热，人体腠理多疏松；北方多寒燥，腠理多致密。在病理方面，不但气候的变化过于剧烈引起疾病的发生，而且发病情况也随着自然界气候的变化而变化。例如，同一疾病，昼夜晨昏轻重不同，一般规律是"旦慧、昼安，夕加夜甚"（《灵枢·顺气一日分为四时》）。在不同季节，每一种疾病的轻重也不相同，如肝脏病，秋季加重，春季好转。在每一季节，还可发生时令病、流行病，如春季多风病，冬季多寒病，长夏多洞泄；此外，某些地方性疾病，更是与地理环境有密切关系。在诊断方面，不但应注意地方病、季节多发病，还应注意时令病、流行病等。在治疗方面，因人、因时、因地制宜是中医学重要的治疗原则。

③ 人与社会环境的统一性。人不仅仅是生物个体，而且是社会中的一员，具备社会属性。人体的生命活动受到自然环境变化的影响，同时也受到社会环境变化的制约。政治、经济、文化、宗教、法律、婚姻、人际关系等社会因素，必然通过

与人的信息交换影响着人体的各种生理、心理活动和病理变化，而人也在认识世界和改造世界的交流中，维持着生命活动的稳定、有序、平衡、协调，此即人与社会环境的统一性。社会环境不同，造就了人的身心机能与体质的差异。这是因为社会的变迁，会给人们的生活条件、生产方式、思想意识和精神状态带来相应的变化，从而影响人的身心机能的改变。一般说来，良好的社会环境，有力的社会支持，融洽的人际关系，可使人精神振奋，勇于进取，有利于身心健康；而不利的社会环境，可使人精神压抑，或紧张、恐惧，从而影响身心机能，危害身心健康。社会环境常有变更，人的社会地位、经济条件也随之而变。剧烈、骤然变化的社会环境，对人体脏腑经络的生理机能有较大的影响，从而损害人的身心健康。不利的社会环境，如家庭纠纷、邻里不和、亲人亡故、同事之间或上下级之间的关系紧张等，可破坏人体原有的生理和心理的协调和稳定，不仅易引发某些身心疾病，而且常使某些疾病如胸痹、眩晕、消渴等病的病情加重或恶化，甚至死亡。由于社会环境的改变主要通过影响人体的精神情志而对人体的生命活动和病理变化产生影响，因而预防和治疗疾病时，必须充分考虑社会因素对人体身心机能的影响，尽量避免不利的社会因素对人的精神刺激，创造有利的社会环境，获得有力的社会支持，并通过精神调摄提高对社会环境的适应能力，以维持身心健康，预防疾病的发生，或促进疾病向好的方面转化。

（2）辨证论治：辨证论治是中医学认识疾病、治疗疾病的基本原则，属于中医学的基本特点之一。所谓辨证，即根据四诊所收集的资料，运用中医理论进行分析、判断，得出某种性质的证。所谓论治，即根据辨证的结果，确定相应的治疗方法，并处方用药。中医学既辨病又辨证，但重点在辨证。辨证论治具体体现在：

① 异病同治；即不同的疾病，在其发展过程中的某一阶段，由于出现了相同的病机，形成相同的证候，因而可以采用相同的方法治疗，即证同治同。例如，久痢脱肛、子宫脱垂、胃下垂等，虽然是不相同的疾病，但在同一阶段，均可表现为中气下陷证，都可采用相同的方法治疗。

② 同病异治：指同一种疾病，由于发病的时间不同，地区不同，或患病机体的反应不同，或处于不同的发展阶段，因而所表现的证候不同。因此，治疗方法也不同，即证异治异。

由此可知，中医治疗疾病，关键在于证的异同。这是辨证论治的精神实质。

2. "症""证""病"的基本概念及其关系。

"症""证""病"是中医学临床常用的名词术语。三者概念不同，但又有内在联系。"症"是指症状，包括患者的主观感觉和医生检查所得之客观体征。"症"是疾病的现象，是内在脏腑病变表现于外的征象，例如，头痛、咳嗽、恶心、呕吐等。而"证"，即证候，是对疾病发展过程中某一阶段的病理概括，"证"揭示了疾病的本质。一种证候，包括了病变的部位，疾病的原因、性质，以及邪正双方力量的对比。中医学对"病"的认识，由于历史条件的限制，未完全统一。对于病名的确定有的以症状命名，如头痛、黄疸等；有的概括一组症状而命名，如头痛、恶风寒、脉浮等，可概括为太阳病；有的根据病因而命名，如伤寒病等。一般说来，所谓"病"是指机体在一定的致病因素作用下，所发生的阴阳失调的病理变化总过程。一组症状能概括为某一种证候，而一种证候也包括若干症状。"病"既包括一组症状，又可包括几个不同的证候。某一种疾病处在不同的发展阶段，不但表现症状不同，而且形成不同的证。中医学治疗疾病，既辨病又辨证，但首先着眼于证的分辨，然后才能正确施治。

【名词解释】

1. 整体观念

整体指完整性、统一性和联系性。中医学非常重视人体自身的统一及人与自然之间的统一，认为人体是一个有机整体，并且与外部环境有着密不可分的联系。整体观念所强调的整体性既包括人体自身的，又包括人与整个有机外部环境的。

2. 辨证论治

所谓辨证，即是将通过四诊（望、闻、问、切）搜集得来的所有相关资料，症状和体征，在中医基础理论指导下，进行分析，辨别出病因、病性、病位，以及邪正之间的关系，总结为某种证。所谓论治，即根据全面的辨证结论确定相应的治疗方法。

3. 异病同治

不同的疾病有相同的临床表现即相同的证，那么它们的治疗方法基本一致。这就是异病同治。

4. 同病异治

相同的疾病有不同的临床表现既不同的证，那么它们的治疗方法基本上不一致。这就是同病异治。

【考点练习】

A 型题

答题说明：每道题下面都有 A、B、C、D、E 五个备选答案，在答题时，只允许从中选择一个最合适的答案。

1. 我国现存最早的药物学专著是
   A.《本草纲目》　B.《新修本草》　C.《神农本草经》　D.《本草求真》
   E.《五十二病方》
   〔答案〕C
   〔考点分析〕《神农本草经》是目前发现最早的中药学专著。

2. 中医基础理论体系形成的标志是
   A.《温病条辨》　B.《伤寒杂病论》　C.《神农本草经》　D.《难经》
   E.《黄帝内经》
   〔答案〕E
   〔考点分析〕《黄帝内经》的出现标志着中医基础理论体系的确立。

3. 最早提出病因学中"三因学说"的医家是
   A. 巢元方　B. 秦越人　C. 张仲景　D. 陈无择　E. 孙思邈
   〔答案〕D
   〔考点分析〕陈言在《三因极一病证方论》中提出病因学中的"三因学说"。

4. 金元四大家中的"养阴派"医家是
   A. 李杲　B. 张从正　C. 刘完素　D. 朱震亨　E. 张介宾
   〔答案〕D
   〔考点分析〕朱震亨根据"阴常不足，阳常有余"的理论，主张"滋阴降火"，故被后世医家称为"养阴派"。

5. 最早提出温热病"卫气营血"辨证论治理论体系的医家是
   A. 王孟英　B. 吴鞠通　C. 薛生白　D. 叶天士　E. 吴又可
   〔答案〕D
   〔考点分析〕叶天士为温病学说创始人之一，最早提出了温病卫、气、营、血辨证理论。

6. 中医学的基本特点是
   A. 藏象学说为理论核心　　　　B. 阴阳五行学说为其理论框架

C. 整体观念与辨证论治　　　　　D. 生理学与病理学不能截然分开

E. 望、闻、问、切为诊病方法

〔答案〕C

〔考点分析〕中医学的基本特点为整体观念和辨证论治，故应选C。

7. 人体是一个有机整体，其中心是

A. 经络　　B. 六腑　　C. 奇恒之腑　　D. 形体官窍　　E. 五脏

〔答案〕E

〔考点分析〕人体以五脏为中心构成了五大功能系统，故应选E。

8. 中医学中"证"的概念是

A. 疾病过程的症状　　　　　　　B. 疾病总过程的病理概括

C. 疾病过程中的症状和体征　　　D. 疾病过程中的体征

E. 疾病某一阶段的病理概括

〔答案〕E

〔考点分析〕"证"是机体在疾病发展过程中某一阶段的病理概括，"病"一般指疾病总过程的病理概括。

B 型题

答题说明：A、B、C、D、E是备选答案，用数字标明的则是考题。回答时应注意：如考题只与答案A有关，则应在题后注明是A，如考题只与答案B有关，则应在题后注明是B，依此类推，每一道考题只能选择一个备选答案，但每一个备选答案可被几道题重复选用。

A.《黄帝内经》　　B.《伤寒杂病论》　　C.《难经》　　D.《诸病源候论》

E.《脉经》

1. 第一部病因病机学专著是

2. 奠定中医学辨证论治基础的著作是

〔答案〕1. D　2. B

〔考点分析〕1. 隋代医家巢元方所著《诸病源候论》，被认为是中医学第一部病因病机学专著。2.《伤寒杂病论》基本确立了中医理、法、方、药的辨证论治体系。

A. 张元素　　B. 张子和　　C. 李杲　　D. 朱震亨　　E. 刘完素

3. 被称为"补土派"的医家是

4. 被称为"寒凉派"的医家是

〔答案〕3. C　4. E

〔考点分析〕3. 李杲认为"内伤脾胃，百病由生"，治疗用药以补益脾胃为主，后世医家称为"补土派"。4. 刘完素认为"六气""五志"皆可化火，治疗用药以寒凉为主，被称为"寒凉派"。

A. 脑　　B. 肝　　C. 心　　D. 五脏　　E. 经络

5. 有机整体的中心是

6. 有机整体的主宰是

〔答案〕5. D　6. C

〔考点分析〕5. 人体是一个有机的整体是指人体以五脏为中心构成了五大功能系统，故应选 D。6. 心为君主之官，主宰有机整体，故选 C。

X 型题

答题说明：每道考题都有 A、B、C、D、E 五个备选答案，从中选择 2 个或 2 个以上答案。

1. 构建中医理论体系的主要医学著作有

A.《黄帝内经》　B.《神农本草经》　C.《伤寒论》　D.《金匮要略》

E.《难经》

〔答案〕A B C D E

2. 中医学理论体系形成的基础是

A. 医药知识的积累　　　　B. 长期生理病理现象的观察

C. 早期的解剖学知识　　　D. 古代哲学的影响

E. 古代自然科学的渗透

〔答案〕A B C D E

3. 称为"金元四大家"的医家是

A. 刘完素　　B. 李杲　　C. 张从正　　D. 张仲景

E. 张景岳

〔答案〕A B C

〔考点分析〕D 张仲景为东汉医家，E 张景岳为明朝医家。故选 A、B、C。

4. 下列属于中医学基本特点所包括的内容是

A. 同病异治　　　　　　　B. 异病同治

C. 人体是一个有机整体　　D. 人与自然环境的统一性

E. 人与社会环境的统一性

〔答案〕A B C D E

〔考点分析〕中医学的基本特点为整体观念和辨证论治。A 和 B 是辨证论治的体现；C、D 和 E 是整体观念的体现，故选 A、B、C、D、E。

问答题

1. 为什么要学习中医学?

中国有将近五千年的悠久历史，是世界上文化发达最早的国家之一，因此也最早积累了丰富的医药卫生知识，我们要认真继承和发扬中医药学这一伟大的宝库。中医药学是一个伟大的宝库主要体现在以下几个方面。其一，中医药学积累了丰富多彩的卫生保健经验。其二，中医学最早建立起独特的理论体系，并有效地指导着中医临床实践。其三，中医学的经验和理论对世界医学做出了应有的贡献，并且今后将继续做出贡献。其四，对中华民族的医疗保健事业做出了巨大贡献。总之，中医药学从丰富的经验，到系统的理论，绝大部分都经过了实践的检验，而且取得了良好的实际效果，事实证明了中国医药学确是一个"伟大的宝库"，应当努力发掘，加以提高。掌握好中医基础理论便是发掘的前提，是打开这座宝库大门的钥匙。

2. 怎样学好中医基础理论?

学习和研究这一学科的基本方法，应该以历史唯物主义的态度，从临床实际出发，对古人的经验和理论给予正确的评价，并在实践中不断检验、修正和发展原有的理论，全盘肯定和全盘否定的态度都是错误的，应当取其精华，弃其糟粕，努力发展我国具有民族特色的新医药学理论。这就要求目前中医、西医和中西医结合这三种技术力量都要得到发展，通过百家争鸣，取长补短，促进医学科学的繁荣。特别是中医，应得到更大的发展，要充分利用现代自然科学知识和技术，发掘古代医学遗产，努力向现代化的方向发展。古人限于历史条件，许多理论虽缺乏严密的论证，缺乏精确的数据统计或实验研究的根据，但在当时的条件下，能够将当时的经验医学、哲学以及自然科学相结合，建立起系统的中医理论，并以此指导临床实践，是十分难能可贵的。我们的任务是努力学习，继承这份宝贵的文化遗产，并不断发扬光大，唯有这样才不辜负承前启后继往开来的历史使命。

3. 中医理论体系最突出的特点是什么?

中医学理论体系之中最突出的特点，在于它运用了类似现代控制论的研究方法，即整体观念。它不是孤立地、静止地去研究人体的生理和病理，而是在广泛的联系和在不干扰生命活动的进程中去进行观察和研究，这样就更能从总体上把握生命运动的某些规律。由此可以看出，在分析与综合两种研究方法中，中医更侧重于综合；在研究内容上，中医更侧重于人体的机能；在研究的层次方面，则由于历史条件的限制，多限于宏观现象，研究的手段也多是直观观察。对微观现象，则靠丰富的想象力进行推测，以弥补观测手段的不足。这就是这一理论体系的独特之处。

4. 秦汉之前还有更为古老的医学著作吗?

1973 年冬至 1974 年春，在长沙附近的马王堆发掘的汉文帝初元十二年（公元前 168 年）墓葬中，发现一批医学资料，一部分为帛书，一部分为简牍。据考证，其抄写年代不会晚于秦汉之际。这批医著中主要内容有：关于十一脉的记载、五十二种疾病的医方、一幅彩绘的导引图、一部分体例与《黄帝内经》相似的有关养生的论述。此外，还有一些关于"却谷""食气""脉法""灸法""砭法""死候"等的零散记载。除马王堆出土的这批汉代简帛医学文献外，在现存的一些"史书""子书"和"经书"中也保存了许多零散资料，其中《管子》《吕氏春秋》和《左传》中保存较多，所以引用的也较多。另外，在《黄帝内经》本身的内容中，我们也可看到《黄帝内经》成编前的古医经著作：《奇恒》《五中》《阴阳》《从容》《揆度》《脉要》《上经》《下经》等。可见，在《黄帝内经》成书之前，已有更为古老的医学文献，从汉至唐保存下来的医学著作不多，但它们对后世中医药学的发展影响很大，均可看作是祖国医学的奠基之作。

5. 如何评价《黄帝内经》？

《黄帝内经》，简称《内经》，是我国现存中医学文献中最早的一部典籍，比较全面地阐述了中医学理论体系，反映出中医学的理论原则和学术思想，为中医学的发展奠定了基础，中医学发展史上所出现的许多著名医家和医学流派，从其学术思想和继承性来看，基本上都是从《黄帝内经》理论体系的基础上发展起来的。

6. 如何说明《黄帝内经》的成书情况？

《黄帝内经》成书于西汉说最有力的论据是史籍对《黄帝内经》的著录。《黄帝内经》之名，在史籍上首见于《汉书·艺文志》，其《方技略》载有"《黄帝内经》十八卷、《外经》三十七卷，《扁鹊内经》九卷、《外经》十二卷，《白氏内经》三十八卷、《外经》三十六卷，《旁篇》二十五卷"，合为"医经七家，二百一十六卷"。《汉书·艺文志》是班固据《七略》"删其要，以备篇籍"而成。《七略》则是西汉末刘向、刘歆父子奉诏校书时撰写的我国第一部图书分类目录，其中分工校方剂类书籍的是朝廷侍医李柱国。史载李柱国校勘医书的时间是在西汉成帝河平三年（公元前 26 年），一般认为此时应为《黄帝内经》成书的下限。就是说，西汉末成帝年间，《黄帝内经》十八卷本已成编问世。《黄帝内经》成书时代的上限，从史料上推，《史记》可作为一个重要标志。《史记》的写成是在作者入狱（公元前 99 年）之后，如此推算，则《黄帝内经》汇编成书的时间当在《史记》之后、《七略》之前的西汉中后期。这一观点已为现代多数学者所接受。

7.《黄帝内经》是否为黄帝所著？

《黄帝内经》冠名"黄帝"，故旧时有人认为是黄帝所作。但从现存《黄帝内经》的内容来看，除了引用《奇恒》《五中》《阴阳》《从容》《揆度》《脉要》《上经》《下经》等《黄帝内经》成编以前的古医经著作，以及在很大程度上保留着秦汉医学文献的本来面目外，其中一部分是出自后人的增补。而且内容中还显露出许多学术观点的分歧，甚至自相矛盾之处，这就充分证明《黄帝内经》绝不是出自一人的手笔，也不是一个时代、一个方域的医学成就，而是在一个相当长的时期内，众多医家们经验的总结汇编。正如《淮南子》说："世俗之人，多尊古而贱今，故为道者，必托之神农、黄帝而后能入说。"这就清楚地说明了当时书以"黄帝"名，仅是托名而已。

8.《黄帝内经》书名中"内"和"经"的含义是什么？

在古典医学著作中，以"经"为名的书除《黄帝内经》外，尚有《难经》《本草经》《甲乙经》《中藏经》等。"经"字的含义，陆德明《经典释文》谓："常也，法也，径也。"指出"经"就是常道、规范的意思。医书名"经"，无非是说明本书是医学的规范，医者必须学习和遵循的意思。"内"与"外"是相对而言的。例如《汉书·艺文志》所载书目，医经七家就有《黄帝内经》《黄帝外经》《扁鹊内经》《扁鹊外经》《白氏内经》《白氏外经》等，说明书名分内、外，并无深意。正如《医籍考》说："有《易》内外挂记《春秋》内外传，《庄子》内外篇，《韩非子》内外诸说，以次第名焉者，不必有深意。"但也有人认为医经分内外，是据理论与临床，或理论的纯与驳而分的。例如《四库提要辨正》就认为纯者为黄帝内经，驳者为外经。近代《中医学概论》则谓《黄帝内经》是讲述医学基本知识的，《外经》是讲述医疗技术的。由于《外经》久已亡佚，因而据其内容而分内外的说法，也就无从考察。

9.《素问》书名的含义是什么？

"素问"的含义，解释颇不一致，主要有以下几种。林亿等《新校正》引全元起注云："素者、素也。问者，黄帝问岐伯也。方陈性情之源，五行之本，故曰《素问》。"马莳、吴昆、张介宾、等人则认为"素问"之义，即平素问答之书。胡澍则谓"素者法也，……黄帝问治病之法于岐伯，故其书曰《素问》。"据《新校正》说："按《乾凿度》（即《周易·乾凿度》凡二卷，永乐大典本）云：'夫有形者生于无形，故有太易、有太初、有太始、有太素。太易者，未见气也；太初者，气之始也；太始者，形之始也；太素者，质之始也。'气形质具，而疴瘵由是萌生，故黄帝问此太素质之始也，《素问》之名义或由此。"一般认为这一解释是比较符合原义的，因为除了杨上善所以书名《黄帝内经太素》或本源于此外，就《素问》的内容来说，基本上是以阴阳五行的理论阐述人体的生理病理，而阴阳五行学说就是解释物质世界气、形、质变化的一种古代哲学思想。

10.《灵枢》书名的含义是什么？

《灵枢》的含义，解释也不一致。马莳谓："谓之曰灵枢者，正以枢为门户，阖辟所系，而灵乃至圣至元之称，此书之切，何以异是。"张介宾则认为是"神灵之枢要，是谓灵枢"。然不少学者认为王冰之所以更名《灵枢》，可能是根据《隋书·经籍志》"九灵"之目，结合道家的"玉枢""神枢"诸经的名称更名的，所以上述"神灵""枢机"之义，恐未必符合王氏更名的本意。正如日人丹波元简说："今考《道藏》中，有《玉枢》《神枢》《灵轴》等之经，而又收入是经，则《灵枢》之称，意出于羽流者欤！"羽流，指羽士，即道士的别称。由此可见王冰更《针经》为《灵枢》，可能取自《道藏》经，是比较可信的。

11. 明确提出《黄帝内经》就是《素问》和《灵枢》是哪位医家？

东汉张仲景只提出了《素问》和《九卷》，并未提出《素问》和《九卷》即《黄帝内经》。至晋皇甫谧的《黄帝三部针灸甲乙经》中，才提到《黄帝内经》包括《素问》和《针经》两部分。他说："按《七略》《艺文志》，《黄帝内经》十八卷，今有《针经》九卷，《素问》九卷，即《黄帝内经》也。"《针经》即是《九卷》的更名。由此说明，首先提出《黄帝内经》就是《素问》和《灵枢》的应当是晋代皇甫谧的《黄帝三部针灸甲乙经》。

12. 用分类方法研究《黄帝内经》是哪位医家？

分类方法，古代学者称为"以类相从"。最早用以类相从方法研究《黄帝内经》的是隋代杨上善的《黄帝内经太素》。本书将《素问》和《灵枢》两书各八十一篇全部拆散，按其内容的不同性质，分为摄生、阴阳、人合、藏腑、经脉、腧穴、营卫气、身度、诊候、证候、设方、九针、补泻、伤寒、寒热、邪论、风论、气论、杂病共十九大类。每类之中又分若干细目，并在原文下系以注释。这种"以类相从"的方法，为后世分类研究《黄帝内经》开了先河。该书保存了《素问》部分王冰未改动前的原貌，具有很高的文献价值，是学习和研究《黄帝内经》的必备参考书。但其所论内容，与现行王注本相比相差较大。分类注释《黄帝内经》最完整的著作是明代张介宾（字景岳）的《类经》，张氏采用从类分门的方法，将《素问》《灵枢》全部内容分为摄身、阴阳、藏象、脉色、经络、标本、气味、论治、疾病、针刺、运气、会通十二大类，凡三十二卷，三百九十篇，经文虽因类分而颠倒，但仍一一注明出处篇名，以便查核。由于张氏有丰富的临床经验，加之文字简明畅达，所以他的注释多能结合实际，除注释外，张氏还用"愚按"的形式进行专题发挥，为学习研究《黄帝内经》者所必读。

13. 王冰注释《黄帝内经》的特点是什么？

现研究《黄帝内经》所用的通行本名为《重广补注黄帝内经素问》。它是唐代王冰所编次的，《黄帝内经素问》经宋代林亿等校正后的书名，王冰的整理注释对《素问》的流传贡献极大。王冰治学严谨，"凡所加字，皆朱书其文，使古今必分，字不杂糅。"可惜在宋代林亿校书时，已朱墨不分，古今杂糅了。王冰注的主要特点是：重新编次，订为二十四卷；补入"七篇大论"的内容，注释条理缜密，释词简而有法，对理论多有发挥，宋以后的注家多以王冰注为规范。

14. 中医基础理论的形成基础是什么？

中医基础理论的形成，主要需要如下几方面：一是粗浅的古代解剖知识，即对人体形态结构的初步认识；二是对人的生理现象和病理变化的直观观察；三是医疗实践的经验积累；四是有了对整个世界认识的哲学观念，可以作为探讨事物客观规律的思想基础。这一时期的理论探讨，首先是结合哲学思想，对正常人的生命现象和生理活动加以理论性的说明；其次，是在此基础上对疾病发生、发展的内在规律进行探讨；最后，根据这些探讨，想出一些预防和治疗疾病的对策。这样，到战国后期，中医的基本理论就从生理到病理，从诊断到预防、治疗形成一个比较完整的体系了。

15. 如何描述《伤寒杂病论》的作者张仲景？

《伤寒杂病论》为东汉末年著名医学家张仲景所著。据考张仲景约生活在公元150～219年间。其生平事迹《后汉书》和《三国志》皆未记述，据宋臣林亿等《伤寒论序》引唐代甘伯宗《名医录》云：张仲景"南阳人（今河南省邓县），名机，仲景乃其字也。举孝廉，官至长沙太守。始受术于同郡张伯祖。时人言，识用精微过其师。"这段文字说明，张仲景确有其人，祖居南阳，从师张伯祖，且医术超过他的老师。宋、元、明、清的一些地方志和医家传记，也有类似记载。至于是否是"官至长沙太守"，因无正史可考，目前仍无定论。不过我们今天评价仲景其人，不在于他是否做过长沙太守，而是在于他对医学的贡献。还应知道，自宋代以后，医家常以"长沙"指代仲景或仲景著作，如清代黄元御所著《长沙药解》、陈修园等所著《长沙方歌括》、日本人所著《长沙证汇》等等，其中的"长沙"，皆是代仲景而言。

16. 如何说明《伤寒杂病论》的成书情况？

张仲景《伤寒杂病论》中有"建安纪年以来，犹未十稔……"之语，建安纪年即公元196年，据此推测，该书约成于公元200年前后。时值东汉末年，战乱频繁，天灾不断。古谚有云："大兵之后，必有大疫""大灾之后，必有大疫"，于是便出现了传染病长期大面积流行的状况。有史书载，百姓"不死于兵，即死于病"，中原大地"白骨委积，人相食啖"。（《东汉会要》语）而张仲景则云："余宗族素多，向余二百，建安纪年以来，犹未十稔，其死亡者，三分有二，伤寒十居其七。"可见当时疾病流行之严重。其后曹植在《说疫气》中，也曾描写了疫疠流行的惨状："疠气流行，家家有僵尸之痛，室室有号泣之哀，或阖门而殪，或复族而丧"。百姓的疾苦，激发了张仲景发奋于医学并从事医学著述的热情和责任感，客观上疾病的流行，也为张仲景收集广大医家和百姓防治疾病的经验以及亲自参加医疗实践提供了条件，于是便"勤求古训，博采众方……并平脉辨证"，终于著成了《伤寒杂病论》十六卷。

17.《伤寒论》主要有哪些版本？

《伤寒杂病论》成书以后，由于战乱频繁，在仲景去世不久，原书便散失不全。曾任魏、晋两朝太医令的王叔和，搜集该书遗卷，并整理、重新编次。因已非原书全貌，且内容多为伤寒病的辨证论治，故更名为《伤寒论》，凡十卷二十二篇。王叔和还将《伤寒论》的内容收入其所著的《脉经》之中。唐代孙思邈撰《千金要方》时，仅引证了《伤寒论》的少数内容，尚未窥得全貌，故有"江南诸师秘仲景要方不传"的遗憾，也说明《伤寒论》确在民间流传，而且医家将其视为秘典珍藏，不轻示人。孙氏晚年撰《千金翼方》时，才收载了《伤寒论》全书内容，载于卷九、卷十之中，今人称之为唐本《伤寒论》。唐代王焘著《外台秘要》，不仅收入了《伤寒论》的内容，也收入了今本《金匮要略》的内容，王氏看到的可能是《伤寒杂病论》的另外一个传本。宋代设立校正医书局，林亿、高保衡、孙奇等人，校订了《伤寒论》，并在宋治平二年（公元1065年）刊行，《伤寒论》自此始有定本，此即"宋版"《伤寒论》，亦称"治平本"《伤寒论》。但宋版原刻本今已不得见到。明代赵开美在万历二十七年（公元1599年）刻有《仲景全书》一部。该书第一部分的内容即是《翻刻宋版伤寒论》，因其照宋版摹刻复刻，应当是宋版的真面目。今称此本为"赵刻本"或"仲景全书本"。另外，金代成无己在宋版《伤寒论》的基础上全面作注，著成《注解伤寒论》，金皇统四年（公元1144年）刊行，这是第一个注解《伤寒论》的版本，人称"成注本"或"成本"，刻版本经明代汪济川校刊，又几经翻印，流传颇广。

18.《金匮要略》主要有哪些版本？

宋代校正医书局还校勘刻印了《金匮玉函经》8卷，它和《伤寒论》"同体而别名"，即内容相同，而书名不同，人称"玉函本"或《伤寒论》"别本"，后经清陈世杰复制，流传至今。以上宋本、赵刻本、成注本、玉函本是《伤寒论》的主要版本。在宋代，国家校正医书局还校勘刻印了《金匮要略方论序》。据宋臣《金匮要略方论》云："翰林学士王洙在馆阁日，于蠹简中得仲景《金匮玉函要略方》三卷，上则辨伤寒，中则论杂病，下则载其方，并疗妇人。""以其伤寒文多节略，故断自杂病以下，终于饮食禁忌，凡二十五篇，除重复合二百六十二方，勒成上中下三卷，依旧名曰《金匮方论》。"于是《金匮要略》始有定本。可见王洙所见蠹简，应是《伤寒杂病论》的另外一个传本，宋臣将其杂病以下部分进行了校勘刻印。自此，《伤寒杂病论》便正式被分成了《伤寒论》和《金匮要略》两书。

19. 中医学中"伤寒"的含义是什么？

伤寒的含义有广义和狭义之分。广义含义是指一切外感热病的总称，狭义是指人体感受风寒邪气，感而即发的病证。《素问·热论》所言："今夫热病者，皆伤寒之类也。"是指广义的伤寒。《难经·五十八难》所言："伤寒有五，有中风、有伤寒、有湿温、有热病、有温病。"其中"伤寒有五"中的"伤寒"为广义含义；"有伤寒"之"伤寒"，或如《伤寒论》第三条所言之"太阳伤寒"，皆为狭义伤寒。另外，现代医学亦有"伤寒"病，是由伤寒杆菌所引起的一种传染病，该病在译为中文时，借用了中医学中的"伤寒"一词，其与中医学中"伤寒"之概念自是不同。

20.《黄帝内经》中三阴三阳的含义是什么？

三阴三阳出自《黄帝内经》，根据阴气和阳气的多少，《黄帝内经》将阴和阳又各分为三，太阳为三阳，阳明为二阳，少阳为一阳，太阴为三阴，少阴为二阴，厥阴为一阴，于是便有了三阴三阳。在《黄帝内经》中，依据经络的阴阳属性和阴阳气的多少，分别以三阴三阳来命名。而且三阴三阳经，又各分为手足。如手太阳小肠经、足太阳膀胱经；手阳明大肠经、足阳明胃经；手少阳三焦经、足少阳胆经；手太阴肺经、足太阴脾经；手少阴心经、足少阴肾经；手厥阴心包经、足厥阴肝经，可见三阴三阳总领十二经脉。又因经络内属脏腑，外络肢节，通行津液，运行气血，所以三阴三阳实际是将整个人体脏腑、经络、气血、津液、精神等机能活动划分了六大体系，虽称以"经"，但并不局限于经络。

21."六经辨证"的含义是什么？

"六经辨证"是后世医家对《伤寒论》太阳、阳明、少阳、太阴、少阴、厥阴等三阴三阳辨证的简称。《伤寒论》继承了《黄帝内经》用三阴三阳对人体机能活动的划分与命名，不过《伤寒论》更注重各机能体系在外感热病中所出现的机能失调的临床表现，并用三阴三阳来对外感热病的证候进行分类。其中既注意每一经疾病的症状表现，又重视六经之间在发病和疾病发展过程中的相互影响。后世简称为"六经辨证"，然其内涵绝非专指经络病证，而是涵盖了外感热病病程中人体脏腑、经络、气血、津液、精神等等的病证表现。

22.《金匮要略》书名的含义及主要内容是什么？

北宋初期，王洙始在残旧书简中得到《金匮玉函要略方》，乃《伤寒杂病论》的节略本，于是经林亿等对此进行校订，将其中杂病部分重新编辑，依旧名曰《金匮要略方论》，现简称为《金匮要略》。由此可见，《金匮要略》之名系西晋至北宋间人所定。"金匮"，乃珍贵、保慎之意，谓需藏于金匮；"要略"指节略本，或握要之韬略。《金匮要略》为《伤寒杂病论》的杂病部分。张仲景在原书自序中写道："撰用《素问》《九卷》《八十一难》……为《伤寒杂病论》"。说明他在总结前人与本人临床经验时，系选用了《素问》《九卷》（即《灵枢经》）《难经》等为其理论指导。如在论述气候与节气的关系时，有"未至而至，至而不至……"等，其文即与《素问》相近；而论述"上工治未病"之文，则与《难经·七十七难》相同；至于文虽异，而理实与《内经》《难经》贯通者，更比比皆是。因此，学习

《金匮要略》，必须充分运用《内》《难》的理论思想做指导，才能加深理解。

23. "经方"的含义有哪些?

所谓经方是前人在医疗过程中久经实践反复验证的有效方剂，多指汉以前的方剂。因在具体内容上略有差异，故有以下几种说法。一是后汉班固的《汉书·艺文志》医家类记载经方十一家，这是指汉以前的临床著作。二是指《素问》《灵枢》《伤寒论》和《金匮要略》的方剂。三是专指《伤寒论》和《金匮要略》所记载的方剂。四是指宋代以前各个医家所收集积累起来的有效方剂。经方多指第三说。

24. 战国至唐代温病与伤寒的关系如何?

战国至唐代，在概念上将温病从属于伤寒，可从《黄帝内经》《难经》中寻出依据，如《素问·热论》说："今夫热病者，皆伤寒之类也"，即一切热病统属于伤寒，温病自在其中。《难经·五十八难》说："伤寒有五，有中风、有伤寒、有湿温、有热病、有温病。"可见《难经》是把温病作为广义伤寒中的一种病证类型。晋代葛洪《肘后方》提出伤寒、时气、温疫三名同一种耳，而源本小异。唐代孙思邈《千金方》、王焘《外台秘要》皆遵伤寒成温之说，将温病隶属伤寒之中。在明清时期，温病学才彻底地从伤寒中分离出来。

25. 为什么说明清时期是温病学说的形成阶段?

温病学说发展到明清，通过众多温病学家的努力，不仅完全脱却了《伤寒论》理论体系的束缚，总结了新经验，创立了新理论，制定了新治法，有了许多论述温病的专著，而且在因证脉治方面，建立了一整套以卫气营血和三焦为核心的辨证论治理论体系，对温病的概念、病因、病机、感邪途径、传变规律、不同阶段和不同类型的治疗大法及具体方药，都有了全面、系统的论述，这是中医热病学研究的一个飞跃发展，取得了划时代的成果，其辨证论治的理法方药已自成完整体系，直到现在仍有效地运用于临床实践，指导着温病的辨证论治。所以说明清时期，特别是清代是温病学的形成阶段。

26. 第一部有关温疫的专著及主要内容是什么?

第一部瘟疫专著为明代吴有性（吴又可）所著的《温疫论》。其主要内容包括：①温疫的病因：非风、非寒、非暑、非湿，乃天地间别有一种异气所感。②温疫的病机：邪从口鼻而入，始客于膜原，邪溃则有九种传变，大凡不出表里之间，出表为顺，内陷为逆。③温疫的治疗：以祛邪为第一要义，创疏利透达之法，使膜原邪气松动，精气潜入，鼓邪外出，一战而解；或使膜原疫邪传入胃腑，用承气汤攻下通邪而愈。④温疫的流行：温疫具有强烈的传染性，众人触之即病。流行程度有"盛行""衰少""不行"等区别。

27. 如何描述清代温病学家及其代表著作？

清代温病学家主要有以下几位：叶天士，著有《温证论治》，又名《温热论》或《外感温热篇》。薛生白，著有《湿热病篇》。吴鞠通，著有《温病条辨》。王孟英，著有《温热经纬》。四位温病学家，后世称他们为叶、薛、吴、王。温病学在因证脉治方面形成完整体系，是以清代叶天士、薛生白、吴鞠通、王孟英等温病学家确立了卫气营血和三焦辨证为核心的理论体系为标志的。

28. "温热大师"叶天士为温病学作出的贡献有哪些？

叶天士的贡献在于：一、明确了温病与伤寒的区别，阐明了温病的病因病机，指出"温邪"从口鼻"上受，初犯人体肺卫，在病程传变中有顺传与逆传之不同"。二、创立了卫气营血辨证论治理论体系。三、发展和丰富了温病的诊断方法，如辨舌、验齿、辨斑疹等。四、在《临证指南案》中载有治疗温病的大量病案，为温热病的辨证用药提供了范例。

29. 吴鞠通对温病学的主要贡献有哪些？

吴鞠通是继叶天士之后又一杰出的温病大师。他对温病学的贡献主要是：①在继承叶氏学术成就的基础上，结合自己丰富的实践经验，编著了系统论述四时温病的专书——《温病条辨》，具有较高的理论和临床价值，被誉为"温病之津梁""温病传世之作"。②倡导三焦辨证纲领。吴氏以三焦为纲，病名为目，将叶氏卫气营血辨证贯穿其中，使温病的辨证理论纵横交错，更具体地落实到经络脏腑之上，显得更为系统、完备。③将温病执简驭繁地分为温热和湿热两大类，以定用药之刚柔，使后学更容易掌握温病的证治规律。④提出"治上焦如羽（非轻不举）；治中焦如衡（非平不安）；治下焦如权（非重不沉）"作为温病上、中、下焦不同阶段的治则，为温病临床立法、处方、用药提供了理论依据和规范。⑤将叶氏《临证指南医案》所用之法、所遣之药，总结成一整套温病的治疗大法和方剂，使温病学辨证论治的理法方药更趋完整。

30. 金代刘河间在促进温病学的发展方面作出了哪些重要贡献？

刘河间在温病的治疗方面大胆地创新、立新法、订新方，对促进温病学的发展作出了重大贡献。①创新论：他说："六经传受，由浅至深皆是热证，非有阴寒之证。"提出六气皆从火热而化，这就为以寒凉清热为主的治疗体系的形成，在病理上打下了基础。②立新法：初起不可纯投辛温，提出以寒凉为主的治疗方法。③订新方：创新了双解散、防风通圣散等表里双解之剂。

31. 为什么说金元时期是温病学发展史上的一个重大转折点？

金元医家对温病学的主要贡献：第一，金元四大家之一的刘河间，认为伤寒六经传变皆是热证，六气皆从火热而化，强调温病初起不可纯用辛温，提出应以寒凉为主而大变仲景之法，创制双解散、防风通圣散、天水散等表里双解剂，为后世建立以寒凉清热药为中心的温病治疗学开了先河，是温病治疗学上的一个重大转折。第二，元代医家罗天益在《卫生宝鉴》中提出，按邪热在上、中、下三焦及"气分""血分"的不同部位分别制方用药，这无疑是对温病病理变化、辨证论治规律的初步认识，也可以说是温病学中卫气营血与三焦辨证体系的雏形。第三，元末医家王安道在《医经溯洄集》中进一步从概念、发病机理和治则上把温病与伤寒明确区别，强调温病不得混称伤寒，主张治疗以清里热为主，兼以解表，并认为亦有里热清而表证自解者，使温病真正开始从伤寒体系中摆脱出来，所以吴鞠通称他"始能脱却伤寒，辨证温病"。总之，到了金元时期，温病学在理法方药上有了重大的发展，在概念上、病机上、辨证治疗上都有了显著的突破，为明清温病学自成体系打下了基础，所以说它是温病学发展史上的一个重大转折点。

32. 古人提出新感、伏邪学说，在今天有何临床意义？

古人提出新感、伏邪学说，实际是根据温病初起的不同证候特点，联系发病季节、时令主气的致病规律，通过分析比较而对发病类型作出的理论概括。其临床意义并不在于探究感邪后的即发与伏藏，而主要是：①从理论上阐明温病初起的不同发病类型。②区别病位的浅深轻重。③提示病机的演变趋向。④确定不同的治疗方法。总之研究新感、伏邪学说，应着眼于临床实际，分析不同证候的病机所在，而不必拘泥于概念上的感而即发和伏而后发。

33. 整体观念表现在哪些方面？

中医学认为人与自然界是一个对立统一的整体，而人本身又是这一巨大体系的缩影，也是对立的统一的整体。这也是把朴素的唯物辩证法思想运用于生理、病理、诊断、治疗各方面所得到的认识。《素问·宝命全形论》指出"人以天地之气生，四时之法成。"这是讲统一的一面，另外还有自然界加害于人和人能改造自然的一面。许多疾病的发生是与环境变化有关的，如疫病的流行、营养不良、中暑、冻伤等等。《黄帝内经》所说："虚邪贼风、避之有时"，"五疫之至，皆相染易，……避其毒气。"其他如"穿井""改水""沟渠通浚"等等，说明古人已经有了一定的卫生预防措施。在整体观念指导下，中医学建立了独特的生理解剖系统，这种系统是以五脏为中心的，而五脏中又以心为中心，任何一个局部都在某种程度上反映着局部和整体的信息。这也就构成了诊断和治疗方面的特点，例如面部五色诊、舌诊、耳诊、脉诊等等，都是以局部的变化来推断整体的反应状态，测知内脏的病变，而对内脏的治疗，则又可改善局部如五官九窍的症状。

34. 辨证论治的本质是什么？

辨别证候，讨论治疗法则就叫辨证论治。所谓"证"就是人体典型的反应状态，无论致病因素多么复杂，总是作用于特定的人体，通过人体的反应性而表现出来，而人体的结构和机能是有限的，故典型的反应状态也是有限的。中医用医者的感官，直观地从反应状态中获得病理信息，因而产生了望、闻、问、切四种诊察方法。通过医生的分析、综合，对四诊所获得的信息进行加工处理，即"由此及彼，由表及里，去粗取精，去伪存真"，最后综合这些信息，是为了分辨患者当时的机能状态，这就是"辨证"的实质。所以说辨证是从机体反应性的角度来认识疾病的本质，从分析疾病当时所表现的症状和体征来认识这些临床表现的必然联系，从而总结出一套辨证的概念和规律，以此反映疾病的本质。

35. 举例说明辨证论治的临床应用。

一般根据频作之腹泻黏液脓血便、里急后重，即可诊断为痢疾。辨证重视粪便的观察，主要分为赤白二类，白痢为气分受邪，初起即里急后重者，是湿热凝滞。色如豆汁者，是脾经湿盛。如鱼脑、冻胶者，是脾虚冷痢。白脓须努责而后出者，是气与热结。赤痢为血分受邪，血色鲜浓紫厚者，是热邪盛。纯下清血而脉弦者，是风邪盛。血色紫暗、服凉药而益甚者，是寒湿证。血色稀淡，或如玛瑙色者，是阳虚不能制阴。其他杂色，凡深黄而秽臭者，是热证。浅黄色淡不甚臭，或兼腥馊气味者，是寒证。色黑浓厚而味臭者，是火证。黑而深色者，是瘀血。青黑而腥薄者，是肝肾败腐之色。粪便的主要情况辨清楚后，再分析其腹痛的情况，如拒按喜冷，必有热有积。喜按好温，多为寒为虚。又其次观其体温之有无，如发热者，非夹表邪，即为里证。又有虚实之分，阴伤而发热者，虚也。热毒熏蒸者，实也。再结合患者之体质，脉搏之盛衰，舌苔之厚薄等，综合而分析之，其为寒为热，属虚属实的证候，便分辨清楚了。

36. 试述中医与西医中疾病的概念。

对于疾病的概念，中西医截然不同。现代医学所称的疾病，大多数取决于病原体，如结核病、钩虫病之类。或者就某种特定的病灶而命名，如心肌炎、肺气肿之类。或者以生理上的某种病变而命名，如糖尿病、脂肪肝之类。现代医学的病名，必取决于物理诊断和实验诊断等，是比较具体的，但却是局限性很大。中医的疾病，或从病因的性质而命名，如伤寒、伤暑之类。或以突出的症状而命名，如腹泻、吐血之类。虽然比较抽象，但它却往往能从整体观出发，局限性比较小。中西医所诊断的疾病，即使名称相同，但其内涵不同。如中西医都有伤寒，痢疾等不能混为一谈。

37. 为什么说辨证是论治的依据？

辨证之所以能论治，就在于根据患者的体征及其所表现的种种症状，经过综合分析，辨知其为表、里、寒、热、虚、实中的某一种证候，这一证候足以反映机体病变的实质，抓住了病变的实质，当然就有依据进行治疗了。徐大椿说："凡一病必有数症，有病同症异者，有症同病异者，有症与症相因者，有症与病不相因，盖合之则曰病、分之则曰症，同此一症，因不同，用药亦异，变化无穷。当每症究其缘由，详其情况，辨其异同、审其真伪，然后详求治法，应手辄愈，不知者以为神奇，其实皆有成法也。"（《医学源流论·知病必先知症论》）徐大椿所说的症，即是症状，而不是证候。所谓"辨其异同、审其真伪"，这接近于证候了。中医辨证是从若干复杂症状（包括脉象舌苔等）中，经过分析辨成为某某证候。症状虽然复杂，但是，它是有规律可循的，总不外六淫、七情、脏腑、经络、气血几个方面的变化，根据这些变化，从而分辨其为在表、在里、为寒、为热、属虚属实、是假、是真，证候的真象就清楚了。因此，从复杂的症状辨识而为证候，这是中医辨证的精髓，无论治疗已明确诊断的疾病或未明确诊断的疾病，都应如此，没有例外的。

38. 如何治疗西医诊断的疾病？

中医、西医是两个理论体系，中医治疗必须根据中医的理论进行辨证施治。若能正确地对待西医诊断，有时候可以帮助中医深入一步对某些疾病的性质、发展及转归的认识。例如，西医诊断的溃疡病与某些早期胃癌患者的症状极为近似，但这两种病的发展和预后有很大差异，只从临床症状上分析是有困难的，这时如果参考西医诊断，对分析疾病、判断预后有很大帮助。中医在治疗上，不依中医的理论去分析客观存在的脉证，便依照西医的诊断用中药，是肯定不合理的。比如听到肝炎就用逍遥散，或者用西医的病名将中药配制成药。在参考西医的诊断时，还应该防止另一种偏向，即似是而非的去理解西医的一些术语。例如西医诊断为癌肿，便认作毒瘤，用攻毒、解毒的治法；遇到炎症，便用银花、连翘清热。关键在于必须正确地对待西医诊断及正确地运用中医理论治疗。

39. 如何理解《黄帝内经》"人与天地相参"？

人的生命活动与自然界变化相互参验、影响。参，参合、参证、参验。自然界对人的影响，主要是四时气候、地理环境影响人体生理活动、病理变化，如天暑衣厚则腠理开，汗出尿少，天寒衣薄则腠理闭，尿多汗少；北方寒燥，人多腠理致密；江南湿热，人多腠理疏松。气候变化过于剧烈，人感邪，则发病，有四季外感病的不同；北方人多脏寒腹胀，江南人多筋挛脉痹。人对自然及其运动变化的参验，一是人体参比自然界，如人头象天，足象地，两目似日月，阳气比风，汗比雨，经脉喻江河，精气汇聚喻海；二是人生理活动参比自然运动，如以云雨形成认识人体阴精阳气的升降规律，以月廓盈亏圆缺认识经脉气血盛衰规律，以四季阴阳消长法则分析人体生理、病理机制等。

40. 如何理解《黄帝内经》"天人相应"？

"天人相应"源自《素问·咳论》《灵枢·经水》《灵枢·邪客》等篇，表明人对自然界的依赖与适应关系。相参相应的关系。天，指自然界。人与自然是一个统一的整体，人是自然万物之一，依赖大自然而生存。自然界的变化，可直接或间接地影响人体而产生相应的变化。人犹一小天地，与自然界遵循着同一变化规律。中医学的这一基本观点，贯穿于生理、病机、诊断、治疗、养生诸方面。

41.《黄帝内经》"五脏化液"的含义是什么？

"五脏化液"出自《素问·宣明五气》。五脏化生五液，即汗为心之液，涕为肺之液，泪为肝之液，涎为脾之液，唾为肾之液。汗、涕、泪、涎、唾等五液与五脏的功能活动、经脉循行部位或开窍有关，是五脏接受水谷之精，注于外窍而化生的。因此，五液生理功能异常，常可表现出五液的异常，如肝阴虚可见两目干涩，以此可作为五脏辨证的依据之一。

42. 如何理解"天暑衣厚，则腠理开，故汗出，天寒则腠理闭，气湿不行，水下留于膀胱，则为溺"？

这句话说明人之汗液和尿液都为津液所化，同源而异名。汗液与尿液在化生来源方面同源，这一理论为"开鬼门，洁净府"的方法提供了理论依据。"鬼门"即汗孔，又名"玄府"。由于肺在体合皮，其华在毛，故当外邪袭表，常可影响肺的宣降，而造成水道的不通调，而出现水肿、小便不利、痰饮等病证，对此证中医学常用宣肺法来利水，使肺气得以宣降，汗孔得以正常开合，下焦膀胱之尿液才能通利下行。中医学称这种治法为宣肺利水法，也就是《黄帝内经》所谓"开鬼门，洁净府"。

43. 如何理解《黄帝内经》"春夏养阳，秋冬养阴"？

"春夏养阳，秋冬养阴"出自《素问·四气调神大论》。属中医学因时制宜的养生原则。根据四季阴阳变化原则，有四种认识：一是顺四时阴阳浮沉及生长收藏之规律以养生。春养少阳生发之气，夏养太阳盛长之气，秋养少阴收敛之气，冬养太阴闭藏之气。二是阴阳互根，春夏阳盛宜食寒凉，济阴以养阳；秋冬阴盛宜食温热，助阳以养阴。三是四时阴阳互用，春夏宜温养阳气，以为秋冬盛阴之用，是谓养阳；秋冬宜滋养阴气，以为春夏盛阳之用，是谓养阴。四是春夏阳盛于外而虚于内，补内虚之阳即是养阳；秋冬阴盛于外而虚于内，补内虚之阴即是养阴。

44. 临床常用的辨证法有哪些？

辨证就是分析、判断病属于什么证候的过程。即以阴阳五行、藏象经络、病因病机等基础理论为依据，通过对四诊获得的病史、症状及环境等各种临床资料进行综合分析，辨明其内在联系和各症状之间的相互关系，抓住主要矛盾，达到对疾病本质的认识，以及对疾病作判断。临床主要的辨证方法有八纲辨证、病因辨证、气血津液辨证、脏腑经络辨证、六经辨证、卫气营血辨证、三焦辨证等。

45. 临床常用的辨证方法各自的特点是什么？

八纲辨证是各种辨证方法的总纲，其以表里辨别病位，寒热辨别病性，虚实辨别邪正盛衰，阴阳分辨疾病类别。八纲辨证属基础辨证方法，各种疾病均可用八纲加以分析归纳。其他辨证方法则是在八纲辨证的基础上进一步的深化，各有其特点和侧重点，可用于不同的疾病。如脏腑经络辨证主要是分辨疾病所在部位的，适用于内伤杂病，因内伤病的特点是发病较缓，病情变化较慢，病位的改变较小，故尤其需要明确病变所在部位。病因辨证的重点是分辨疾病产生的原因，如六淫、疠气、七情、饮食劳逸等。气血津液辨证则主要是从人体气血津液化生、运行失常等的方面，分析其所致病特点和变化规律。六经辨证、卫气营血辨证、三焦辨证则强调疾病的阶段性、层次性，更适合于外感病的辨证，因外感病发病较快，变化多而迅速。掌握疾病的阶段性尤为重要，其中六经辨证适合外感风寒引起的伤寒病；而卫气营血辨证和三焦辨证则适合于外感温热邪气所致的温热病。

46. 六经辨证与八纲辨证关系是什么？

八纲辨证是逐步总结和完善起来的一种辨证纲领，是对一切疾病的病位、病性、邪正盛衰等方面的总体概括，即阴、阳、表、里、寒、热、虚、实。它源于《黄帝内经》《伤寒论》等古典医著，尤其是《伤寒论》的六经辨证，包含了八纲辨证的内容，为八纲辨证的提出奠定了基础。因八纲辨证只是对病位、病性、病势的总体概括，故在具体运用上，虽然适应面很广，但必须与其他辨证方法相互结合，才能对证候作出准确而具体的判断，才能用于治疗。如八纲辨证中的热证，是对病性的寒热作出总体概括的一个概念，其中仍须进一步分析出是表热还是里热，而里热的概念仍十分含混，是阳明实热，还是少阴虚热？是邪热壅肺，还是厥阴湿热下迫？皆需结合六经辨证或其他辨证方法，才可明确，并进行治疗。再从六经辨证来看，如前所述，它是辨别六经所属的脏腑经络、阴阳气血津液在受到病邪侵袭时，正邪双方斗争的种种病况。如病邪侵犯何脏何腑、正邪相争双方力量的对比等等，故在具体运用时，无不含有八纲辨证的内容。由此可见，六经辨证包含八纲辨证的内容，而八纲辨证需结合六经辨证或其他辨证方法，才能具体应用，二者有互补之妙。

47. 卫气营血辨证的临床意义是什么？

卫气营血辨证是用于外感温热病的一种辨证方法。它是清代叶天士在六经辨证的基础上，结合外感温热病的特点和规律，借卫气营血的概念，总结出来的一种辨证方法。卫气营血标志着温热病发展过程中的四个不同阶段，即卫分证、气分证、营分证、血分证四类基本证候。卫气营血辨证可概括温热病发展的传变规律，其病邪由卫入气，由营入血，邪气由浅入深，病情逐渐加重，故能够反映温热病病位的浅深、正邪的盛衰和病势的轻重，从而作为论治的依据。

48. 卫气营血辨证的辨证要点是什么？

卫分证：为温热病的初起阶段，因温热病邪侵袭肌表所致，其病在肺卫，病邪较浅，病情较轻，临床表现为发热、微恶风寒、头痛、口干微渴、咳嗽、咽喉肿痛、舌边尖红、脉浮数等肺卫失宣之象。气分证：为温热病邪深入脏腑，里热炽盛的证候，其病变可涉及肺、胃肠、胸膈等部位，主要表现可见壮热、心烦、口渴、汗出、尿赤、舌红苔黄、脉数等热盛津伤之象。营分证：为温热病邪深入心与心包络的阶段，其病情严重，故可见身热夜甚、口不渴、心烦不寐，或神昏谵语、斑疹隐隐、舌红绛、脉细数等营阴受损、热扰心神之象。血分证：为温热病发展过程中病情最为深重的阶段，也是疾病的最后阶段，为病邪在心、肝、肾；以阴伤、耗血、动风为特点。

49. 为什么要以发热与微恶寒并见和口微渴作为卫分证的辨证要点？

所谓辨证要点，是指辨证中赖以诊断、鉴别诊断和反映其主要病理变化的最基本依据。卫分证之所以用发热与微恶寒并见和口微渴为辨证要点，一方面因为发热与恶寒并见是表证的诊断依据，而恶寒的轻重则是表热与表寒证的鉴别要点。卫分证为外感温病初起阶段，属表热证。温邪初犯肌表，卫气被郁则恶寒，正气抗邪于表则发热，然温为阳邪，故恶寒比较轻微。另一方面因为口微渴是鉴别津伤与否的基本依据。伤寒与温病都属外感热病，伤寒起初也多由表证（太阳伤寒）开始，自然具备表证恶寒与发热并见的特点，然寒为阴邪，易伤阳气，寒邪束表，故恶寒重而口不渴；温为阳邪，易伤津液，温邪袭表，故恶寒轻而口微渴。可见，以这两个自觉症状作为卫分证的辨证要点，就抓住了诊断表热证和表寒证的最基本、最主要的依据。

50. 卫气营血辨证中血分证如何辨证？

临床可分为血分实热和虚热两种情况。血分实热，为热邪在心肝两经，表现为壮热躁扰、昏狂谵妄、斑疹透露、色紫黑，或吐血、衄血、便血、尿血，或四肢抽搐、颈项强直、角弓反张、牙关紧闭、两目上视、舌红绛，脉细数等热迫血妄行或热极生风之象。血分虚热，为邪热久留血分，灼伤真阴、肝肾阴亏，故临床可见：持续低热、暮热早凉、热退无汗、五心烦热、口干咽燥、神倦耳聋、肢体干瘦，或手足蠕动、瘛疭，舌红少津，脉虚细等现象。

51. 三焦辨证的临床意义和辨证要点是什么？

三焦辨证是清代吴鞠通根据三焦部位的概念，在卫气营血辨证的基础上，结合温病传变规律总结出来的一种辨证方法。着重论述了三焦所属脏腑在温热病过程中的病理变化，说明了温热病初、中、末三个不同阶段的病变部位、病情证候特点、病情轻重及传变规律。故能够为治疗提供更好的依据。三焦病证的辨证要点。

52. 三焦辨证中上焦病证的辨证要点是什么？

上焦病证：为温热病的初期，其病位浅，病情轻，包括温邪犯肺和逆传心包两种证候。温邪犯肺是温热病邪由口鼻而入，肺卫首先受邪，而见微恶风寒，身热自汗或口渴、咳嗽，或午后热甚，脉浮数或两寸独大等症状。邪陷心包，若受邪较重而素体虚弱，可致温热病邪由肺经逆传心包，可见神昏谵语、舌謇肢厥，或身灼热等症状。

53. 三焦辨证中中焦病证的辨证要点是什么？

中焦病证：病邪在上焦未解，就可顺传入中焦。中焦病证为温热病的中期，其病位较深，而病情加重，包括阳明燥热和太阴湿热证。阳明燥热，为邪入中焦从阳化热而成，表现为面目俱赤、呼吸气粗、腹满便秘、口干咽燥、唇裂舌焦、苔黄或焦黑、脉沉涩等热盛津伤之象。太阴湿热，为邪入中焦从湿而化所成，表现为面色淡黄、头胀身重、胸闷不饥、身热不扬、小便不利、大便不爽或溏泄、苔黄腻、脉细或濡数等湿遏热郁之象。

54. 三焦辨证中下焦病证的辨证要点是什么？

下焦病证：为温病的末期阶段，其病位最深，病情严重，邪入下焦易耗伤肝肾之阴，而见身热面赤、手足心热、口干舌燥、神倦耳聋、脉虚大等肝肾阴亏之象；或见手足蠕动、瘛疭、心中憺憺大动等筋脉不得阴液滋养，虚风内动之象，或见神倦脉虚、舌绛苔少，甚则时时欲脱等阴精耗竭之象。

55. 温病学为什么将卫气营血叫作"卫分""气分""营分""血分"？

由于"分"字含有区分之义，而卫气营血四者所主脏腑与其生理功能、病理变化虽有联系，却有区别，故加一"分"字，正是为了说明这种区别。卫气有脏腑所主之分，《难经·三十二难》说："心者（主）血，肺者（主）气；血为荣，气为卫。"卫气营血功能有内外之分。《灵枢·营卫生会》说："营行脉中，卫行脉外。"《素问·阴阳应象大论》说："阴（血）在内，阳之守也；阳在外，阴之使也。"这些论述都说明卫气营血在生理方面，是存在部位之别、内外之分的。卫气营血在病理方面也一样。《难经·二十二难》就有"气留而不行者，气先病也；血壅而不濡者，血后病也"的气血先后之说。因此，后来学者将它叫作"卫分、气分、营分、血分"。

56. 如何说明温病学"卫分""气分""营分""血分"的出处？

最早提出气分、血分病的著作为《金匮要略》，是张仲景本《黄帝内经》《难经》理论，对"水气病"首分"气分""血分"、他在《水气病脉证并治第十四》中说："实则遗尿，名曰气分。"又说："血不利则为水，名曰血分。"但是，以四者具体论述外感的病理变化、证治规律，则始于叶天士。叶氏在《温证论治》中说："卫之后，方言气；营之后，方言血。在卫汗之可也，到气才可清气，入营犹可透热转气……入血就恐耗血动血，直须凉血散血。"以及所谓："湿郁卫分"，

"其邪始终在气分留连"，"营分受热则血液受劫"，"气病有不传血分而邪留三焦"等等。

57. 温病学"卫分""气分""营分""血分"的含义是什么？

卫分、气分、营分、血分在温病学中实指温邪侵犯部位、病变深浅层次及其病理变化。具体地说，卫分是邪犯脏腑部位是皮毛（表）、肺，是温邪入侵的最浅层，病理变化为卫受邪郁及卫阳的亢奋逐邪。气分是邪犯脏腑部位是肺（膈）、胃、肠、胆、脾，是病变已深入了一层，病理变化为热郁气机，正气奋起抗邪，邪正剧争，里热蒸迫的反应。营分是病变脏腑部位是心包（心），病较气分又深一层，病理变化为营分热炽，营阴耗伤及温邪内闭心包，阻闭心窍。血分是病变脏腑部位是心、肝（肾），其病位最深，病理变化为热盛迫血，瘀热交结，耗损阴血等。

58. 温病学中的卫气营血概念与《黄帝内经》中的论述有何不同？

温病学中的卫气营血之名虽源于《黄帝内经》，但所论大不相同。《黄帝内经》论营卫气营血，主要是讨论各自的生成、生理功能和分布部位，即卫气血均由水谷精微所化生，既是构成人体的基本物质，又是维持人体生命活动的营养物质，在分布上有着内外浅深表里之别。相对而言，卫气在外、浅、表，营血在内、深、里；卫气以卫外为主，营血以营内为主。温病学中的卫气营血，则是用来反映温病过程中，四者功能失调和实质损害的病理变化，代表四个相互联系而表里浅深轻重层次不同的病理阶段，作为温病临床辨证论治的理论指导。

第一章　中医学的哲学基础

【目的要求】

1. 掌握阴阳的基本概念和阴阳学说的主要内容。
2. 掌握五行的基本概念和五行学说的主要内容。
3. 了解阴阳学说和五行学说在中医学中的应用。

【学习纲要】

一、阴阳学说的基本概念

阴阳，是对自然界相互关联的某些事物和现象对立双方属性的概括。

阴阳概念的形成和沿革：

> ➤ 仅指日光的向背：如"阳者，高明也。山之南，水之北也。"
> ➤ 概括事物属性的方法：如寒热、明暗、昼夜、日月、水火等
> ➤ 哲学思想。

阴阳学说：运用阴阳之间的对立统一运动，说明事物发生、发展和变化规律的学说。

二、阴阳属性的普遍性和相对性

（一）普遍性

阴阳属性普遍存在于各种事物之中，但有其规定性。

普遍性：如寒与热、明与暗、昼与夜、冬与夏、水与火、动与静等。

规定性：既相互关联，又相互对立的某些事物和现象。

（二）相对性

事物的阴阳属性不是绝对的，而是相对的。

1. 无限可分性

即阴中有阳，阳中有阴，阴阳之中可以再分阴阳。

如：昼为阳　上午：阳中之阳。

下午：阳中之阴。

夜为阴　上半夜：阴中之阴。

下半夜：阴中之阳。

　　2. 相互转化性

　　　　即事物的阴阳属性在一定的条件下可以相互转化。

　　　　如："寒极生热，热极生寒"，"重阳必阴，重阴必阳"。

三、阴阳学说的基本内容

　　（一）阴阳的对立制约

　　　　对立：事物阴阳属性相反，如：寒与热、明与暗、水与火等。

　　　　制约：阴阳之间相互抑制、相互削弱。

　　　　意义：维持阴阳之间的协调与平衡，即"阴平阳秘，精神乃至"。

　　　　　　　如："寒者热之，热者寒之"；"动极者镇之以静，阴亢者胜之以阳"。

　　（二）阴阳的互根互用

　　　　互根：阴阳之间相互依存，阴根于阳，阳根于阴。

　　　　　　　如：上为阳，下为阴。无上，无所谓下；而无下，也无所谓上。

　　　　互用：阴阳之间相互促进、相互为用。

　　　　　　　如：气为阳，血为阴。气推动血的运行，血为气的物质基础。

　　（三）阴阳的消长平衡

　　　　阴和阳经常处于"阳消阴长""阴消阳长"的运动变化之中，以维持阴

　　　　阳之间的协调与平衡。

　　　　如：四季气温变化，冬→春→夏：阴消阳长；夏→秋→冬：阳消阴长

　　（四）阴阳的相互转化

　　　　事物的阴阳属性，在一定的条件下可以相互转化。

　　　　如："寒极生热，热极生寒"，"重阳必阴，重阴必阳"。

　　（五）阴阳的交感互藏

　　　　阴阳交感：阴阳二气在运动中相互感应。

　　　　阴阳互藏：阴阳双方中任何一方都涵有另一方。

四、阴阳学说在中医学中的应用

　　（一）说明人体的组织结构

　　　　阳：上半身　表　背　六腑　心　心阳

　　　　阴：下半身　里　腹　五脏　肾　心阴

　　（二）说明人体的生理功能

　　　　➢ 气为阳，血为阴。气推动血的运行，血为气的物质基础。

　　　　➢ 五脏为阴，主贮藏人体精气；六腑为阳，主传化水谷。脏腑阴阳相互

　　　　　协调，维持饮食物的消化吸收与排泄。

　　（三）说明人体的病理变化

　　　　疾病的本质为阴阳失调。

　　　1. 阴阳偏胜

　　　　　阳胜则热——实热：高热，大汗。

阴胜则寒——实寒：形寒，肢冷。

2. 阴阳偏衰

阴虚则热——虚热：潮热，五心烦热，颧红盗汗

阳虚则寒——虚寒：面色㿠白，畏寒肢冷，溲清便溏。

3. 阴阳互损

阴损及阳：阴虚导致了阳虚，形成了以阴虚为主的阴阳两虚。

阳损及阴：阳虚导致了阴虚，形成了以阳虚为主的阴阳两虚。

（四）用于疾病的诊断

1. 指导诊法

➢ 面红、发热、口渴、脉数：热证——阳

➢ 面白、畏寒、口不渴、脉迟：寒证——阴

2. 指导辨证

八纲：表证、里证、寒证、热证、虚证、实证、阴证、阳证。

阳：表证、实证、热证。

阴：里证、虚证、寒证。

（五）用于疾病的治疗

确立治则治法：

1. 阴阳偏胜的治则治法

实则泻之，损其有余。

➢ 阳胜则热——实热：清热。

➢ 阴胜则寒——实寒：祛寒。

2. 阴阳偏衰的治则治法

虚则补之，补其不足。

➢ 阴虚则热——虚热：补阴（以抑阳），"阳病治阴"，"壮水之主，以制阳光"。

➢ 阳虚则寒——虚寒：补阳（以抑阴），"阴病治阳"，"益火之源，以消阴翳"。

➢ 阴中求阳：适用于阳虚。补阳为主，兼以补阴。

➢ 阳中求阴：适用于阴虚。补阴为主，兼以补阳。

（六）归纳药物的性能

四气（性）分阴阳，温、热性质属阳；凉、寒性质属阴。

五味分阴阳，辛、甘、（淡）味属阳；酸、苦、咸味属阴。

升降浮沉分阴阳，升、浮方向属阳；沉、降方向属阴。

五、五行学说的基本概念

五行，指木、火、土、金、水五种物质的运动变化。

五行概念的形成和沿革

> 五材说："天生五材，民并用之，废一不可。"
> 五种元素说："故先王以土与金木水火杂，以成百物。"
> 哲学思想

五行学说：运用五行之间的生克制化运动，说明事物发生、发展规律的学说。

六、五行学说的基本内容

（一）五行的特性

> 木曰曲直：引申为生长、升发、条达、舒畅——肝主疏泄。
> 火曰炎上：引申为温热、升腾——心阳温运血脉。
> 土爱稼穑：引申为生化、养育、受纳、承载——脾主运化水谷精微。
> 金曰从革：引申为清肃、敛降——肺主肃降。
> 水曰润下：引申为滋润、下行——肾主水。

（二）事物五行属性的推演和归类

1. 取象比类法——类比法
2. 推演络绎法——类推法

表1　自然界事物与人体五行属性分类表

自　　然　　界							五	人　　　体						
五音	五味	五色	五化	五气	五方	五季	行	五脏	六腑	五官	形体	情志	五声	变动
角	酸	青	生	风	东	春	木	肝	胆	目	筋	怒	呼	握
徵	苦	赤	长	暑	南	夏	火	心	小肠	舌	脉	喜	笑	忧
宫	甘	黄	化	湿	中	长夏	土	脾	胃	口	肉	思	歌	哕
商	辛	白	收	燥	西	秋	金	肺	大肠	鼻	皮毛	悲	哭	咳
羽	咸	黑	藏	寒	北	冬	水	肾	膀胱	耳	骨	恐	呻	栗

（三）五行的生克乘侮

1. 五行相生

概念：五行的某一行对另一行的资生、促进作用。

次序：木、火、土、金、水、木依次相生，循环往复。

母子关系：生我者为母，我生者为子。

2. 五行相克

概念：五行的某一行对另一行的抑制、削弱作用。

次序：木、土、水、火、金、木依次相克，循环往复。

所胜、所不胜关系：克我者为"所不胜"，我克者为"所胜"。

3. 五行制化

概念：五行之间相生、相克产生的调节作用，以维持五行之间的协调与平衡。

途径：五行中的任何一行均有"生我""我生"和"克我""我克"四种关系。

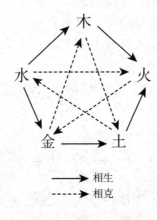

相生
相克

图 1　五行生克图

4. 五行相乘

概念：五行中的某一行对"我克"一行的过度克制。

次序：与相克次序一致。

原因：克制一行过亢或被克一行过衰。

5. 五行相侮

概念：五行中的某一行对"克我"一行的反向克制。

次序：相克次序的反向。

原因：克制一行过衰或被克一行过亢。

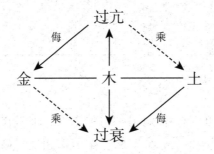

图 2　乘与侮的联系与区别

七、五行学说在中医学中的应用

（一）归属人体的组织结构，反映内外环境的统一。

（二）说明五脏的生理功能及其相互关系

1. 以五行的特性说明五脏的生理功能

2. 以五行的生克制化说明五脏之间的关系

（1）相生方面的联系：

肝血养心血——木生火。

肾精生肝血——水生木。

（2）相克方面的联系：

　　肝主疏泄，制约脾气的呆滞——木克土。

　　肾主水，防止心火的亢盛——水克火。

（三）说明五脏病变的相互影响

　　1. 相生关系的传变

　　　　母病及子：如肝血虚——→心血虚：心肝血虚。

　　　　子病及母：如心火旺——→肝火旺：心肝火旺。

　　2. 相克关系到的传变

　　　　相乘传变：如肝脾不和，肝气犯胃——木旺乘土。

　　　　相侮传变：如肝火犯肺——木火刑金。

　　　　母病及子、相侮传变：病情较轻。

　　　　子病及母、相乘传变：病情较重。

（四）指导疾病诊断

　　1. 指导诊法

　　　　面红、口苦、脉洪：心火上炎。

　　　　面青、口酸、脉弦：肝失疏泄。

　　2. 推断预后

　　　　如肝病面青见　　弦脉：常——本脏病脉

　　　　　　　　　　　　沉脉：顺——相生之脉

　　　　　　　　　　　　浮脉：逆——相克之脉

（五）指导疾病的治疗

　　1. 控制疾病的传变

　　　　如："见肝之病，知肝传脾，当先实脾。"

　　2. 确立治则治法

　　　　（1）根据相生规律

　　　　　　➢ 治则："虚则补其母，实则泻其子。"

　　　　　　　　如　心肝血虚：补肝血以养心血。

　　　　　　　　　　心肝火旺：清心火以泻肝火。

　　　　　　➢ 治法：滋水涵木法、培土生金法、金水相生法、益火补土法。

　　　　（2）根据相克规律

　　　　　　➢ 治则：抑强、扶弱。

　　　　　　　　如　肝脾不和：疏肝健脾

　　　　　　➢ 治法：抑木扶土法、培土制水法、佐金平木法、泻南补北法。

　　3. 用于针灸和精神疗法

　　　　如精神疗法的以情胜情法。

【知识点拨】

1. 云气说

"云气说"是气学说产生的始基。气的概念源于"云气说"。云气是气的本始意义，如《说文》说："气，云气也。"古代先哲们运用"观物取象"的思维方法，"近取诸身，远取诸物"，将直接观察到的云气、风气、水气以及呼吸之气等加以概括、提炼，抽象出气的一般概念。

古代先哲们在日常对自然现象的观察与体验中，发现了天空中的白云，体验到了风的流动。云在风的吹动下，或升或降，或聚或散，变化无穷。天地间的这种升降聚散氤氲之气，即是云气。风的流动，云的聚散，能引起自然界中的各种各样的变化。风吹云聚，可致雷鸣闪电和雨，雨水可孕育万物，而雷鸣闪电及狂风暴雨又可毁坏自然界的万物。由此产生诸多联想与推理，并萌生出一个理性概念：自然界的有形质之物皆由风、云之类的无形无状而变幻多端、运行不息之物所造就与毁灭。即《老子·四十章》所谓的"天下万物生于有，有生于无"，《周易·乾凿度》所谓的"有形生于无形"。这类无形无状之物则被进一步抽象为"气"，认为它是存在于宇宙之中的无形而运行不息的极细微物质，是宇宙万物的共同构成本原，又是宇宙万物发生发展变化的动力；气的升降氤氲聚散运动，造就天地万物，并推动万物的发展与变化。于是产生了"气"的一般概念。

2. 水地说

"水地说"是精学说的产生之源。古人在观察自然界万物的发生与成长过程中，联想到自然界的万物由水中或土地中产生，并依靠水与土地的滋养、培育而成长与变化，因而把水与土地并列而视为自然界万物的生成本原。如《管子·水地》说："地者，万物之本原，诸生之根菀也。"又说："水者，何也？万物之本原也，诸生之宗室也。"

"水地说"是古人对自然界万物生成本原的最朴素的认识。自然界的水为地之经脉，土地中之精华，是万物赖以生长发育之根源，因而在水地说的基础上引申出"精"的概念，水地生万物也就嬗变为精为万物之源。

人类自身的繁衍，是男女生殖之精相结合而成，也可说成是水凝聚而成。如《管子·水地》说："人，水也。男女精气合而水流形。"还说："水集于玉而九德出焉，凝蹇而为人而九窍五虑出焉，此乃其精也。"水，即精，凝停相合而为人。这是古人对天地自然及人类自身反复观察、联想而得出的结论，可以认为是"水生万物"向"精生万物"的嬗变。

中医学中有关精的认识对精学说的生成产生重要影响。古代医家通过对人体自身生殖繁衍过程的观察与思考，逐渐认识了精的来源、作用，建立了中医学的精学说。

3. 气本原论

所谓气本原论，是指以元气作为宇宙万物之本原的一种古代哲学思想，即认为元气是哲学逻辑结构的最高范畴，是构成宇宙万物的最原始的本原，在元气之上，没有"道""太极"等的存在。由于把"气"作为宇宙的最初本原，故称"元气"，因而凡将气作为宇宙最初本原的哲学思想，皆可称为"气本原论"，或"气一元论"，或"元气一元论"。

4. 中介说

中国古代哲学认为，宇宙万物之间的相互联系和相互作用，源于它们之间的相互感应。而存在于它们之间的无形可见的运动不息的极细微物质是气（精气），因而气是宇宙万物得以相互感应的中介性物质。

气别阴阳，以成天地。天地交感，以生万物。天地万物既生，它们之间就是相对独立的物体。但它们不是彼此孤立，互不相关的，而是相互联系，相互作用的。由于气是宇宙

万物化生的共同本原，天地万物之间又存在和充斥着无形而运动不息的气，而且这无形之气还能渗透于有形物体之中，与已构成有形物体的气进行各种形式的交换活动，因而气不仅是宇宙万物的构成本原，而且还是宇宙万物之间相互联系、相互作用的中介性物质；气不仅是宇宙万物构成的物质材料或元素，而且还充当宇宙万物之间各种信息的传递载体。

5. 太虚肇（zhào）基说

源于《黄帝内经》。黄帝内经认为宇宙的本原来自于太虚。并认为太虚即气。太，大也；虚，无也。当以无极解。无极生太极，太虚指宇宙生成之前的状态，是气的本然状态。《素问·天元纪大论》："太虚寥廓，肇基化元，万物资始，五运终天，布气真灵，总统坤元，九星悬朗，七曜周旋，曰阴曰阳，曰柔曰刚，幽显既位，寒暑弛张，生生化化，品物咸章。"

所谓"太虚寥廓"，寥，寂寥沉静。廓，空阔无边。此形容太虚寂然不动、无形无象的状态……指"气"的本然状态，即虚静为气之体。《周易·系辞传》说："易无思也，无为也。寂然不动，感而遂通天下之故。"寂然不动，即"太虚寥廓"；感而遂通，而"肇基化元"……指"气"的运动状态，即聚散为气之用。

《黄帝内经》不谈宇宙，而称太虚。认为天地都是由"太虚"中的大气生成的，天地只是整个太虚的一部分。但《黄帝内经》不强调太虚寂寥沉静的特性，而重视太虚中运动着的大气。在《黄帝内经》看来，太虚中的大气才是宇宙的本原。

6. 阴在内，阳之守也，阳在外阴之使也

阴精为阳气守持于内，是阳气活动的物质基础，阳气为阴精活动于外，是阴精功能的表现。反映了阴阳互根互用的原理。

7. 重阴必阳，重阳必阴

阴发展到极点，必然转化为阳，阳发展到极点，必然转化为阴，反映了阴阳相互转化的原理。重（chóng），重复，这里指极点。

8. 阴平阳秘

阴精平和，阳气固秘，这里指阴阳平衡，代表生理状态。

9. 孤阴不生，独阳不长

孤独的阴不能产生，单独的阳也不能生长。反映了阴阳互根互用的原理。

10. 阴阳离决，精气乃绝

阴精与阳气互相脱离、隔绝，人体精气就会灭绝。反映了阴阳互根互用的原理。

11. 壮水之主，以制阳光

壮，滋养，使强壮。主，主宰。水之主，指肾阴。以，来。阳光，指阳热偏亢。用滋养肾阴方法来制约阳热偏亢。

12. 益火之源，以消阴翳

火之源指肾阳，阴翳指阴寒偏盛。补肾阳来消退阴寒偏盛。

13. 阳病治阴

用补阴的方法来治疗虚热证。

14. 阴病治阳

用补阳的方法来治疗虚寒证。

15. 阴中求阳

在补阳剂中适当佐用补阴药。

16. 阳中求阴

在补阴剂中适当佐用补阳药。

17. 阴者，藏精而起亟也，阳者，卫外而为固也

阴精不断为阳气提供物质基础，阳气护卫肌表，使腠理坚固，说明阴阳互根互

用的关系。

18. 虚则补其母

主要适用于母子关系失调的虚证。即通过补母以治疗母子两脏皆虚或子脏虚弱证。

19. 实则泻其子

主要是用于母子关系失调的实证。即通过泻子，抑制子脏过分亢进的功能活动，以治疗母子两脏皆实之证或母脏的实证。

20. 抑强

主要适用于因五行相克或反侮太过所形成的五行乘侮病证。

21. 扶弱

主要适用于因五行相克力量不及，或因虚被乘，或因虚被侮所形成的病证。

22. 滋水涵木法

即滋肾阴以养肝阴，以制约肝阳上亢的方法。适用于肾阴不足，水不涵木所致的肝阳上亢证。

23. 益火补土法

按五行相生理论，是温心阳以助脾阳的方法，但自命门学说兴起以来，一般多指温肾阳而助脾阳的一种方法，适用于肾阳式微，而致脾阳不振，运化失职之证。

24. 培土生金法

补脾气以益肺气的方法，适用于脾气虚弱，不能资助肺脏的脾肺气虚证或主要因肺气虚而引起的肺脾两虚证。

25. 金水相生法

滋养肺肾阴虚的一种治疗方法，又称滋养肺肾法，适用于肺阴虚无力滋肾，或肾阴不足，不能上滋肺阴而致的肺肾阴虚证。

26. 抑木扶土法

以疏肝、平肝佐以健脾治疗肝旺脾虚的一种方法。适用于木旺乘土之证。若属土虚木乘，则应重在健脾，兼以抑肝。

27. 培土制水法

以温运脾阳治疗水湿停蓄为病的一种方法。适用于脾虚不运，水湿泛滥而致的水肿胀满之证。注意：土指脾，水指水湿邪气，而非指肾。

28. 佐金平木法

滋肺阴肃肺气以抑制肝旺的一种治疗方法。有时又指通过抑制肝木以助肺气清肃，适用于肝火犯肺证。肝火偏亢为主者，重在"平木"，肺阴不足为主者，重在"佐金"。

29. 壮水制火（泻南补北）法

即泻心火补肾水。适用于肾阴不足心火偏亢的心肾不交证。心火偏亢为主者，重在泻南，肾阴不足为主者，重在补北。

【难点解析】

1. 阴阳对立、互根、消长、转化之间的逻辑关系。

阴阳学说认为，一切事物的发生、发展和变化，都是事物内部阴阳两个方面相互斗争、运动变化的结果，而且主要体现在阴阳之间的对立制约、互根互用、消长平衡和相互转化等方面。阴阳的对立制约、互根互用、消长平衡和相互转化，说明阴和阳之间的相互关系不是孤立的、静止不变的，它们之间是相互联系的。

阴阳对立的双方，必须以对方之存在为自己存在的前提；对立双方的消长运动是绝对的，平衡则是相对的；阴阳的消长是阴阳之间对立制约矛盾运动的结果。对立双方的消长运动在一定的条件下可以产生质的飞跃，从而形成阴阳的转化，阴阳对立双方之所以能够相互转化，是因为对立的双方已相互倚伏着向其对立面转化的因素。阴阳的互根互用，是阴阳转化的内在根据。消长平衡是转化得以发生的前提。如果说"阴阳消长"是一个量变过程的话，则阴阳转化便是在量变基础上的质变。阴阳的转化，虽然也可发生突变，但大多数则有一个由量变到质变的发展过程。

2. 五行的内涵。

五行，就是木、火、土、金、水五种物质的运动变化。五行是从"五材"的基础上发展而来的。我国古代人民在长期的生活和生产实践中，认识到木、火、土、金、水是五种不可缺少的最基本物质，故五行最初称作"五材"。如《左传》说："天生五材，民并用之，废一不可。"《尚书》载："水火者，百姓之所饮食也；金木者，百姓之所兴作也；土者，万物之所资生，是为人用。"在后来的发展中，进一步引申其义，认为世界上的一切事物，都是由木、火、土、金、水五种基本物质之间的运功变化而生成的。这五种物质之间存在着互相滋生、互相制约的关系。五行的意义已发生了质的变化，它已不再是指五种物质本身的运动，而抽象为代表五大类事物属性的哲学概念，是构成宇宙间万事万物的五种基本元素。

3. 五行的制化与胜复规律。

五行制化，是指五行之间既相互资生，又相互制约，维持平衡协调，推动事物间稳定有序的变化与发展。五行制化的规律是：木生火，火生土，而木又克土；火生土，土生金，而火又克金；土生金，金生水，土又克水；水生木，木生火，而水又克火，如此循环往复。

五行胜复是指五行中的一行亢盛（即胜气），则引起其所不胜（即复气）的报复性制约，从而使五行之间复归于协调和稳定。五行胜复的规律是："有胜则复"。五行中一行亢盛，则按相克次序克制，引起其所不胜（即复气）旺盛，以制约该行的亢盛，使之复归于常。如以木行亢盛为例，木旺克土引起土衰，土衰则制水不及而致水盛，水盛克火而使火衰，火衰则制金不及而致金旺，金旺则克木，使木行亢盛得以平复。

4. 五行所胜与所不胜的关系。

《黄帝内经》把相克关系称为"所胜""所不胜"关系。把"克我"者称为"所不胜"，"我克"者称为"所胜"。比如水为火之"所不胜"，金为火之"所胜"。"克我""我克"，是五行生克关系中用以说明其中一行与其他四行的联系方式。从五行相克关系来说，每一行都有两行与其相联系，即"克我"与"我克"。以木为例，则"克我"者为金，"我克"者为土。

5. 五行发生相乘和相侮的原因。

五行相乘，属于异常的克制现象。相乘发生的原因有两个方面，一是五行的某一行本身过于强盛，造成对被克制一行的过分克制；二是某一行不足，使克制它的一行就显得相对增强，使之本身更虚弱。因为相乘是相克太过，故其规律与相克一致，如木乘土等。

五行相侮，又称反侮，即反克。其发生的原因也有两个方面，一是某一行过度强盛，对原来克我的一行进行反侮；二是某一行本身虚弱，不仅不能克制应克的一行，反而受到应克制一行的反侮。因相侮是反向克制，故其规律是相克的反向，即土侮木，木侮金等。

6. 五脏疾病相生与相克关系的传变。

相生关系的传变包括母病及子和子病及母两个方面。母病及子，即母脏之病传及子脏。如肾属水，肝属木，水能生木，故肾病及肝，即属母病及子；子病及母，是指疾病的传变，从子脏传及母脏。如肝属木，心属火，木能生火，故肝为母脏，心为子脏。心病及肝，即是子病及母。

相克关系的传变，包括相乘和相侮两个方面。相乘，是相克太过致病。如肝属木，脾胃属土，正常情况下，肝木能克脾土。若肝气郁结，或肝气上逆，影响脾胃的受纳运化功能，出现胸胁苦满，脘腹胀痛、泛酸、泄泻等表现时，称为"木旺乘土"。相侮，是反向克制致病。如肺金本能克制肝木，由于暴怒而致肝火亢盛，肺金不仅无力制约肝木，反遭肝火反向克制，而出现急躁易怒，面红目赤，甚则咳逆上气，咯血等肝木反侮肺金的症状，称为"木火刑金"。

五脏病变相互传变，病情有轻重的不同。母病及子病情较轻，子病犯母，病情较重；相侮时，病情较轻，相乘时病情较重。

7. 佐金平木、益火补土法的正确表述。

佐金平木法：是通过清肃肺气，以抑制肝火亢盛的一种治疗方法，又称泻肝清肺法。主要适用于肝火亢逆，灼伤肺金，影响肺气清肃之"木火刑金"证候。临床可见胁痛，口苦，咳嗽咯血，或痰中带血，急躁烦闷，脉弦数等症。

益火补土法：益火补土法是温肾阳而补脾阳的一种方法，又称温肾健脾法，温补脾肾法，于肾阳式微而致脾阳不振之证。其症状表现为畏寒、四肢不温、纳减腹胀、腹泻、浮肿等。这里必须说明，就五行生克关系而言，心属火，脾属土。火不生土应该是心火不生脾土。但是，我们所说的"火不生土"多是指命门之火（肾阳）不能温煦脾土的脾肾阳虚之证，少指心火与脾土的关系。

8. 阴阳五行学说之间的区别和联系。

阴阳五行学说是我国古代的哲学思想和方法论。阴阳学说是从事物矛盾着的两方面之对立制约、互根互用和消长转化来说明事物的变化和发展。五行学说是用事物属性的五行归类及其生克乘侮规律，来说明事物的性质以及各事物间的相互关系。阴阳五行学说，应用于医学领域，则是以脏腑、经络活动等为客观依据，用阴阳、五行的理论思想来分析、研究、归纳，解释人体的生理活动和病理变化，并指导临床诊断与治疗。在实际运用的过程中，阴阳五行学说，又常常是相互联系，不可分割的。阴阳五行学说的结合运用，不仅可以说明事物矛盾双方的一般关系，而且可以说明事物间相互联系、相互制约的较为具体和复杂的关系，从而有利于解释复杂的生命现象和病理过程。

【名词解释】

1. 阴阳

阴阳属于中国古代哲学范畴。阴阳最初含义，指物体对日光的向背而言。阴阳是自然界相关联的事物或现象对立双方属性的概括，即可以指相反的事物也可以指一个事物的两个方面，含有对立统一的意思。

2. 阴阳学说

阴阳之间具有的对立制约、互根互用、消长平衡和相互转化等关系构成了阴阳学说的基本内容。

3. 阴阳对立

所谓阴阳对立，指的是自然界所有的事物、现象都包含着对立的两方面。

4. 阴阳互根

指阴和阳是对立统一的，二者既相互独立，又相互依存，任何一方都不能脱离另一方而单独存在。例如，没有天就没有地，反之亦然。

5. 阴阳消长

阴阳彼此对立，又相互依存，双方不是处于静止，而是处于运动变化之中，也就是阴消阳长，阳消阴长。这种阴阳之间动态的变化被称之为是阴阳消长。

6. 阴阳转化

阴阳转化，是指阴阳矛盾对立的双方，在一定的条件下，可以各自向其相反的方向转化，即阴可以转化为阳，阳也可以转化为阴。

7. 阴阳相对性

阴阳的相对性表现为阴阳之间可以发生相互转化，也就是说阴可以转化为阳，阳也可转化为阴；阴阳的相对性也表现为阴阳的无限可分，也就是说阴阳之中仍可再分阴阳。例如，昼属阳夜属阴，但是昼夜都有可再分，如：从平旦到中午是阳中之阳；从中午到黄昏是阳中之阴；从黄昏到午夜是阴中之阴；从午夜到平旦是阴中之阳。

8. 五行学说

五行学说认为，世界是物质的，宇宙世界由木、火、土、金、水五类基本物质之间的运动变化所构成；五行之间的相生、相克规律是宇宙间各种事物普遍联系、协调平衡的基本法则。

9. 五行相生

木、火、土、金、水之间存在着有序的依次递相资生、助长和促进的关系。其次序是木生火、火生土、土生金、金生水、水生木。

10. 五行相克

木、火、土、金、水之间存在着有序的间隔递相克制、制约的关系。其次序是木克土、土克水、水克火、火克金、金克木。

11. 五行制化

制即克制，化即生化。五行之间相互生化，相互克制，制中有化，化中有制，以维持正常的协调关系。五行制化关系，是五行生克关系的相互结合。五行的相生和相克是不可分割的两个方面，没有生，就没有事物的发生和成长；没有克，事物就会过分亢盛而为害。

12. 五行相乘

乘，凌也，即欺负之意。五行中某一行对其所胜的一行的过度克制，为五行之间的异常克制现象。以木克土为例，如木气过于亢盛，对土克制太过，导致土的不足，称为"木乘土"。

13. 五行相侮

侮，欺侮、欺凌之意。五行中某一行对其所不胜一行的反向克制，即反克，是五行之间的异常克制现象。

14. 五官

鼻、眼、口唇、舌、耳五个器官。五官分属于五脏，为五脏的外候。具体联系为：鼻为肺之官，目为肝之官，口唇为脾之官，舌为心之官，耳为肾之官。

15. 五体

筋、脉、皮、肉、骨的合称。五体与五脏有密切关系。五体有赖于五脏精气的充养，故五体的功能正常与否取决于五脏精气的盛衰。其与五脏的对应联系为：肝在体为筋，心在体为脉，肺在体为皮，脾在体为肉，肾在体为骨。

16. 五志

喜、怒、思、忧、恐五种情志。五志的变动分别与五脏的生理活动密切相关。五志与五脏的联系是：肝在志为怒，心在志为喜，脾在志为思，肺在志为悲，肾在志为恐。五脏气血和调，人体才能进行正常的精神情志活动。

17. 五时

春、夏、长夏、秋、冬五季。根据天人相应的理论，五时分别与五脏相应。如春属木，阳气初升，其气温，在脏应肝；夏属火，阳气盛，其气热，在脏应心；长夏属土，其气湿，在脏应脾；秋属金，其气燥，在脏应肺；冬属水，阳气潜藏，其气寒，在脏应肾。并且五脏精气表现于体表的气色变化，以及脉象等与五时气候的变更是相应的。

18. 五气

风、暑、湿、燥、寒为五气。

19. 五化

生、长、化、收、藏为五化。

20. 五色

包括青、赤、黄、白、黑五种。反映五脏病变及各种证的五种病色。包括青、赤、黄、白、黑五种。《灵枢·五色》："青黑为痛，黄赤为热，白为寒。"此即反映疾病的不同性质。

21. 五味

酸、苦、甘、辛、咸五种滋味。根据五行学说，食物、药物各有酸、苦、甘、辛、咸五种味道，摄入后，各走其所喜的五脏，如酸味入肝，苦味入心，甘味入脾，辛味入肺，咸味入肾。此外，药物的味不同，治疗作用亦不同。如辛味能散，酸味能收能涩，甘味能补能缓，苦味能泻能燥，咸味能软坚能润下。

22. 五方

东、南、中、西、北为五方。

【考点练习】

A 型题

答题说明：每道题下面都 A、B、C、D、E 五个备选答案，在答题时，只允许从中选择一个最合适的答案。

1. 属于阴证的范围是
   A. 热证　　B. 表证　　C. 实证　　D. 虚证　　E. 以上均非
   〔答案〕D
   〔考点分析〕实、热、表证属阳，虚、寒、里证属阴，故应选 D。

2. 从冬至春及夏的气温变化，说明阴阳之间的关系为
   A. 对立制约　　B. 互根互用　　C. 消长平衡　　D. 相互转化
   E. 交感互藏
   〔答案〕C
   〔考点分析〕从冬至春及夏的阴阳变化为"阴消阳长"，故应选 C。

3. "阴平阳秘"依据的阴阳关系是
   A. 对立制约　　B. 交感互藏　　C. 互根互化　　D. 相互转化
   E. 相互为用
   〔答案〕A
   〔考点分析〕"阴平阳秘"，语出《素问·生气通天论》，意即通过阴阳之间的相互制约，使阴阳维持相对平衡，故应选 A。

4. "阴在内，阳之守也；阳在外，阴之使也"说明的阴阳关系是

A. 相互转化　　B. 互根互用　　C. 消长平衡　　D. 对立制约

E. 交感互藏

〔答案〕B

〔考点分析〕语出《素问·阴阳应象大论》，主要说明阴阳之间存在的相互依存、相互促进的关系。

5. "重阳必阴"说明阴阳之间的关系为

A. 对立制约　　B. 互根互用　　C. 消长平衡　　D. 相互转化

E. 交感互藏

〔答案〕D

〔考点分析〕语出《素问·阴阳应象大论》，意即阳气盛极到一定程度，可以向阴的方向转化，故应选D。

6. "阴胜则阳病"是阴阳的何种关系失调

A. 对立制约　　B. 相互依存　　C. 相互促进　　D. 相互转化

E. 相互为用

〔答案〕A

〔考点分析〕"阴胜则阳病"的本意为阴寒之气过盛即可损伤阳气，其反映的阴阳关系是阴阳的对立和制约，故应选A。

7. 虚热证病理基础是

A. 阳偏衰　　B. 阳偏胜　　C. 阴偏衰　　D. 阴偏胜　　E. 以上均非

〔答案〕C

〔考点分析〕阴阳偏衰所导致的病证是虚证，阴偏衰出现虚热证，阳偏衰出现虚寒证。

8. 被称为阴阳之"征兆"的是

A. 寒与热　　B. 水与火　　C. 明与暗　　D. 左与右　　E. 动与静

〔答案〕B

〔考点分析〕语出《素问·阴阳应象大论》。

9. "阴阳互损"说明了阴阳之间的何种关系

A. 对立　　B. 互根　　C. 消长　　D. 转化　　E. 制约

〔答案〕B

〔考点分析〕在疾病的发生、发展过程中，机体阴精阳气任何一方虚损到一定的程度，亦常导致对方之不足，即所谓"阳损及阴"或"阴损及阳"，最后导致"阴阳两虚"，这正是阴阳互根的表现。

10. "阴中求阳" 治法的病理基础是

　　A. 阴偏胜　　B. 阳偏胜　　C. 阴偏衰　　D. 阳偏衰　　E. 阴阳两虚

　　〔答案〕D

　　〔考点分析〕语出《景岳全书·新方八阵》，是张景岳根据阴阳互根互用原理提出的针对阴阳偏衰的治疗方法之一，意即治疗阳偏衰病证时，在用补阳药的同时兼用补阴药，以发挥阴阳互根互用的生化作用，故应选 D。

11. "阴病治阳" 的病理基础是

　　A. 阴偏胜　　B. 阳偏胜　　C. 阴偏衰　　D. 阳偏衰　　E. 阴阳两虚

　　〔答案〕D

　　〔考点分析〕语出《素问·阴阳应象大论》，这一治疗原则适用于阳虚不能制阴而导致阴盛的虚寒证，故应选 D。

12. 五行相克的关系中，火的 "所不胜" 为

　　A. 木　　B. 火　　C. 金　　D. 水　　E. 土

　　〔答案〕D

　　〔考点分析〕水克火，水为火之 "所不胜"。

13. 按五行规律，肝病及心为

　　A. 子病犯母　　B. 母病及子　　C. 相乘传变　　D. 相侮传变

　　E. 以上均非

　　〔答案〕B

　　〔考点分析〕"母病及子" 是指五行中的某一行异常，累及其子行，导致母子两行都异常。肝属木为母，心属火为子，故应选 B。

14. 五行中，具有 "从革" 特性的是

　　A. 木　　B. 火　　C. 土　　D. 金　　E. 水

　　〔答案〕D

　　〔考点分析〕"金曰从革"，语出《尚书·洪范》。

15. 五行相侮的基本概念是

　　A. 某行之气亢盛传及母脏　　　　B. 某行之气亢盛传及子脏

　　C. 某行之气虚衰传及 "所胜"　　　D. 某行之气亢盛侵及 "所不胜"

　　E. 以上均非

　　〔答案〕D

　　〔考点分析〕五行中的相侮是指由于五行中的某 "一行" 过于强盛，对原来 "克我" 的 "一行" 进行反克，而引起的一系列反应，故应选 D。

16. 下列除哪一项外，均属于五行之水

    A. 五色之黑　　　B. 六腑之膀胱　　　C. 五脏之肾　　　D. 五体之筋

    E. 五味之咸

    〔答案〕D

    〔考点分析〕事物属性五行归类中，五行之水在形体为骨，故应选 D。

17. 下面何种病变为"相侮"传变

    A. 心病及肝　　　B. 心病及肺　　　C. 心病及脾　　　D. 心病及肾

    E. 肾病及心

    〔答案〕D

    〔考点分析〕"相侮"是反向克制致病，心属火，肾属水，水克火，心病及肾是
    反克，故选 D。

18. "心肝血虚证"应采用治则为

    A. 补母　　　B. 泻子　　　C. 抑强　　　D. 扶弱　　　E. 以上均非

    〔答案〕A

    〔考点分析〕肝属木为母，心属火为子，根据"虚则补其母"的治则，应选 A。

19. 患者骨骼疼痛，头发脱落。根据五行理论分析多因偏嗜

    A. 酸味　　　B. 咸味　　　C. 甘味　　　D. 辛味　　　E. 苦味

    〔答案〕C

    〔考点分析〕《素问·五脏生成》篇说："多食咸，则脉凝血泣而变色；多食苦，
    则皮槁而毛拔；多食辛，则筋急而爪枯；多食酸，则肉胝皱而唇揭；多食甘，
    则骨痛而发落。此五味之伤也。"故选 C。

20. 以下属按相克规律确定的治法是

    A. 培土生金　　　B. 益火补土　　　C. 泻南补北　　　D. 滋水涵木

    E. 金水相生

    〔答案〕C

    〔考点分析〕"泻南补北法"是泻心火补肾水以治疗心肾不交病证的治法，因心
    主火，火属南方，肾主水，水属北方，故名。火和水为相克关系，故应选 C。

21. 患者患病初期胁肋胀痛，性情抑郁，喜太息，继则纳呆腹胀，肠鸣便溏，舌苔
白，脉弦缓。按五行理论分析，属于

    A. 相生　　　B. 相克　　　C. 相乘　　　D. 相侮　　　E. 母病及子

    〔答案〕C

    〔考点分析〕胁肋胀痛，性情抑郁，喜太息为肝气郁结之证，纳呆腹胀，肠鸣便
    溏为脾虚之证。因此，按五行理论分析此为肝病传脾，是木乘土。

22. 按五行相克规律, 肾之所不胜者是
　　A. 肝　　B. 心　　C. 脾　　D. 肺　　E. 以上均非
　　〔答案〕C
　　〔考点分析〕肾属水, 土克水, 土为水之"所不胜", 土为脾。

23. 根据"五行学说"分析五脏病变相互影响, 肝火犯肺证属于
　　A. 子病犯母　　B. 相克　　C. 相乘　　D. 相侮　　E. 母病及子
　　〔答案〕D
　　〔考点分析〕肝属木, 肺属金, 正常情况为金克木, 因此肝火犯肺是木侮金。

24. 下列各项中, 可以用来解释"脾病传肾"发生机理的是
　　A. 相克　　B. 相侮　　C. 母病及子　　D. 相乘　　E. 子病犯母
　　〔答案〕D
　　〔考点分析〕肾属水, 脾属土, 土克水, 因此脾病传肾为相乘。

25. 按五行相克规律, 肺之所不胜者是
　　A. 肝　　B. 心　　C. 脾　　D. 肾　　E. 以上均非
　　〔答案〕B
　　〔考点分析〕肺属金, 火克金, 心属火, 故肺之所不胜者是心。

B 型题

　　答题说明: A、B、C、D、E 是备选答案, 用数字标明的则是考题。回答时应注意: 如考题只与答案 A 有关, 则应在题后注明是 A, 如考题只与答案 B 有关, 则应在题后注明是 B, 依此类推, 每一道考题只能选择一个备选答案, 但每一个备选答案可被几道题重复选用。

　　A. 上午　　B. 下午　　C. 中午　　D. 前半夜　　E. 后半夜
1. 属于阳中之阳的时间是
2. 属于阴中之阴的时间是
　　〔答案〕1. A　2. D
　　〔考点分析〕1. 事物的阴阳属性是相对的, 即阴阳之中复有阴阳。昼为阳, 夜为阴。而白天的上午和下午相对而言, 则上午为阳中之阳, 下午为阳中之阴; 夜晚的前半夜与后半夜相对而言, 则前半夜为阴中之阴, 后半夜为阴中之阳。
　　2. 参考上题。

　　A. 心　　B. 肺　　C. 脾　　D. 肝　　E. 肾
3. 称"阳中之阳"的脏是
4. 称"阴中之阳"的脏是

〔答案〕3. A　4. D

〔考点分析〕3. 脏腑可用阴阳划分,《素问·金匮真言论》说:"背为阳,阳中之阳,心也;背为阳,阳中之阴,肺也。腹为阴,阴中之阴,肾也;腹为阴,阴中之阳,肝也;腹为阴,阴中之至阴,脾也。"4. 参考上题。

A. 阳病治阳　　B. 阴中求阳　　C. 热极生寒　　D. 寒者热之

E. 寒者热之

5. 可以用阴阳互根说明的是

6. 可以用阴阳转化说明的是

〔答案〕5. B　6. C

〔考点分析〕5. "阴中求阳"是张景岳根据阴阳互根互用的原理提出的针对阳偏衰的治法,故应选 B。6. 阴阳相互转化,一般都产生于事物发展变化的"物极"阶段,即所谓"物极必反",故应选 C。

A. 寒甚生热　　　B. 阴阳相错,而变由生也　　　C. 阴在内,阳之守也

D. 阳胜则阴病　　E. 重阴必阳,重阳必阴

7. 可以用阴阳互根说明的是

8. 可以用对立制约说明的是

〔答案〕7. C　8. D

〔考点分析〕7.《素问·阴阳应象大论》说:"阴在内,阳之守也;阳在外,阴之使也。"意即阳以阴为基,阴以阳为偶;阴为阳守持于内,阳为阴役使于外,阴阳互根互用,不可分离,故应选 C。8. "阳盛则阴病"意即阳过于亢盛,过度制约阴而导致其不足,故可用阴阳的对立制约来说明,应选 D。

A. 实热证　　B. 虚热证　　C. 实寒证　　　D. 虚寒证　　　E. 寒热错杂

9. 阴偏胜引起的证候是

10. 阴偏衰引起的证候是

〔答案〕9. C　10. B

〔考点分析〕9. 中医认为,以阴气绝对亢盛导致的病理变化为"实寒",故应选 C。10. 阴阳失调中,以阴气亏虚导致阳气相对亢盛的病理变化为"虚热",故应选 B。

A. 阴阳对立　　B. 阴阳互根　　C. 阴阳消长　　D. 阴阳转化

E. 阴阳平衡

11. "孤阴不生,独阳不长"的理论根据是

12. "寒极生热,热极生寒"的理论根据

13. "阴在内,阳之守也;阳在外,阴之使也"所阐述的是

14. "重阴必阳，重阳必阴" 所阐述的是

〔答案〕11. B　12. D　13. B　14. D

〔考点分析〕"阴在内，阳之守也；阳在外，阴之使也。" 即是对阴阳的互根互用理论的高度概括。阴和阳之间这种互根互用关系遭到了破坏，就会导致 "孤阴不生，独阳不长"。所以 11 和 13 都应选 B。"寒极生热，热极生寒。……重阴必阳，重阳必阴。" 出自《素问·阴阳应象大论》。它指出阴阳对立的双方，在一定的条件下，可以各自向其相反的方向转化，即阴可以转化为阳，阳也可以转化为阴，故 12，14 都选 D。

　　A. 阴阳转化　　B. 气血同病　　C. 寒热真假　　D. 表里相兼

　　E. 虚实错杂

15. "热极生寒" 属于

16. "寒极似热" 属于

〔答案〕15. A　16. C

〔考点分析〕15，参考 12 题，故应选 A。16. "寒极似热" 是寒热真假的变化，故选 C。

　　A. 木　　B. 水　　C. 金　　D. 火　　E. 土

17. 金的子行为

18. 火的母行为

〔答案〕1. B　2. A

〔考点分析〕1. 在五行关系中，金生水，"我生" 者为 "子"，故应选 B。2. 在五行关系中，木生火，"生我" 者为 "母"，故应选 A。

　　A. 相侮　　B. 相乘　　C. 子病犯母　　D. 母病及子　　E. 制化

19. "见肝之病，知肝传脾" 属于

20. "水气凌心" 属于

〔答案〕3. B　4. B

〔考点分析〕5. 肝属木，脾属土，木克土，肝病传脾，是过度相克，属于相乘。6. 肾主水，水气凌心为肾病及心，肾属水，心属火，水克火，过度相克属于相乘。注意："水气" 指肾的功能失常引起的水液代谢失常而形成的病理产物，并非五行之 "水"。

　　A. 曲直　　B. 稼穑　　C. 炎上　　D. 润下　　E. 从革

21. "木" 的特性是

22. "水" 的特性是

〔答案〕5. A　6. D

〔考点分析〕5.《尚书·洪范》曰:"木曰曲直"。6.《尚书·洪范》曰:"水曰润下"。

A. 怒　　B. 喜　　C. 思　　D. 悲　　E. 恐

23. 喜胜

24. 恐胜

〔答案〕7. D　8. B

〔考点分析〕7. 喜属火,悲属金,火克金,金为火之"所胜",故应选 D。8. 恐属水,喜属火,水克火,火为水之"所胜",故应选 B。

A. 目　　B. 舌　　C. 口　　D. 鼻　　E. 耳

25. 属于"水"的是

26. 属于"土"的是

〔答案〕9. E　10. C

〔考点分析〕9. 按人体五官属性的五行归类,耳属水。10. 按人体五官属性的五行归类,口属土。

A. 相生　　B. 相克　　C. 相乘　　D. 相侮　　E. 母子相及

27. "土不足时,则木旺伤土"属于

28. "土有余时,则土壅木郁"属于

〔答案〕11. C　12. D

〔考点分析〕《素问·五运行大论》云:"气有余,则制己所胜而侮所不胜;其不及,则己所不胜,侮而乘之,己所胜,轻而侮之。"故 11 选 C,12 选 D。

A. 相生　　B. 相克　　C. 相乘　　D. 相侮　　E. 制化

29. "反克"称为

30. "生中有克,克中有生"称为

〔答案〕13. D　14. E

〔考点分析〕反向的克制,又称"反侮"。"生中有克,克中有生"即为五行的制化。

X 型题

答题说明:每道考题都有 A、B、C、D、E 五个备选答案,从中选择 2 个或 2 个以上答案。

1. 属阴的事物是

A. 左　　B. 外　　C. 寒　　D. 静　　E. 动

〔答案〕C D

〔考点分析〕外,左,动都属阳,静与寒属阴。故选 C、D。

2. 可用于治疗阳偏衰的治法是

A. 阴中求阳　　　B. 阳病治阴　　　C. 阴病治阳　　　D. 阳中求阴

E. 阳病治阳

〔答案〕A C

〔考点分析〕C 语出《素问·阴阳应象大论》，这一治疗原则适用于阳虚不能制阴而导致阴盛的虚寒证。A 语出《景岳全书·新方八阵》，是张景岳根据阴阳互根互用原理提出的针对阴阳偏衰的治疗方法之一，意即治疗阳偏衰病证时，在用补阳药的同时兼用补阴药，以发挥阴阳互根互用的生化作用。故选 A、C。

3. 木性"曲直"的引申义有

A. 升发　　　B. 温热　　　C. 生长　　　D. 条达　　　E. 舒畅

〔答案〕A C D E

〔考点分析〕木的特性包括生长、升发、条达、舒畅，而温热是火的特性。故选 A、C、D、E。

4. 属五行之"木"的事物有

A. 肝　　　B. 青色　　　C. 喜　　　D. 角音　　　E. 春季

〔答案〕A B D E

〔考点分析〕在五行归类中，角音、青色、肝、春季都属"木"。而喜属五行中的"火"。故选 A、B、D、E。

5. 按五行相克规律确立的治法有

A. 泻南补北法　　　B. 培土制水法　　　C. 金水相生法　　　D. 抑木扶土法

E. 佐金平木法

〔答案〕A B D E

〔考点分析〕C 答案：金水相生法是按五行相生规律确立的治法。除此之外其他的答案均是按照相克规律确立的治法。故选 A、B、D、E

问答题

1. 如何理解"阴阳者，万物之能始也"？

"阴阳者，万物之能始也"中的"能始"：《孙诒让礼移》说："能者，胎之借字"，《尔雅·释诂》：胎，"始也"。胎始，即元始，本元的意思。有阴阳而后生万物，万物之能始，即阴阳是万物的本元。万物之生杀变化，莫不以阴阳为本始。

2.《易经》中阴阳观念是如何产生的？

据现存文献记载，阴阳对立观念最早见于《易经》。《易经》是一部卜筮书，记录了六十四卦的卦象和周人卜筮的部分卦辞和爻辞。这六十四卦是由八卦演变出来的，而八卦是由"—""━━"组合而成的，"—"为阳爻，"━━"为阴爻。《易经》就是用这两个符号来表示对立统一观念的。《易经》"对立"思想的产生，据《易传·系辞下》说，是通过仰则观象于天，俯则察法于地，观鸟兽之文与地之宜，及"近取诸身，远取诸物"，于是始作八卦。可见《易经》阴阳对立统一观念的产生，很可能是从观察天象、地理的变化，以及人的男女两性、禽兽雌雄的不同中概括出来的。

3. 阴阳学说的形成大约在什么时代？

阴阳对立观念的产生虽较早，但作为哲学概念来使用却较晚。在周人开始用具有不同性质的阳气和阴气来解释自然现象本身时，才从感性认识上升为哲学的概念。所以阴阳学说的形成，大约是在周代。如西周末周幽王时的伯阳文，用阴阳二气的斗争来解释地震现象，其说："阳伏而不能出，阴迫而不能蒸，于是有地震。"（《国语·周语》）又如《左传·僖公十六年》，周内史叔兴对陨星现象的解释，认为与凶吉无关，而是"阴阳之事"。当时对四时气候的变化，也以阴阳气的升降来解释，如"认为在冬去春来之际，气从地下向上蒸发，万物便出苗生长；如果沉滞不能蒸发，农作物就不能苗壮地生长。阴气的性质是沉滞下降的，阳气的性质是蒸发上升的，这阴阳二气相互协调，配合有序，流转正常，就风调雨顺，否则就会发生灾难"。（《中国哲学史》，中华书局，1980年）从上述记载来看，可以说周代已将阴阳学说作为理论，来解释自然现象及其变化，反映出"阴阳学说"已经形成了。

4. 古人是根据什么创立阴阳学说的？

古人说明事物常常运用"取象比类"的方法，如"仰观天象，俯察地理，中傍人事"，"远取诸物，近取诸身"等等，通过对周围的事物进行长期、大量的观察，感性知识积累多了，再经过抽象概括，便上升为理性知识，这是认识过程的基本规律。在古代的历史条件下，对人类生活影响最大的还是昼夜、寒暑等自然现象的交替变化，随之形成人们动静作息的节律，以及生物界的动静变化，这些就是产生阴阳概念的基础。此外日常生活中，常常见到天地、日月、风雨冰雹和雷电，以及水火、男女、刚柔等等许多对立统一的现象。这些感性知识的积累，促使人们的认识产生一个飞跃，建立起抽象的阴阳概念，用以说明这些具体现象。再结合许多现象之间互相联系的事实，经过推理、判断、归纳、演绎，就形成了理论，创立了阴阳学说。所以说阴阳学说绝不是什么神秘莫测的玄学，它是古人建立在观察事实基础上的具有科学内涵的理论。

5. 阴阳五行学说的核心思想是什么？

中医的阴阳五行学说，基本上体现了古代的朴素的唯物辩证法思想。阴阳学说认为世界是由"气"组成的,气中之清者上升而成为阳气,浊者下降而成为阴气,阴阳之气中的精者构成各种有形的物体。因此万物都包含着阴精和阳气两个方面,而阴阳的矛盾运动则是一切事物运动变化、产生和灭亡的根本原因。所以说,阴阳学说就是以对立统一规律认识宇宙一切事物运动变化的朴素的古代唯物辩证法。五行学说认为世界是木、火、土、金、水五种物质的运动变化所构成的,五者之间又相互资生和相互制约,循环往复地运动变化,由此产生物质世界的统一性、多样性和复杂性。所以说,五行学说是用原始朴素的唯物辩证观来认识物质世界的。

6. 学习中医学时为什么要首先学习阴阳五行学说?

在中医学理论体系中,阴阳五行学说基本上是沿着辩证唯物主义的道路发展的。古代朴素的唯物辩证法是正确的思想体系,它反映了一定的客观真理。一方面作为一种哲学思想,它是中医理论体系的思想方法和指导思想;另一方面,它又是中医学术领域中,具有本学科特点的具体的学术理论。历代医家运用这一科学的思维方法总结了丰富的临床经验,把这一学说与人体的生理和病理现象紧密地结合在一起,建立了许多概念,上升为医学理论,成为中医理论体系的一个纲领。因此,不首先学好它,中医学的各种理论都不易理解和掌握。可以说阴阳五行学说是中医理论的哲学基础,它是中医理论的重要的组成部分,贯穿于脏腑经络、病因病机、诊法治则等全部医学理论之中。

7. 如何理解《素问·阴阳应象大论》说:"阴阳者,天地之道也,万物之纲纪,变化之父母,生杀之本始,神明之府也。"

《素问·阴阳应象大论》说:"阴阳者,天地之道也,万物之纲纪,变化之父母,生杀之本始,神明之府也。"说明的意思有三点:①认为阴阳法则是宇宙的根本规律。②承认阴阳矛盾的普遍性。③认为阴阳对立是一切生杀变化的根本原因,大自然的一切奥秘都在于阴阳矛盾之中。可以说阴阳就是一对古代的辩证法哲学范畴,它是对一切矛盾运动的概括,同时又各自代表着矛盾双方的不同属性。

8. 为什么说阴阳的属性是相对的?

正因为阴阳是辩证的范畴,所以其属性只能是相对地确定,不是固定不变的,看在哪一个范围内分析问题,在阴阳之中,可以再分阴阳,不断地一分为二,以至无穷。如白天为阳,黑夜为阴,而上午为阳中之阳,下午为阳中之阴,前半夜为阴中之阴,后半夜为阴中之阳;心属阳,又可分心阴、心阳;肾属阴,又可分肾阴肾阳。因此《素问·阴阳离合论》说:"阴阳者,数之可十,推之可百,数之可千,推之可万,万之大不可胜数,然其要一也。"这就是阴阳的无限性。同时,阴阳在一定的条件下还可以相互转化,这种属性的改变也说明阴阳的属性是相对的。

9. 如何理解阴阳的对立制约关系？

阴阳学说认为一切事物都存在着相互对立的两个方面，阴阳对立就是互相制约，削弱对方之意，也就是矛盾的斗争性。例如温热可以驱散寒凉，冰冷可以降低高温。温热属阳，寒凉属阴，这就是阴阳之间互相抑制，削弱对方，也就是互相斗争。中医应用这些朴素的道理于临床治疗，就是以寒治热（"热者寒之"），以热治寒（"寒者热之"）。再如人的机能兴奋属阳，抑制属阴，二者互相斗争，从而维持相对的动态平衡，表现为人体的生理状态。由于某种原因，使矛盾斗争的结果出现一方太过，这就必然导致另一方不足，动态的平衡便遭到了破坏，人体就出现病理状态。如阴盛则阳衰，阳盛则阴衰，即《素问·阴阳应象大论》所说："阴胜则阳病，阳胜则阴病"，《素问·疟论》则说，"阴阳上下交争，虚实更作，阴阳相移"，这里不仅指出了阴阳的对立斗争，而且"更作""相移"还包含有阴阳经过斗争而相互转化的意思。这些内容就成为中医学解释病理变化的理论基础。

10. 如何理解阴阳的互根互用关系？

阴阳互根，即双方互为存在的条件和根据，也就是阴阳互相依存，任何一方都不能脱离对方而单独存在。这是讲矛盾的统一性问题。例如许多矛盾着的概念就是在对比中建立起来的，没有上就无所谓下，没有进也无所谓退，没有寒就无所谓热，没有兴奋也无所谓抑制……就寒热感觉的本质来说，它只不过代表了一定的温度差，是一个事物的两方面。在生理范围内，超过体温就感到热，低于体温则感到寒。但是感觉是能适应的，手泡在15℃的冷水中感到寒，若再浸入4℃的水中，则反而觉得原来的冷水是温的了。可见寒热就是在对比中存在的感觉，二者是不可分割的。再如人体的兴奋和抑制，若白天睡眠过多，晚上常因缺少抑制而发生失眠，因为没有兴奋便没有抑制，二者是统一的。反之，晚上若思虑过度而失眠，白天必定精神萎靡，兴奋不起来。阴阳的原理说明了物质和能量、结构和机能的对立统一关系，如《素问·阴阳应象大论》说："阴在内，阳之守也；阳在外，阴之使也。"

11. 如何理解阴阳的消长平衡关系？

阴阳消长，就是说阴阳双方不是处于静止状态，而是处于不断地消长变化之中。所谓消长，即一方太过，导致对方不及，又称此长彼消，若一方不及而导致对方太过，则称此消彼长。这是从运动变化的角度讲矛盾的斗争性问题。阴阳的消长，相当于量变过程，古人可能是首先从四季气候的变化来认识这一点的。如《素问·脉要精微论》说："是故冬至四十五日，阳气微上，阴气微下；夏至四十五日，阴气微上，阳气微下。"古人从直观的角度正确认识了这种寒暑消长的自然现象，并将其上升为理论。再如人的凤兴夜寐，也是阴阳消长过程。《素问·生气通天论》说："故阳气者，一日而主外，平旦人气生，日中而阳气隆，日西而阳气已虚，气门乃闭。"阴阳的消长是绝对的，当到达一定程度就会稳定下来，处于相对平衡的状态。

12. 如何理解阴阳的相互转化关系？

阴阳的消长变化，当发展到极点时，便各自向对方转化。也就是阴阳双方，可以各自向相反的方向转化，阳转化为阴，阴转化为阳。这是从运动变化的角度讲矛盾的统一性问题。阴阳转化相当于质变过程。消长与转化是事物发展过程中，不可分割的两个阶段，正如由量变而引起质变一样。当然转化是有条件的，古人所谓"物极必反"，这个"极"就是向反面转化的条件，《素问·阴阳应象大论》说："重阴必阳，重阳必阴"，"寒极生热，热极生寒"，这里的"重"和"极"，是阴阳转化的临界线或称关节点。阴阳转化的实例很多，如昼夜寒暑的转化、物质与功能的转化、机能兴奋与抑制的转化等等。在病理方面也可见到，如急性热病，初期多表现为大热、大汗、大渴、脉洪大等阳热证，当体质条件差时，往往可出现感染中毒性休克，由于正气不足，热到了极点就转化为亡阴亡阳证，表现为面白、冷汗、肢冷、脉微、精神淡漠等一派阴寒之象。若抢救及时，治疗得当，病人可四肢转温、汗止、脉和，于是阳气渐复，又由阴转化为阳了。

13. "阴阳交感"的含义是什么？

"阴阳交感"语出《素问·天元纪大论》。阴阳二气在运动中相互交合而感应的过程，阴阳交感是万物化生的根本条件。如阴阳二气在运动中不能交合感应，新事物和新个体就不会产生。如天地阴阳二气相互交感而成有形之万物。

14. 如何理解"生之本，本于阴阳"？

"生之本，本于阴阳"出《素问·生气通天论》。人的生命本源在于天地阴阳。人的阳气通于天之六气，阴精源于地之五味，天地阴阳维持了人的生命活动。人的生命活动效法天地阴阳变化：人的阳气象天上太阳发挥的作用，温煦机体，推动脏腑经脉的生化活动；人的阴精像地中水液养分发挥的作用，滋养五脏六腑，濡润四肢百骸。阴阳和谐，则自然界四时递迁、万物生长，人体健康；反之，阴阳失调，在自然界则气候异常，万物为之所害，人体则表现为疾病的发生。

15. 五脏的阴阳属性如何划分？

心肺，二者居于上，与肝肾居于下相对应，属阳；若心肺再分阴阳，心属火，火主升腾，属阳；肺属金，金沉降，属阴，故为阳中之阴。肝肾二脏居于下，与心肺相对应，属阴。肝肾再分阴阳，肝属木而肾属水，肝主升发而肾主闭藏，故肝为阴中之阳，肾为阴中之阴。脾为至阴，这也是脾的生理特点。语出于《素问·六节脏象论》。"脾为至阴"解释不一。主要有：一脾脏属土，外应于长夏，居春夏与秋冬之交，由阳入阴；二脾位于腹中，属阴，其处于阴阳脏之间（上焦为阳，下焦为阴），有交通上下，转输水谷精气的功能而为至阴。三至阴有到达阴分之意。太阴属脾，太阴为三阴之始，故为至阴。

16. 为什么说阴阳学说应用在中医领域很广泛？

阴阳学说作为中医学理论体系的纲领和指导思想，它贯穿于藏象、经络、病因、病机、诊法、治则、药理等各个方面。一是可以用来分析人体的组织结构。主要是根据一些具体现象按阴阳属性进行分类，也用以说明某种对立统一的内在联系。二是用以说明人体生理功能。《素问·生气通天论》说："阴平阳秘，精神乃治。阴阳离决，精气乃绝。"三是可以说明人体病理变化。阴阳的动态平衡，由于某种原因而遭到破坏，出现偏胜偏衰的阴阳失调现象，这就是人体的病理状态。《素问·阴阳应象大论》说："阴胜则阳病，阳胜则阴病；阳胜则热，阴胜则寒。"四是用于诊断。如《素问·阴阳应象大论》说："善诊者，察色按脉，先别阴阳。"任何复杂的疾病，都可按阴阳的属性先分为两大类，这是认识疾病的科学的思维方法，也就是不断地进行一分为二的方法，这样就简化了认识疾病的过程，可以提纲挈领，执简驭繁。五是用于治疗。《素问·至真要大论》说："谨察阴阳所在而调之，以平为期"，这种以调节阴阳平衡为目的的治疗手段，包含有反馈控制的意义，因而也是很科学的治疗方法。

17. 如何理解"阴在内，阳之守也；阳在外，阴之使也"？

该原文出自《素问·阴阳应象大论》，王冰注云；"阴静故为阳之镇守，阳动故为阴之役使"，张介宾说："守者守于中，使者运于外。以法象言，则地守于中，天运于外……以气血言，则营守于中，卫运于外。"（《类经》）可见守是守持于内，运是运行于外的意思。这段经文，可从两方面理解：一阐明阴阳的概念，表示阴阳的属性。阴是内部保存，阳是外部使用；阴是一种静止、稳定的势力，阳是一种运动变化的力量。二阐明阴阳学说的部分内容，说明阴阳相互依存的对立统一关系。阴阳尽管性质和作用不同，但二者是相辅相成的，相需而不可离的。阴为阳守持于内，作为阳的物质基础；阳为阴运使于外，作为阴的功能表现。二者是一体的，缺了任何一方，该事物都不存在。这正如物质和运动，结构和机能的关系一样。

18. "阴平阳秘，精神乃治"的含义及其重要性是什么？

"阴平"与"阳秘"是互文，即阴阳平秘。平秘，平和协调的意思。意谓阴阳平和协调，才能使人形体精神活动正常。如明代医家张介宾说："人生所赖，惟精以阴生，阳从神化，故阴平阳秘，则精神治矣。"李念莪说："阴血平静于内，阳气秘密于外，阴能养精，阳能养神，精足神全命之曰治。"如果"两者不和"，就会产生疾病；若"阴阳离决"，还会导致"精气乃绝"的严重后果。由此进一步说明，"阴平阳秘"是健康与生存的根本。

19. 如何理解"壮水之主，以制阳光；益火之源，以消阴翳"？

"壮水之主，以制阳光；益火之源，以消阴翳"是王冰注解《素问·至真要大论》关于"诸寒之而热者取之阴，诸热之而寒者取之阳，所谓求其属也"一段原文的注文。一般用"以寒治热"的原则治疗"阳胜则热"的实热证是正确的，但用来治疗"阴虚则热"的虚热证便不恰当，这是由于阴虚不足以制阳的缘故，并非真正阳胜，因此应当补阴以配阳。水属阴，"水之主"即肾阴，也称元阴，为一身阴液的根本，所以"壮水之主"即补肾阴之意，这样就可以制约阴虚造成的相对阳亢。阳光，即虚热之象。同理，"阴胜则寒"可"治寒以热"，若为"阳虚则寒"，即当补阳以配阴。肾之元阳为一身阳气之源，火属阳，益火之源即补肾阳之意，这样就可以消散因阳虚而产生的虚寒之象。

20. 如何区别"阳病治阴"与"阴病治阳"？

"阳病治阴"和"阴病治阳"语出《素问·阴阳应象大论》。"阳病治阴"：一是阳分病可以从阴论治。由于阴阳相互依存、相互制约，在疾病过程中相互影响，故在治疗中可取阴治阳。如在针灸治疗中以右治左、上病取下等。二是对阴虚不能制约阳气而出现的虚热证（即"阳病"），治疗当滋阴（即"治阴"）以抑阳，即用"壮水之主，以制阳光"的治法。"阴病治阳"：一是阴分病可以从阳论治。由于阴阳相互依存、相互制约，在疾病过程中相互影响，故在治疗中可取阳治阴。如在针灸治疗中以左治右、下病取上等。二是对阳虚不能制约阴气而出现的虚寒证（即"阴病"），治疗当扶阳（即"治阳"）以制阴，即用"益火之源，以消阴翳"的治法。

21. "阴胜则阳病，阳胜则阴病"的含义是什么？后世是如何发挥的？

"阴胜则阳病，阳胜则阴病"是论述药食气味提出来的。这里是指药食气味阴阳而言。正如马莳所说："故用酸苦涌泻之品至于太过，则阴胜矣。阴承上文物类而言。阴胜则吾人之阳分不能敌阴品，而阳气斯病也。……用辛甘发散之品至于太过，则阳胜矣。阳承上文物类而言。阳胜则吾人之阴分不能敌阳品，而阴分斯病也。"后世对此又有新的发挥，认为阴气偏胜，则见阳气亏损之证；反之阳气偏胜，则见阴精耗伤之证，以此成为人体阴阳寒热盛衰的病理原则。如吴昆说："水胜则火灭，火胜则水干。"

22. 如何理解"阳化气，阴成形"？

"阳化气，阴成形"语出《素问·阴阳应象大论》。阳主气化，阴主成形。阳性动而发散，物之无形气化属阳，如水化为气；阴性静而凝聚，物之气聚成形属阴，如气凝为水为冰。在人体，饮食化为精微之气属阳，故体内之气称阳气；精微之气成为精血津液属阴，故体内精血津液称阴精。

23. 如何理解"阴生于阳"与"阳生于阴"？

"阴生于阳"和"阳生于阴"源自王冰注《素问·四气调神大论》。"阴生于阳"，根据阴阳互根关系，阴以阳的存在为自己存在的前提，阴的化生依赖于阳的作用。在人体来说，精血津液属于阴的物质，必须有赖于阳气的温煦、推动、摄纳、固守才得以化生。"阳生于阴"，根据阴阳互根关系，阳以阴的存在为自己存在的前提，阳的化生必须以阴为基础。如功能属阳，物质属阴，功能的产生必须以物质为基础。

24. 如何理解"阳生阴长，阳杀阴藏"？

"阳生阴长，阳杀阴藏"两句，是对《素问·阴阳应象大论》中"阴阳者天地之道也，万物之纲纪，变化之父母，生杀之本始"的进一步说明，指事物一年四时中春生、夏长、秋收、冬藏的正常发展规律。如明代医家张介宾说："此即四象主义，阳生阴长，言阳之阴阳也；阳杀阴藏，言阴中之阴阳也。盖阳不能独立，必得阴而后成，如发生赖于阳和，而长养由乎雨露，是阳生阴长也。阴不自专，必因阳而后行，如闭藏因于寒冽，而肃杀出乎风霜，是阳杀阴藏也。此于对待之中，而复有互藏之道，所谓独阳不生，独阴不成也。"说明本句的"杀"是肃杀的杀，"藏"，即闭藏的藏。另有一种说法认为，"杀"，即杀戮之杀。因而认为"阳生阴长"是阴阳之治，而"阳杀阴藏"是阴阳之乱。如张介宾又说"一曰，阳之和者为发生，阴之和者为成实，故曰阳生阴长；阳之亢者为焦枯，阴之凝者为固闭，故曰阳杀阴藏，此以阴阳之淑慝言"，于义亦通。

25. "清阳出上窍，浊阴出下窍；清阳发腠理，浊阴走五脏；清阳实四支，浊阴归六腑"中清阳与浊阴的不同含义是什么？

"清阳出上窍，浊阴出下窍；清阳发腠理，浊阴走五脏；清阳实四支，浊阴归六腑"这节经文中"清阳"和"浊阴"所指各不相同。"清阳出上窍，浊阴出下窍"中的清阳和浊阴，一说认为"凡人身之物，有属清阳者焉如涕、唾、气、液之类。……有属浊阴者焉，如污秽溺之类"（马莳）。一说认为，这里的清阳指呼吸之气及发声、视觉、嗅觉、味觉、听觉等功能赖以发挥作用的精微物质，如清阳不升，不能上奉，则各种功能均减退或致失灵；浊阴，即便溲之属。故清阳出于目、口、鼻等上部头面的七窍；而浊阴则出于前后二阴的下窍。

26. 如何解释"冬伤于寒，春必病温"？

关于"冬伤于寒，春必病温"，有人的解释是：因这段原文是上承"重阴必阳，重阳必阴"而来，故"冬"，阴时也；"寒"，阴邪也。冬伤于寒，是为重阴。温病，阳证也，是即"重阴必阳"。另有人认为，冬伤于寒者，以类相求，其气入肾，其寒侵骨。如果当即发病，则表现为寒邪直中阴经的伤寒病；如果邪不即发，寒气伏藏，至春夏则阳气发越，营气渐虚，所藏寒毒，外合阳邪而变为温病。这就为后世"伏气温病"奠定了理论根据。它所提出的冬季感受寒邪，邪气可以伏藏于体内，至春才发为温病，从而将温病分为新感、伏气两大类，发展成为"伏气温病"学说。

27. 如何解释"春伤于风，夏生飧泄"？

关于"春伤于风，夏生飧泄"，有人认为春季伤于风，木气通于肝胆，当时即发病的是外感，若不立即发病，邪气留连于体内，到长夏脾土当令之时，木郁侮土，则变为飧泄。此即"春伤于风，夏生飧泄"。临床亦常见此类病证，症状表现为腹痛泄泻，泻后痛减，证属木郁侮土，治以疏肝健脾。

28. 如何解释"夏伤于暑，秋为痎疟"？

关于"夏伤于暑，秋为痎疟"，疟，即疟疾的总称。夏季伤于暑邪，立即发病者表现为暑证。如果没有立即发病，暑邪留于体内，延至于秋，复外感秋凉之气，束于肌表，使体内之邪郁而化热，金火互相抗拒，寒热交争，故病发为疟。

29. 如何解释"秋伤于湿，冬生咳嗽"？

关于"秋伤于湿，冬生咳嗽"，有人认为：夏秋交接的季节，土湿凉金之气较盛，此时伤于湿邪，如果立即发病，可见湿气淫脾的濡泄等证。如果不立即发病，湿邪蓄积于体内，秋凉之气内伏，郁久化热，至冬又外感寒邪，外寒内热，相搏乘肺，病发为咳嗽。此即"秋伤于湿，冬生咳嗽"的病理变化过程。经文所论述的阴阳不能固密所引起的四时病变，以发病学上不仅说明了各个季节与人体五脏的通应关系及六淫邪气亦有季节性外，还说明了各个季节的多发病与上一季节的养生有关，而且还提出外邪致病有潜伏期的论点。

30. "阴阳者，血气之男女也"；"左右者，阴阳之道路也；水火者，阴阳之征兆也"的含义是什么？

关于"阴阳者，血气之男女也"的含义，张志聪解释说："阴阳之道，其在人则为男为女，在人体则为气为血。"即阴阳应于人，则男为阳，女为阴；阴阳应于机体，则气为阳，血为阴。另一种解释，男女即父母、根本的意思。谓阴阳是产生气血的根本，两说均通。关于"左右者，阴阳之道路也；水火者，阴阳之征兆也"的含义，古天文学认为天为阳，地为阴，天左旋，地右旋，所以说左右是阴阳之道路。征兆：征，即验证。兆，即见端。阴阳是抽象的名词，不可得见，而水火则是具体的实物，有象可征，有形可见，水属阴，火属阳，以此来体现阴阳的属性。这节经文说明阴阳是宇宙运动变化的规律，是自然界一切事物的纲领。

31. "善诊者，察色按脉，先别阴阳"对临床有何指导意义？

吴昆说："色与脉皆有阴阳，色之阴阳，阳舒阴惨也。脉之阴阳，太过为阳，不及为阴也。"姚止庵说："天地之道，阴阳而已。人之病也，或偏于阴，或偏于阳，或阳实，或阴实，或阳虚，或阴虚，或阴盛而阳虚，或阳盛而阴虚，病之变化不可胜数，故其大要在先别阴阳。"既然人体之病用阴阳来概括，都是由于阴阳失调偏胜偏虚所致，而治疗的原则又在"必察其阴阳所在而调之，以平为期"。故而无论察色和按脉，必先别其属阴属阳。

32. 如何理解"形不足者，温之以气"？

"形不足者，温之以气"语出《素问·阴阳应象大论》。身体清冷，恶寒自汗，属形气不足者，用补气法温煦之。形体在外属阳，由气温煦固护，气虚不温则身体清冷恶寒，气虚不固、腠理疏松则自汗，治当补气。气属阳主温煦，因而补气温之，如黄芪、党参等。

33. 应用阴阳学说如何概括说明药物的性能？

中药学将药物多种性质及其治疗作用概括为性、味、归经、升降浮沉及有毒与无毒等方面，统称为药物的性能，简称药性。中药性能理论基本内容包括性（四性或四气）、味（五味）、升降浮（向外）沉（向内）、归经、有毒与无毒等内容。此外，还有药物本身固有的性质，如质轻、质重、质润、质燥、气味芳香等，也是药物性能理论的一部分。四气中的寒和凉属阴，温和热属阳；酸味、苦味、咸味属阴，辛味、甘味、淡味属阳；向下和向内作用方向属阴，向上和向外作用方向属阳。

34. 应用阴阳学说如何说明药物的"四气"？

"四气"，又称四性，是药物具有的寒、凉、温、热四种药性。其中寒与凉、热与温的区别仅是程度上的差异，即温次于热，凉次于寒。也就是寒与凉是同一性质，热与温也是同一性质。寒凉与温热是两种对立的药性。此外，有些药物寒热偏胜之性不显著即药性平和的，称为平性。但实际上也有偏凉、偏温的不同，没有绝对的平性。所以，传统习惯仍称四气（性），而不称五气（性）。"寒凉"药，就是能够减轻或消除热性病证的药物。其药性属于寒性或凉性。但寒与凉有程度上的差别，寒凉药物能抑阳助阴，一般说具有清热、泻火、解毒、凉血、滋阴等到作用。"温热"药，就是能够减轻或消除寒性病证的药物，其药性属于温性或热性。但温与热有程度上的区别。温热药物能抑阴助阳，一般具有散寒、温里、助阳的作用。

35. 中药"五味"各具有什么作用及适应证？

中药五味的"味"就是指药物的味道。所谓五味，是指药物有酸、苦、甘、辛、咸五种不同的味道。此外，还有淡味、涩味。前人认为淡为甘之余味，有"淡附于甘"之说；涩味作用与酸味作用相类似，而把涩味附于酸。故此传统称五味，实际上有七味。由此可见，五味不仅代表了药物本质的味，而且包涵了药物作用的味。"辛"具有发散解表，行气行血的作用，用治外感表证及气滞血瘀的病证；"甘"具有滋补、和中、调和药性及缓急止痛的作用，用治正气虚弱，拘急疼痛，或用以调和药性以及中毒解救等；"酸"具有收敛固涩的作用，用治体虚汗出、久咳、久泻、遗精、滑精、遗尿、崩漏、带下不止等症；"苦"具有燥湿、清热泻火、降逆、通里坚阴（泄火存阴）等作用，用治湿证、热证、火证及阴虚火旺等证，但是，坚阴作用并非苦味药作用的普遍性；"咸"有软坚散结，泻下通便的作用，用治癥瘕痞块、瘰疬瘿瘤、大便燥结等病症；"淡"具有渗湿利小便的作用，用治水肿、小便不利等病证；"涩"与酸味作用相似，所以本草文献常以酸味代表涩味的功效。

36. 中药的四气与五味之间关系如何？

四气五味是药物性能的重要标志。各种药物都具气和味，两者结合起来，才能构成比较完整的药性，产生多种效能，适应临床复杂病证的需要，发挥药物的治疗作用。一般临床用药既考虑其气，又考虑其味。每一种药物都有气和味，有的气同而味异，有的气异而味同。如同一温性，有生姜的辛温，厚朴的苦温，黄芪的甘温，木瓜的酸温，蛤蚧的咸温。又如同一辛味，有石膏的辛寒，薄荷的辛凉，附子的辛热，半夏的辛温。还有一气而兼数味，如麻黄的辛苦温，桂枝的辛甘温等。这种错综复杂的气味，正说明药性是多种多样的。

37. 中药升降沉浮对临床有何意义？

中药中有很多气味相同，而效用却不同，原因是气味有厚薄，气厚者浮，味厚者沉，味薄者升，气薄者降。升降沉浮是药物作用的趋向，趋向不一致，效能便生差别。升是上升，降是下降，浮是发散，沉是泄利。升浮药多上升而走表，有升阳、发汗和清头目等作用；沉降药多下行而走里，有潜阳、降逆、通利二便的作用。疾病的发生其病位有的在表，有的在里，有的在上，有的在下；病势也有上逆和下陷之不同，故欲求药物使用的恰当，除了讲求气味之外，还要明白升降浮沉，并应懂得，升降浮沉可以通过炮制来转化。

38. 如何理解"东方生风，风生木，木生酸，酸生肝，肝生筋，筋生心，肝主目"？

风者，天地之阳气，东者日生之阳方，故阳生于春，春旺于东，而东方生风。木，指五行的木气。在天之风气，化生在地五行之木气，即风动则木荣。木气可生物之酸味，故曰木生酸。生，生养，肝属木，木味酸，酸入肝而养肝，故曰酸生肝。筋依赖肝脏精气的营养，即肝主筋之义。筋，代表肝。筋生心，即肝生心。肝气通于目，故目为肝窍而肝主目。本段经文运用阴阳五行学说的理论，对自然界有关事物和人体脏腑经络等，进行了有机的联系，阐释了"四时五脏阴阳"的理论。

而且，后世的五行五味的归类方法，五味生五脏的理论，五脏生五体的理论等都是在此基础上发展的，因此它对后世学术发展具有重要的指导意义。

39. 五行学说的核心内容是什么？

五行就是木、火、土、金、水五种物质的运动变化。中医学的五行学说是原始朴素的辩证唯物论，它认为宇宙的一切事物都是由于五行的演化而产生的，事物之间存在着互相助长和互相制约的联系，从而维持着动态的平衡，并产生周期性变化。古人从宏观现象上发现的一些规律，今天看来对某些微观现象也是适用的，用控制论原理来分析，五行学说仍有一定的科学价值。

40. 五行概念的沿革发展如何？

根据考证，五行的概念是从"五材"发展而来的。《尚书·大传》说："水火者，百姓之所饮食也；金木者，百姓之所兴作也；土者，万物之所资生也，是为人用。"《左传》则说："天生五材，民并用之，废一不可。"这些都说明五行的概念和阴阳一样，并不神秘，古人对这五种日常生活不可缺少的物质早有深刻的认识，只是由于历史条件所限，古人还不可能认识这些物质的微观结构，只能从宏观现象上对它们的用途、性质加以概括，再按思维逻辑，用归纳法从个别上升到一般，于是就认为一切事物都是这五种物质构成的。如《国语·郑语》说："故先王以土与金木水火杂，以成百物"。这说明古人不但认识到物质世界的统一性，而且认识到其表现形式的多样性、复杂性，只是这种认识太朴素罢了。后来又把对物质运动变化的认识也概括进去，于是五材的概念就变成了五行，"行"即运动的意思。古人用这五种物质的属性及其相互关系，进行抽象、演绎，希望说明整个物质世界的运动变化。

41. 为什么说"五行生胜"说的提出标志着五行学说的形成？

战国时期齐国稷下学宫邹衍，从理论上总结了春秋以来人们对五材之间内在联系规律的认识，提出了"五行生胜"的理论。这种"五行生胜"的理论，也就是"五行相生"和"五行相克"的前身。"木生火、火生土、土生金、金生水、水生木"，是"五行相生"的转化形式，说明事物之间有着统一的关系。水胜火、火胜金、金胜木、木胜土、土胜水，则是"五行相胜"的转化形式，说明事物之间有着对立的关系。运用"五行生胜"的观点来解释事物变化相互间的内在联系，说明"五行"已不单纯指五种物质，而是进一步抽象化，发展为解释宇宙万物变化规律的"五行学说"。因此说"五行生胜"之说的提出，标志着五行学说的形成。

42. 五行学说的基本内容是什么？

五行学说的基本内容可概括为两个方面，一是通过"取类比象"和"推演络绎"的方法对自然界的事物和人体进行五行归类。二是五行的生克乘侮规律。说明了事物之间互相助长和制约的对立统一关系，补充了阴阳学说的不足。事物之间的因果联系是多方面的，当具体分析矛盾是怎样对立又怎样统一时，五行学说提供了科学的分析方法。《类经图翼》载："造化之机，不可无生，亦不可无制。无生则发育无由，无制则亢而为害。"自然界的一切事物，都是在相生相克中维持动态的平衡，这在人体，就是正常的生理状态，如因某种原因造成某一"行"太过或不及，就会破坏这种平衡，对人体来说，就是病理状态，这时的生克关系就变成了乘侮关系。"乘"是乘虚侵袭之意，即被克一方不及（虚），造成克制太过；"侮"是恃强凌弱之意，也就是被克一方太过，反而"欺侮"主克的一方，即反克的意思。但是五行生克图是一种稳定机制的模式图，通过"五行胜复"这种复杂的反馈调节联系，会自动重新建立平衡的。

43. 如何理解"土生万物"？"金曰从革"？

"土生万物"原作自然界万物滋生于大地，中医学引申作脾胃为人体营养生化之源。五行学说中脾胃属土。胃主受纳和腐熟水谷，脾主消化饮食物，吸收和输布营养精微，脾胃为气血生化之源，为人体各脏腑器官组织的生长和机能活动提供物质基础，故以"土生万物"类比之。"金曰从革"出自《尚书·洪范》。金具有顺从、变革的特性。金的"从革"特性，来自对金属物质可顺从人意，进行销烁、铸造变革成器。此外，还有一种解释认为：金属是由矿石经过冶炼而成，是土经过变革而成的，故曰"从革"。根据金之质地沉重，且常用以杀戮，因而引申为凡具有沉降、肃杀、收敛等性质或作用的事物，均归属于金。如五脏之中，肺具有清肃之性，以肃降为顺，故以肺属金。

44. 怎样用五行学说说明和概括脏腑的生理功能？

中医学是以五行抽象的属性来说明和概括脏腑功能的。如木曰曲直，其性升发，条达而柔和。肝的功能是藏血而主疏泄，性喜条达而恶抑郁，具有欣欣向荣的生发之机，主少阳春升之气，因此一言以蔽之曰："肝属木"。火曰炎上，其特点是炎热、上行、变动不居，而心的功能是主血脉与神志，具有温煦、明朗、使人迅速作出反应的作用，所以说"心属火"。土爱稼穑，可以长养、变化、生化万物，而脾为后天之本，气血生化之源，主运化水谷与统血，因此"脾属土"。金曰从革，具有肃杀、变革、清净和收敛的特性，而肺主气司呼吸，为清虚洁净之娇脏，主宣发肃降，通调水道，所以"肺属金"。水曰润下，具有滋润、下行、贮藏的特性，而肾主水液，能藏精纳气，所以"肾属水"。这样说明和概括五脏的生理功能虽失之于笼统，而且不够全面，但是用以说明五脏之间的生克关系，却是符合临床实际的。

45. 怎样用五行学说说明和概括脏腑的相互关系？

应用五行相生的理论，可以说明五脏之间相互促进，相互帮助的关系；应用五行相克的理论，可以说明五脏之间相互抑制，相互制约的关系。如木生火，可以概括肝藏血以济心血，肝的疏泄升发有助于心阳的旺盛。木克土，说明肝的疏泄功能可调畅气机，有助于脾的运化防止脾胃呆滞，这是生理上的相克。火生土的本意是心阳能温煦脾阳，心主血脉和神志，有助脾的运化和统血，但后世医家又发现，肾阳也能温脾阳，而且更为重要。二者并不矛盾，只是火生土的"火"，包括了心阳和肾阳而已。火克金，是心阳可以制约肺的清肃，不使太过。若心阳不振，则肺气清寒，不能温化水饮，以致痰浊内阻，发为咳喘气短。土生金是指脾主运化水谷精微，为肺气之化源，又能化水湿，以防痰涎壅肺，有碍肃降。土克水是说脾的运化可以制止肾水泛滥的水肿。金生水是肺阴下行，可以保肾阴而助肾水，实际上是金水互生的，临床上常以滋养肾阴而养肺阴。金克木是肺气清肃下降，可以抑制肝阳上亢，气功疗法通过调整呼吸，使肺气清肃下降，既可治疗肝阳上亢的头痛眩晕，又可治疗肾水不足的口燥咽干。水生木是肾藏精可以养肝阴助肝血，也制约肝阳上亢，所以临床上有"滋水涵木"的说法，而滋肾阴的药物也确可养肝阴。水克火是指肾藏精可以防止心火上炎，而临床上滋肾水往往可以治疗心火亢盛的心烦、失眠等症。

46. 怎样用五行学说解释五脏在病理上的相互影响？

五行学说能说明脏腑的生理联系，因而也能解释其病理关系及五脏疾病传变的规律。概括起来有相乘、反侮、母病及子、子病累母四个方面。例如肝病传脾，叫木乘土，是由于肝强脾弱，克制太过，出现腹痛、泄泻、急躁、胁痛等症。肝病传肺，叫木侮金，是由于肝火太旺，反侮肺金，使其宣降失职，出现咳嗽、气逆、两胁掣痛等症，甚则咯血。这在临床上叫木火刑金，或曰肝火犯肺。肝的升发太过，肝火引动心火，出现头晕、烦躁易怒、失眠心悸等症，就叫母病及子。脾虚而致心血不足，出现心悸不寐、怔忡健忘、饮食减少、大便稀溏，倦怠无力等症，这叫"子病累母"或曰"子盗母气"。

47. 应用五行学说解释五脏在病理相互影响的机理是什么？

按五行学说推论，一脏有病，对其他四脏都会有影响，不过不一定都发病。这里有两点值得注意：一是脏气有强弱的不同，故"虚者受邪，实者不受邪"，不一定都发病，只有脏气弱的虚者才会受到影响而发病。二是传变有时间顺序问题，即程序问题，可按一定顺序，在一个时期内，逐次传变，好像连锁反应，故不一定同时几个脏器都发病。内伤杂病的传变规律是可以用五行学说来概括说明，是否反映了客观规律，还有待临床研究进一步证实。

48. 五行学说在指导临床诊断有何意义？

人体内脏活动及其相互关系的异常变化，都可以从面色、声音、口味及局部体征和脉象等方面表现出来，古人叫作"有诸内，必形诸外"。前人以五行归类的方法，总结了五脏与五色、五音、五味、五志、五时脉象等的联系，虽不一定完全相符，但却也反映了一定的客观事实，至今还指导着中医临床诊断和治疗。如《难经·六十一难》说："望而知之者，望见其五色以知其病。闻而知之者，闻其五音以别其病。问而知之者，问其所欲五味，以知其病所起所在也"。如临床上见到面色青，喜食酸，脉象弦，或烦躁易怒，呼喊叫唤者，可推断其病在肝。若面赤，口苦，舌红，喜笑不休，脉洪数等，则可诊断为心火亢盛。此外还发现口甜多属脾胃湿热。口咸多为肾虚。小儿鼻梁发青，多是欲作肝风或木旺侮土等等。

49. 五行学说在指导临床推断预后有何意义？

根据五行的生克关系，当知道某脏有病时，也可以推断和预测、预报疾病的发展变化，做出动态的诊断。例如已知其为肾阴虚，可考虑有无肝阳亢，或心火旺，或肺阴虚，或为脾约等等的可能性。再如心脏病见黑色，是水来乘火；脾虚见青色，是木乘土等，也是利用生克规律来诊断，预测疾病的顺逆吉凶。

50. 五行学说在指导临床治疗方面有何意义？

中药药理就是以五行与色、味等等关系来解释药物作用的。如赤色、苦味就入心；黑色、咸味就入肾经。至于按五行生克乘侮的理论来说明疾病传变，则可据此而设计出许多治疗方案，大大开阔中医临床治疗的思路。如《难经·七十七难》说；"见肝之病，则知肝当传之于脾，故先实其脾气。"指出在治疗本脏病时，考虑疾病的传变，而采取防患于未然的措施。如有些肝炎患者，常见急躁易怒，胸胁胀满，纳呆腹胀，乏力倦怠等等，这是肝旺乘脾的表现，虽然清肝舒肝亦可治之，不必都先实脾，但为预防向脾虚转化，可疏肝健脾药并进。再如，慢性肺病患者，气短、乏力、纳呆、咳嗽等，是脾气虚而致肺气不足的表现，可以健脾以补肺，叫培土生金。这些都是运用五行生克的理论来指导疾病的治疗。

51. 如何理解"气有余，则制己所胜而侮所不胜。其不足，则己所不胜侮而乘之，己所胜轻而侮之"？

这段经文见于《素问·五运行大论》，是以五行学说的乘侮规律说明脏腑的病理传变。大意是：脏气有余，则会过分的制约自己所克制的脏器（相乘），反侮克制自己的脏器，脏气不足，则克制自己的脏器便乘虚侵袭，克制太过，叫作相乘，自己所克制的脏器则轻而易举地反侮自己。这就说明有两种情况可以出现五行的乘侮传变，一是脏气太过，一是脏气不足。以肝木为例，肝气强时，则乘脾土，侮肺金。临床上常见一些肝病患者，既有抑郁、烦躁、失眠、胁痛等肝旺症状，又有纳呆、恶心、乏力、黄疸等脾经湿热症状，这就叫木旺乘土。也有慢性肺病患者，既有急躁易怒等肝旺症状，又有咳嗽、咯血等肺的症状，这就是木旺侮金，习惯上叫木火刑金。若肝气不足，则出现土壅侮木或木虚金乘。临床有的肝病患者，由于饮食不节，内生湿热，肝血又亏，初见纳呆、恶心、腹胀、黄疸等脾胃湿热症状，继之出现胁痛、头晕、目眩等肝脏症状，这就是土壅侮木。有的慢性肺病患者，症见头晕、失眠、多梦、胸胁痛等肝脏症状以及干咳、吐白沫痰、气短等肺的症状，这就是木虚金乘。余脏可仿此类推。

52. 怎样理解"造化之机，不可无生，亦不可无制，无生则发育无由，无制则亢而为害"？

此语出自明代张介宾《类经图翼》，大意是说：大自然一切生长、灭亡诸种变化的机理，在于有生有克生则没有新事物的发育成长，无克则会因生成、发展过盛而成为灾害。无论自然界还是社会，事物都是在普遍的联系中进行着矛盾运动，矛盾斗争的结果，是维持着一种微妙的动态平衡。例如心主血脉而表现为心脏跳动，没有肝木生心火，心跳就要减慢，但若肝气升发太过，心跳过快也是有害的，于是又有肾水来制约心火，不使心跳太过而成为病态。所谓"亢则害，承乃制，制则生化，外列盛衰，害则败乱，生化大病"（《素问·六微旨大论》）就是这个意思。

53. "贼邪"的含义是什么？

《难经经释》说："所不胜，克我也。脏气本已相制，而邪气扶其力而来，残削必甚，故为贼邪。"这是《难经经释》在解释发生相乘和病情轻重时提出的。发生相乘是所不胜一行对其所胜一行进行了过分的克制，所不胜一行在正常相克时，本已存在对被克一行的抑制和制约力量，如再叠加过于亢盛的邪气，则克制之力必然更加亢盛，对被克一行发生的相克反应必然严重，故称其为贼邪。《难经经释》认为，由于发生相乘时有这种力量的叠加，故认为在发生相乘时病情较相侮严重。

54. 如何应用五行相生规律在临床上治疗病证？

临床上运用五行相生规律来治疗疾病，主要用于母子之间的病证。原则是"虚则补其母，实则泻其子"。如水不生木的肝肾阴虚或肝阳上亢证，治以滋水涵木法，又称滋肾养肝法，滋补肝肾法，乙癸同源法。木不生火导致的肝血虚不能温养心脏，表现为心血亏虚证，治以补肝养心法，温养心肝法。火不生土，即心火或命门衰弱，不能温脾。治以益火补土法，又称温肾健脾法，温补脾肾法，通阳健中法。土不生金，即脾胃虚弱，不能滋养肺脏。治以培土生金法，补养肺脾法。金不生水，肺虚不能输布津液以滋肾。治以补肺滋肾法，滋养肺肾法，金水相生法。

55. 如何应用五行相克规律在临床上治疗病证？

病证上所说的相克，包括相克太过、相克不及现象，故有虚实复杂的症状出现。总的来说，分强弱两面，因而治疗原则上同时采取抑强扶弱的手段，并侧重在制其强盛，使弱者易于恢复。如木横克土即肝旺脾弱，治以抑木扶土法，疏肝健脾法。水不克火，是肾阴不足，心火偏旺，治以泻南补北，养阴清热法。金旺克木，亦称木火刑金。治以佐金平木，泻肝清肺法。

56. 怎样正确对待阴阳五行学说？

阴阳五行学说可以肯定的地方，就是它们基本上符合唯物辩证法，符合客观世界的规律。一是认为物质世界是客观存在的，物质是第一性。中医的阴阳五行是结合精、神、气、血、津、液以及脏腑经络来讲的，与唯心主义玄学决然不同，它反对了神权迷信和天命观。二是认为对立统一规律是宇宙的根本法则，对矛盾的统一性、斗争性、普遍性、特殊性等等，都有正确的认识和论述。三是对事物的运动与发展，促进与制约以及发展过程的质量互变，否定之否定等规律，也有初步认识。其不足之处，在于它的原始性和朴素性，认识不够明确，理论尚不完备，容易被唯心主义所利用。

第二章　藏象

【目的要求】

1. 掌握藏象的基本概念和中医对内脏的分类方法。
2. 掌握五脏的主要生理功能。
3. 掌握六腑的主要生理功能。
4. 掌握脑和女子胞的主要生理功能。
5. 掌握脏与脏、腑与腑、脏与腑之间的关系。
6. 熟悉五脏和形、窍、志、液之间的关系。
7. 了解心包与命门学说的梗概。

【学习纲要】

第一节　五脏

一、心

（一）心的生理功能

1. 心主血脉

心主血脉，指心气具有推动血液在经脉内运行的生理功能。

➢ 心气强健──→血脉通畅：面色红润，脉搏节律均匀，和缓有力。

➢ 心气虚──→心血瘀阻：心前区憋闷、刺痛，面色晦暗，脉涩、结、代。

➢ 心血亏虚：心悸，面色苍白，脉细无力。

2. 心主神志

心主神志，指神志活动由心所主。"心藏神"。

神 { 广义：人体生命活动的外在表现。
　　狭义：精神、意识和思维活动。

心主神志
理论依据 { 整体观念，五脏藏神。
　　　　　心为君主之官，五脏六腑之大主。
　　　　　血液为神志活动物质基础。

> 心血亏虚，血不养心：心悸，健忘，失眠，多梦。
> 痰迷心窍：神昏，痴呆，举止失常。
> 痰火扰心：狂躁。

（二）心与形体官窍的联系

1. 心在体合脉，其华在面
> 心血充盈：面色红润，脉搏和缓有力。
> 心血亏虚：面色苍白，脉细无力。
> 心血瘀阻：面色晦暗，脉涩、结、代。

2. 心在窍为舌，在液为汗
"舌为心之苗"，主发声及味觉等，与心相关，与五脏六腑均有联系。
> 心血充盈：舌体红活荣润。
> 心血亏虚：舌淡无华。
> 心血瘀阻：舌暗瘀斑。
> 心火上炎：口舌生疮。
> 心神失常：舌强语謇。

二、肺

（一）肺的生理功能

1. 肺主气
肺主气，指肺有主理、调节全身之气的生理功能。
（1）主呼吸之气
肺呼浊吸清，吐故纳新，完成体内外气体交换。
主呼吸之气失常：咳嗽，气喘。
（2）主一身之气
宗气的生成：由肺吸入之清气和脾胃运化之水谷精气结合而成。
气机调节：肺的呼吸调节气的升、降、出、入运动。

2. 肺主宣发、肃降
（1）宣发，指肺气向上、向外的升宣和布散作用
> 呼出体内的浊气。
> 将水谷精气和津液布散于周身和皮毛。
> 布散卫气，行使其温养皮毛、防御外邪、司汗孔开合作用。
宣发失常：咳嗽，汗出异常，易患感冒。
（2）肃降，指肺气的清肃与下降功能
> 吸入自然界清气。
> 向下布散水谷精气和精液。
> 肃清呼吸道异物。
肃降失常：气喘，胸闷，痰多。

宣发与肃降相反相成，生理上互相联系，病理上互相影响。

3. 肺主通调水道

通调水道，指肺气的宣发、肃降对水液代谢具有疏通和调节作用。

➢ 通过宣发，将水液布散于周身和皮毛，部分生成汗液。

➢ 通过肃降，将上焦水液向下布散，部分生成尿液。

"肺为水之上源"，"肺主行水"。

宣降失常，水道失于通调：尿少，颜面及周身水肿。

治疗水肿：宣肺利水——"提壶揭盖"。

4. 朝百脉

朝百脉，指全身的气血均通过经脉朝会于肺。

➢ 助心行血

➢ 气体交换

5. 主治节

主治节，指肺辅佐心脏对全身进行治理和调节。

"肺者，相傅之官，治节出焉"。

➢ 治理调节呼吸。

➢ 治理调节气机。

➢ 治理调节血液。

➢ 治理调节水液。

（二）肺与形体官窍的联系

1. 肺在体合皮，其华在毛

$$生理\begin{cases}肺输精于皮毛，滋养皮毛。\\皮毛助肺呼吸，保护肺。\\汗孔：气门，玄府。\end{cases}$$

$$病理\begin{cases}肺病外传于皮毛：皮毛干枯。\\皮毛病变内舍于肺：咳嗽，气喘。\end{cases}$$

2. 肺在窍为鼻，在液为涕，喉为肺之门户

肺气滋养鼻，鼻助肺呼吸，保护肺。

➢ 外邪通过口鼻内舍于肺：咳嗽，气喘。"肺为娇脏。"

➢ 风寒犯肺：鼻流清涕。

➢ 风热犯肺：鼻流稠涕。

➢ 肺气失宣：鼻塞，嗅觉失灵。

喉主通气发声，与肺相关。

➢ 金实不鸣（肺气失宣）：失音。

> 金破不鸣（肺阴虚损）：声音嘶哑。

三、脾

（一）脾的生理功能

1. 脾主运化

运化：运输和消化。

（1）运化水谷

运化水谷，指脾气具有消化、运输水谷精微的生理功能。

脾气虚——→脾失健运：纳呆，腹胀，便溏，倦怠，乏力。

脾胃为"后天之本"，"气血生化之源"。

理论意义 { 养生：饮食有节，保护脾胃。
病理：脾胃损伤，正气不足。
临床：慎用苦寒、燥烈、易伤脾胃之品。

（2）运化水液

运化水液，指脾气具有运行转输水液的生理功能。

脾气虚——→水湿不运：痰饮，水肿——"诸湿肿满，皆属于脾"。

2. 脾主升

脾主升，指脾气具有向上输布水谷精微和固护脏器的生理功能。

生理 { 将水谷精气上升于头面部和心肺，滋养清窍和全身。
固护和托举脏器，防止下垂。

升清失常：

> 清气不升，清窍和全身失养：眩晕、倦怠等。

> 中气下陷，内脏下垂：如胃下垂、肾下垂、直肠脱垂及子宫脱垂等。

3. 脾主统血

脾主统血，指脾气具有统摄血液在经脉内运行，防止其逸出脉外的生理功能。

脾气虚——→脾不统血：尿血、便血、崩漏、发斑等。

脾不统血的出血特点：多发生在下半部，色淡等。

（二）脾与形体官窍的联系

1. 在体合肌肉，主四肢

四肢和肌肉全赖于脾胃运化的水谷精微充养。

脾气虚，气血生化无源，四肢肌肉失养：四肢肌肉痿软无力，甚或不用——痿证。

中医治疗痿证常从脾胃入手——"治痿独取阳明"。

阳明：这里泛指脾胃。

2. 脾在窍为口，在液为涎，其华在唇

口味和唇色变化可反映脾的生理功能。

脾气虚：口淡无味，唇色浅淡无华。

脾胃不和：口涎自出。

四、肝

（一）肝的生理功能

1. 肝主疏泄

肝主疏泄，指肝具有疏通和宣泄的生理功能。

（1）调畅气机

促进气的升降出入的有序运动。

肝失疏泄——→气机失调

➤ 疏泄太过：头胀，头痛。

➤ 疏泄不及：胸胁、两乳胀满疼痛。

（2）促进津血的运行和代谢

气行则血行，气行则水行。

肝失疏泄——→气机失调

➤ 气滞血瘀：瘀血。

➤ 气滞水停：痰饮，水肿。

（3）促进脾胃的运化

生理 $\begin{cases} \text{肝主疏泄，调畅气机，促进脾胃的升降运化。} \\ \text{肝之余气，生成胆汁，促进消化。} \end{cases}$

肝失疏泄

➤ 脾胃升降运化失常：恶心，呕吐，纳呆，腹胀。

➤ 胆汁生成排泄障碍：胁痛，口苦，纳差，黄疸。

（4）调畅情志

情志活动以气血为物质基础，受肝主疏泄功能调节。

肝失疏泄——→情志失调

➤ 肝气亢奋：急躁易怒。

➤ 肝气郁结：情志抑郁，多疑善虑。

（5）促进和调节生殖机能

女子胞月经的排泄以及胎儿的孕育均以气血为物质基础，受肝主疏泄功能调节。

肝失疏泄——→月经不调：痛经、经期紊乱等。

2. 肝主藏血

肝主藏血，指肝具有贮藏血液和调节血量的生理功能。

人的机能状态不同，血量的分布也不同，由肝进行调节。

肝藏血还可以防止出血。

藏血失常：

➢ 肝血亏虚：血不养目：两目干涩，视物昏花，甚至夜盲。

血不养筋：肢体麻木，震颤，甚至动风。

血海空虚：女子月经量少，甚至闭经。

➢ 肝不藏血：吐血、衄血、崩漏等。

（二）肝与形体官窍的联系

1. 肝在体合筋，其华在爪

（1）筋膜需赖肝血的滋养

➢ 肝血亏虚，血不养筋：肢体麻木、震颤，甚至动风——"诸风掉眩，皆属于肝"。

（2）爪为筋之余，也赖肝血滋养

➢ 肝血不足：爪甲脆薄、色枯。

2. 肝在窍为目，在液为泪

肝的功能失常，常可导致目和泪的变化。

➢ 肝血亏虚：两目干涩，视物昏花。

➢ 肝经风热：目赤肿痛，羞光流泪。

➢ 肝阳上亢：头目眩晕。

➢ 肝风内动：目睛上视。

五、肾

（一）肾的生理功能

1. 肾藏精，主生长发育与生殖

肾藏精，指肾有闭藏精气的生理功能。

精，指构成人体和维持人体生命活动的基本物质。

先天之精（生殖之精）$\begin{cases} 来源于父母的生殖之精。 \\ 构成胎儿，生育后代。 \end{cases}$

后天之精（脏腑之精）$\begin{cases} 来源于脾胃运化的水谷之精。 \\ 滋养脏腑。 \end{cases}$

先天之精与后天之精相互依存，相互促进——先天生后天，后天养先天。

肾的精气的盛衰决定着人的生长、发育与生殖。

➢ 幼年期（男八、女七）：肾气渐充，齿更发长。

➤ 青春期（男二八、女二七）：肾气进一步充盛，天癸至，具备生殖力。

➤ 中年期（男五八、女五七）：肾气渐衰，形体开始衰老。

➤ 老年期（男七八、女七七）：肾气进一步衰减，天癸竭，失去生殖力。

保养肾中精气是中医养生的基本原则。

肾的精气不足：

$$
幼年
\begin{cases}
生长发育迟缓：五迟、五软。\\
智力低下：如弱智。
\end{cases}
$$

$$
成年
\begin{cases}
早衰：耳聋目花、发齿早落。\\
生殖机能障碍：如男子精少，女子不孕。
\end{cases}
$$

肾阴、肾阳均以肾中精气为物质基础。

　　肾阴：元阴，真阴，为一身阴气之根本。

　　肾阳：元阳，真阳，为一身阳气之根本。

肾为阴阳之根，水火之脏。

2. 肾主水

肾有主持调节水液代谢的生理功能。

$$
生理
\begin{cases}
广义：肾的气化促进水液代谢。\\
狭义：肾司膀胱的开合。
\end{cases}
$$

$$
水主失常
\begin{cases}
肾失气化，水津不布：痰饮，水肿。\\
膀胱开合不利
\begin{cases}
肾失气化，膀胱不利：小便不利——癃闭。\\
肾失封藏，膀胱不约：遗尿，尿失禁。
\end{cases}
\end{cases}
$$

3. 肾主纳气

肾有摄纳肺吸入清气的生理功能。

保持呼吸运动的平稳和深沉，有利于气体的充分交换。

肾气虚——▶肾不纳气：呼吸表浅，呼多吸少，动则喘甚。

（二）肾与形体官窍的联系

1. 肾在体合骨，其华在发

$$
肾藏精——▶精生髓
\begin{cases}
骨髓：充骨。\\
脑髓：养脑。
\end{cases}
$$

齿为骨之余，依赖肾精充养。

发为血之余，肾藏精，精生血，血养发。

肾精不足 { 骨髓空虚 { 幼年：生长发育迟缓。
成人：骨质疏松，易骨折。

脑髓空虚 { 幼年：智力低下。
成人：耳聋目花，发齿早落，痴呆。

2. 肾在窍为耳及二阴，在液为唾

肾气充养耳，肾精气不足：耳鸣，耳聋。

二阴：前阴：生殖与排尿。

后阴：排泄糟粕，与肾相关——肾司二便。

唾：唾液中较稠厚的部分。

导引："饮玉浆"可养肾气。

第二节　六腑

六腑的共同生理功能是受盛和传化水谷，其生理特点是以通为用，"实而不能满"、泻而不藏。

七冲门：唇为飞门，齿为户门，会厌为吸门，胃为贲门，太仓下口为幽门，大小肠交会为阑门，下极为魄门。

一、胆

（一）贮藏和排泄胆汁

胆的功能受肝主疏泄功能调节。

➤ 肝失疏泄，肝胆不利：胁痛，口苦，纳差，黄疸。

（二）主决断，调节情志

"胆者，中正之官，决断出焉。"

肝主谋虑，胆主决断，调节情志。

➤ 胆虚痰扰：口苦，呕逆，心烦不寐，惊悸不宁。

二、胃

（一）主受纳、腐熟水谷

受纳：接受和容纳饮食物。"胃为水谷之海""太仓"。

腐熟：胃中阳气对饮食物的蒸化作用，形成食糜。

胃气：泛指脾胃的运化功能。

（二）主通降，以降为和

饮食物经胃的腐熟后，须及时下降于小肠，以进一步消化吸收。

➤ 胃失和降──→胃气上逆：恶心，呕吐，嗳气，呃逆。

三、小肠

（一）主受盛与化物

受盛：盛受胃下降来的饮食物。

化物：进一步消化吸收。

"小肠者，受盛之官，化物出焉。"

（二）主泌别清浊

将饮食物分为精微和糟粕两部分。

精微经脾运化输布全身，糟粕下降于大肠。

吸收大量水液，与尿液相关。

> 利尿可治疗腹泻——"利小便所以实大便"。

四、大肠

（一）主传导糟粕

大肠主传导糟粕，排泄粪便。

"大肠者，传道之官，变化出焉。"

（二）大肠主津

大肠能吸收部分津液。

> 大肠液亏：便秘。

> 大肠湿热：下利脓血。

五、膀胱

膀胱的功能为贮尿和排尿，与肾直接相关。

"膀胱者，州都之官，津液藏焉。"

> 肾失气化，膀胱不利：小便不利——癃闭。

> 肾失封藏，膀胱不约：遗尿，尿失禁。

> 膀胱湿热：尿频，尿急，尿痛。

六、三焦

关于三焦的部位和形态，历代医家有不同认识。现一般认为指上、中、下三焦。有"孤府"之称。

（一）主持诸气，总司全身的气机和气化

气的升降出入运动以及精、气、血、津液的相互转化，均以三焦为场所。

（二）疏通水道，运行水液

"三焦者，决渎之官，水道出焉。"

> 三焦气化不利，水道不畅：痰饮，水肿。

第三节　奇恒之腑

奇恒之腑，指脑、髓、骨、脉、胆和女子胞。因这类器官形态中空而类腑，功能多藏蓄精气与六腑有别，故称奇恒之腑。

一、脑

（一）脑为髓海，主宰生命活动。

（二）脑主感觉。

（三）脑主肢体运动。

传统的藏象学说认为大脑的精神活动属心的生理功能。

二、女子胞

（一）女子胞的生理功能

$$\text{生殖功能}\begin{cases}\text{排泄月经}\\\text{孕育胎儿}\end{cases}$$

（二）女子胞与脏腑经络的关系

1. 肾中精气的作用

   ➢ 青春期：肾气盛，天癸至，月经来潮，具备生殖力。

   ➢ 老年期：肾气衰，天癸竭，绝经，失去生殖力。

   ➢ 育龄期：肾气虚，月经迟发，经少，闭经，不孕等。

2. 心肝脾三脏的作用

   女子胞月经来潮、胎儿的孕育均以气血为物质基础，故与心肝脾三脏关系密切。

3. 冲任二脉的作用

   冲脉和任脉为奇经八脉中的两条经脉，均起于女子胞，与女性生殖机能关系密切。

   ➢ 青春期：冲任二脉气血充盛，月经来潮，具备生殖力。

   ➢ 老年期：冲任二脉气血虚衰，绝经，失去生殖力。

   ➢ 育龄期：冲任失调，经孕失常。

第四节　脏腑之间的关系

人体是一个有机整体。构成人体的各脏腑组织器官在生理上互相联系、病理上互相影响。

一、脏与脏之间的关系

（一）心与肺

气与血的关系。

$$\text{生理}\begin{cases}\text{肺主气，吸入清气，生成宗气，助心行血。}\\\text{心主血脉，推动血行，有利于肺气输布。}\end{cases}$$

$$\text{病理}\begin{cases}\text{肺气虚，宗气生成减少}\longrightarrow\text{心血运行不畅：胸闷，心痛。}\\\text{心血运行不畅}\longrightarrow\text{肺气输布不利：气喘，胸闷。}\end{cases}$$

（二）心与脾

血的生成与运行的关系。

生理 {心主血脉，心阳温运脾土。
　　　 脾主统血，为气血生化之源。

病理：心脾两虚 {心血亏虚：心悸，健忘，失眠，多梦。
　　　　　　　　脾气虚损：纳呆，腹胀，便溏。

（三）心与肝

血液与情志方面的关系。

生理 {血液：心主血脉，肝主藏血，肝血养心血。
　　　 情志：心主神志，肝主疏泄，调畅情志。

病理 {心肝血虚 {心血亏虚：心悸，健忘，失眠，多梦。
　　　　　　　　肝血亏虚：两目干涩，肢体麻木。
　　　 心肝火旺：心烦失眠，急躁易怒。

（四）心与肾

阴阳相交、水火既济的关系。

生理 {心阳在上，下行以温肾水，使肾水不寒。
　　　 肾阴在下，上行以抑心火，使心火不亢。

病理 {心肾阴虚（水亏火旺）：腰膝酸软，眩晕耳鸣，
　　　　　　　　　　　　　　　心悸失眠，多梦遗精。
　　　 心肾阳虚（水气凌心）：心悸，肢冷，尿少，水肿。

（五）肺与脾

气的生成和水液代谢方面的关系。

生理 {宗气的生成：肺吸入的清气和脾运化的水谷精气结合而成。
　　　 水液代谢：肺主通调水道，脾主运化水液。

病理 {肺脾气虚：咳喘无力，纳呆，腹胀，便溏。
　　　 水液障碍：痰饮，水肿——脾为生痰之源，肺为贮痰之器。

（六）肺与肝

气机升降平衡方面的关系。

生理 {肺主肃降，制约肝气的亢逆。
　　　 肝主升发，防止肺气过于肃降。

病理——肝火犯肺（木火刑金）：胁痛易怒，咳痰带血。

（七）肺与肾

水液和呼吸方面的关系。

生理 { 呼吸：肺主呼吸，肾主纳气-肺为气之主，肾为气之根。
水液：肺主通调水道，肾主水。
金水相生：肺肾之阴相互促进。

病理 { 肺肾气虚（肾不纳气）：呼吸表浅，呼多吸少，动则喘甚。
肺肾阴虚：潮热盗汗，眩晕耳鸣，咳痰带血。

（八）肝与脾

消化和血液方面的关系。

生理 { 消化：脾主运化，肝主疏泄，促进脾胃的运化。
血液：脾主统血，肝主藏血。

病理 { 肝脾不和（木旺乘土）：胁痛，易怒，纳呆，腹胀。
脾病及肝（土壅侮木）：胁肋胀痛，黄疸。

（九）脾与肾

先后天和水液方面的关系。

生理 { 先后天：肾阳温脾阳，促进脾的运化，脾运化水谷精微充养肾精。
水液：脾主运化水液，肾主水。

病理——脾肾阳虚：腰膝冷痛，下利清谷，五更泄泻。

（十）肝与肾

精血同源，乙癸同源，藏泄互用。

生理 { 精血同源：肾精养肝血，肝血充肾精。
藏泄互用：肾主封藏，肝主疏泄，相反相成。

病理——肝肾阴虚（水不涵木）：腰膝酸软，眩晕耳鸣。

二、脏与腑之间的关系

脏腑阴阳表里相合，经络上相互属络，生理上相互联系，病理上相互影响。

（一）心与小肠

生理 { 心主血脉，输送气血，有利于小肠受盛化物。
心主血脉，输送气血，有利于小肠受盛化物。
小肠泌别清浊，化生气血，滋养心血。

病理 { 心火循经下移于肠：尿短赤、涩痛。
小肠火循经上扰于心：口舌生疮，心烦失眠。

（二）肺与大肠

生理 { 肺主肃降，推动大肠的传导。
大肠传导糟粕，有利于肺气下降。

病理 { 肺气虚，大肠传导无力：气虚便秘。
大肠腑气不通，肺气下降不利：胸闷，气喘。

（三）脾与胃

生理 { 脾主运化，其气以升为顺，脾为阴土，喜燥恶湿。
胃主受纳，其气以降为和，胃为阳土，喜润恶燥。

病理：脾胃不和 { 脾失健运：纳呆、腹胀、便溏。
胃失和降：恶心、呕吐。

（四）肝与胆

生理 { 消化：肝主疏泄，生成胆汁，促进消化。
情志：肝主疏泄，调畅情志，胆主决断。

病理 { 肝胆不利：胁痛，口苦，纳差，黄疸。
肝胆火旺：胁痛，易怒，失眠。

（五）肾与膀胱

生理 { 肾主气化，促进膀胱气化
肾主封藏，主司膀胱的开合。

病理 { 肾失气化，膀胱不利：小便不利。
肾失封藏，膀胱不约：遗尿，尿失禁。

三、腑与腑之间的关系

饮食物消化、吸收和排泄的关系。

生理 {
饮食入胃，经腐熟后下降于小肠，泌别清浊。
清者转输周身，浊者下输于膀胱与大肠。
三焦为代谢场所，胆参与消化。
}

病理 {
胃为实热，大肠津伤：大便干结。
大肠腑气不通，胃失和降：恶心，呕吐。
小肠清浊不分：尿少，大便泄泻。
}

【知识点拨】

1. 五藏者，所以藏精神血气魂魄者也。

来自《灵枢·本藏》。五脏产生和贮存精气、六腑传化水谷，排泄糟粕。五脏六腑协调工作，人体的精神血气魂魄由此而生，机体便健康无病。脏腑功能一旦失常，则精神血气等就会发生异常，产生病变。另一方面，精神血气魂魄等虽源于五脏六腑，但又起着维持脏腑活动的作用。所以，要使机体保持健康，既要注意护养脏腑，保证其正常的生理活动不发生障碍，又不可忽视精神的调摄，血气的疏通，以防其发生异常，影响脏腑的功能，而致疾病缠身。

2. 五藏者，藏精气而不写也，故满而不能实；六府者，传化物而不藏，故实而不能满也。

来自《素问·五藏别论》。五脏所化生、贮藏的精气，是机体营养及各种生理活动的物质基础，精气常宜盈满而不宜泄漏；六腑的职能是传导、消化饮食物，经常充满水谷，并向下传导，而不能像五脏那样贮藏精气。根据五脏与六腑在生理上的这种不同的特性，后世医家提出了脏病多虚，腑病多实，实则泻腑，虚则补脏以及六腑以通为用等治则，对临床颇具指导意义。

3. 五脏皆柔弱者，善病消瘅。

来自《灵枢·五变》。消为肌肉消烁，瘅为内有郁热。热则消肌肤，故为消瘅。消瘅的起因多由形体不足，五脏柔弱气馁，阴虚而生内热，肌肉因热而消。消瘅的预后与脏气之强弱、精血之盛衰有直接关系。若内热耗津，五脏之气不能充于营分，精血枯少，脉悬小而坚，则预后不良；而脉实大表示脏气未大衰，精血未全竭，故谓可治。

4. 六腑以通为用。

来自《素问·五脏别论》。六腑的共同生理功能特点，主要在一个"通"字上。举凡胃的腐熟水谷，胆的疏泄胆汁，小肠泌别清浊，大肠的排泄糟粕，膀胱的排泄小便，三焦的通调水道等等，都是传化物而不藏。六腑只有时时保持通畅，饮食水谷才能传化下行，消化吸收功能才能正常。所以说六腑以通为用。

5. 饮食自倍，肠胃乃伤。

来自《素问·痹论》。饮食以适量为宜，饮食过量，或暴饮暴食，则脾胃不堪负载运化，以致胃肠损伤，出现脘腹胀满，嗳气泛酸，厌食，吐泻等食积肠胃病证。

6. 诸风掉眩，皆属于肝。

来自《素问·至真要大论》。风性善动，所以称具有动摇不定特征的病证为风证。凡是风病而见到头目昏花、肢体动摇症状，大多都是属于肝的病变。肝具有主疏泄的生理功能，肝气易升易动；而肝又藏血，血能养筋，肝血不足，筋脉失养，则肢体拘缩、震颤、抽搐，甚或角弓反张、颈项强直，所以说诸风掉眩，皆属于肝。

7. 肝受血而能视。

来自《素问·五脏生成》篇。肝藏血，其经脉上联目系，肝血足则目得其养，则视物清晰。

8. 肝体阴而用阳。

来自清代唐宗海《血证论》。体指本体，用指功能。肝藏血，血为阴，故肝体阴；肝主疏泄，通过疏通、升发等运动，调节全身气机及脏腑、情志活动，又肝内寄相火，为风木之脏，在病理上最易动风化火，又主司筋的活动，故其作用属阳，因此说肝体阴而用阳。

9. 胆者，中正之官，决断出焉。

来自《素问·灵兰秘典论》。胆在精神意识方面具有依据客观事实公正理性地判断事物、作出决定的能力。肝主谋虑，胆作决断，胆的决断具有减弱和消除突发精神刺激影响的功能，以维持和控制气血的正常运行，对确保内脏相互间的协调关系有着重要作用。

10. 五藏六府之精气，皆上注于目而为之精。

来自《灵枢·大惑论》。眼睛与五脏六腑的功能密切相关，眼睛的视觉功能由脏腑的精气通过经脉灌注于目而产生。具体而言，肺之精与白睛、肾之精与瞳子、肝之精与黑眼、心之精与内外眦血络、脾之精与上下眼胞相联系。因此，内脏的病变可以在眼睛上反映出来，观察眼睛的局部变化亦可了解相应内脏的情况。后世医家根据这一认识，创造了五轮学说，在眼科临床中起重要指导作用。

11. 爪为筋之余。

来自明代张介宾《类经》。爪为筋之余气所生。食气入胃，散精于肝，淫气于筋，爪附于筋末，亦为肝之精气所濡养。所以，爪与筋同属于肝，为肝之精气所养，故曰爪为筋之余。

12. 心藏脉，脉舍神。

来自《灵枢·本神》。心藏脉，《医经正本书》第一作"心藏神"。心主血脉，而血是神志活动的物质基础，脉是血液运行的通道。神志是依附于血脉的。

13. 心气通于舌，心和则舌能知五味矣。

来自《灵枢·脉度》。心与舌在生理和病理上有十分密切的关系。心的经脉上系于舌，心血充盈、心气健旺，上荣于舌，舌才能辨五味，司语言，所以舌有心之宫、心之苗等说法。心有病变，亦往往反映于舌。心阳不足，则舌淡白胖嫩；心阴不足，舌红绛，心火上炎，舌红生疮；心血瘀阻，舌紫暗或有瘀斑；心主神志的功能异常，可见舌卷、舌强、或失语等。所以，临床观察舌的变化对于诊察心的疾患有特殊意义。

14. 心气虚则悲，实则笑不休。

来自《灵枢·本神》。人的情志活动以脏腑气血为物质基础。一旦脏腑气血发生病变，往往导致精神情志的异常。心藏神，七情之动，心先应之，因此，心的气血失调导致情志异常最为多风。心气偏盛，神气有余，就会引起狂笑不止；心气虚，神气不足，情绪低落，就会导致悲忧过度。

15. 诸血者，皆属于心。

来自《素问·五藏生成》。人体之血必须依赖心脏的正常搏动，才能在脉中运行，营养全身。心气充沛，心血充盈，心脏搏动正常，血液运行流畅，可见面色红润光泽，脉象和缓、均匀有力，舌色淡红。如果心的气血亏损，或受病邪侵袭，影响心主血的功能，就会产生血行不畅或血脉空虚等病理变化，出现面色淡白无华，脉象细弱无力，舌色淡白，心悸怔忡等证候。

16. 小肠者，受盛之官，化物出焉。

来自《素问·灵兰秘典论》。简要地概括了小肠的生理功能。小肠上连幽门，与胃相通，下接大肠，是消化水谷，吸收精微的重要器官。水谷经过胃的腐熟作用后，通过幽门下注于小肠，此谓受盛；小肠接受胃中水谷，进一步分别精浊，此谓化物。

17. 壅遏营气，令无所避，是谓脉。

来自《灵枢·决气》。人体的血脉通贯全身，内连脏腑，外达肌表，运行气血，周流不休。营气与血共行于脉中，营与血不可须臾相离。脉为血之府，是气血运行的通道，脉道通畅才能使气血正常流通。脉还有壅遏约束和推进营血顺从脉道运行的作用，是营血周流不息，正常循行的重要条件。气为血帅，脉道的通利，血的运行全赖气的推动。脉壅遏营气作用的发挥，有赖于气的固摄。若中气不足，固摄血液功能减弱，就会导致气不摄血，引起血不循经而溢出脉外。脉道瘀血内阻，也会使血液不能循经而妄行脉外。只有依靠脉管和脉气二者相辅相成的作用，才能使营血正常运行。如有一方失调即可出现血证。

18. 诸湿肿满，皆属于脾。

来自《素问·至真要大论》。凡是水湿潴留引起浮肿胀满病证的，大多属于脾的病变。脾主运化水液，在水液的代谢中起重要的作用。水液入胃，脾为胃行其津液，脾气散精，将水液输布到全身。脾运化的功能障碍，水湿就停留而为肿满，故曰诸湿肿满，皆属于脾。

19. 脾宜升则健，胃宜降则和。

来自叶天士《临证指南医案》。脾主运化水谷精微，将精微、津液上输于肺，再输布于四旁，以化生气血，濡养全身，维持人体的正常活动，故脾宜升则健；胃为六腑之一，主受纳水谷，传化物而不藏，将饮食糟粕排出体外，则宜降，故曰宜降则和。

20. 脾喜燥恶湿。

来自张山雷《脏腑药式补正》。脾主升清，主运化水谷，以阳为事。饮食水谷入胃，得温则升散而为清气，即所谓热气生清，得寒则不运而同糟粕俱下，即所谓寒气生浊。故脾喜温而恶寒。湿为水液不化而成，脾失健运，则不能运化水湿，而为湿困，反过来，脾为湿困则功能发生障碍；又湿邪易阻遏阳气，有碍脾之升清。故脾喜燥恶湿。

21. 脾为生痰之源，肺为贮痰之器。

来自李中梓《医宗必读》。脾主运化，为胃行其津液，在水液代谢中有重要的作用，而痰就是水饮停聚凝结而成，因此说脾在痰饮的形成过程中起很重要的作用，脾的功能障碍，水饮不得输布，则停聚凝结而为痰，故曰脾为生痰之源；脾气散精，上输于肺，肺通调水道，下输膀胱，可见肺在水液代谢过程中起转输的作用，而且肺为清肃之脏，最易为浊邪所害，因此，无论是脾还是肺在水液代谢过程中出现问题，都会导致痰饮在肺中停积，所以说肺为贮痰之器。

22. 脾为胃行其津液。

来自《素问·太阴阳明论》。胃为五脏六腑之大源，主受纳和腐熟水谷，化生气血以荣养全身。但是胃所化生的水谷精微不能直接由胃运送到全身，必须经过脾的转输。脾与胃在解剖上以膜相连，脾主升清，津液入胃，脾将其升散至全身，以发挥濡润滋养的作用，所以说脾为胃行其津液。

23. 诸气膹郁，皆属于肺。

来自《素问·至真要大论》。凡是气急喘息，胸部闷塞的病证，大多属于肺的病变。肺主一身之气，肺的呼吸对于人体气机的调节具有主导作用，肺气不行，则一身之气皆郁，所以说诸气膹郁，皆属于肺。

24. 肺者，相傅之官，治节出焉。

来自《素问·灵兰秘典论》。肺居膈上，位近于心，主一身之气，司呼吸，朝百脉，能调节全身营卫气血津液的运行，营养脏腑百骸，使人体气机升降有序。心为君主之官，肺主治节，就譬如辅佐君王治理国家的宰相，所以说肺为相傅之官，治节出焉。

25. 大肠者，传道之官，变化出焉。

来自《素问·灵兰秘典论》。饮食水谷经胃的腐熟，小肠的分清别浊之，其糟粕部分经小肠下注回肠，然后经大肠，变化成为粪便，通过直肠，由肛门排出体外。大肠的基本功能是传导糟粕，糟粕由此变化为粪便而出，故曰传道之官，变化出焉。

26. 大肠主津，小肠主液。

来自李杲《脾胃论》。津液是机体内一切正常水液的总称。小肠主泌别清浊，在吸收水谷精微的同时，也吸收大量水液，此水液富有营养，性质黏稠，故称小肠主液；大肠主传导糟粕，接受小肠经泌别精浊后所剩下的食物残渣，同时再吸收其中大部分水液，形成粪便，大肠吸收的水分，性质清稀又无营养，故称大肠主津。

27. 上焦如雾，中焦如沤，下焦如渎。

来自《灵枢·营卫生会》。上焦肺气宣发，将水谷精微之气像雾露一样弥漫敷布于全身，所以说上焦如雾；沤，浸渍，中焦脾胃消化和吸收饮食中的营养，就像以水浸沤物一样，所以说中焦如沤；渎，排水之沟渠，下焦的功能是将消化后剩余的水液和糟粕，分别由前后二窍排出体外，就像沟渠排水一样，所以说下焦如渎。

28. 三焦者，原气之别使也。

来自《难经·六十六难》。原气即元气。三焦是元气运行的通道。元气是人体生命活动的原动力，元气产生于下，通过三焦而输布到脏腑、经络，成为脏腑经络之气，发挥各种各样的生理功能，因此称三焦为原气之别使。

29. 三焦者，决渎之官，水道出焉。

来自《素问·灵兰秘典论》。决渎，意指疏通沟渠。三焦作为水液之通道，具有疏通水道、运行水液的功能。全身的水液代谢，虽然是由肺、脾、肾、膀胱等多个脏腑协作完成的，但必须以三焦为通路，才能正常地升降出入。

【难点解析】

1. 藏象的基本概念。

"藏象"一词，首见于《素问·六节藏象论》："帝曰：藏象何如？岐伯曰：心者，生之本，神之变也，其华在面，其充在血脉，为阳中之太阳，通于夏气。"对于"藏象"一词，历代医家都有过论述。例如，王冰说："象谓所见于外，可阅者也。"张介宾说："象，形象也。藏居于内，形见于外，故曰藏象。"

"藏"，主要指藏于体内的脏腑组织器官；"象"，是指表现于外的生理、病理观象。"藏象"，是指藏于体内的脏腑及其表现于外的生理、病理现象。

2. 心所藏之神的含义。

在中医学中，神的基本含义有二，即广义的神和狭义的神。广义的神是指人体生命活动的外在表现，是对人体生命活动的高度概括。它可以通过人的眼神、表情、语言、动作等反映于外，又称为"神气"，是中医望诊的重要内容。狭义的神是指人的精神、意识和思维活动。心主神志，即指狭义的神。

心所藏之神主要是指狭义之神，即人的精神、意识、思维活动。心之所以能藏神主神志是与心主血脉密切相关的，心的气血是神志活动的物质基础。正因为心具有主血脉的功能，所以才能藏神主神志。心之气血旺盛，神有所舍，则神志清晰，反应灵敏，记忆力强健。反之，若心主血脉功能失常，必然影响心藏神的功能。

3. 心在液为汗的机理，即汗出与心血和心神的关系。

汗即汗液，是津液通过阳气的蒸腾气化后，从汗孔排出于外的液体。故汗与津液密切相关。血即血液，是在体内循环流行的红色液体。血液与津液亦有密切关系，不但血和津液的生成都来源于水谷精气，由水谷精气所化生，而且津液注之于脉内，便成为血液的一部分，血液渗出脉外，又成为津液。因此，汗和血都与津液有关，故有"汗血同源"的说法。而血又为心所主，故又有"汗为心之液"之说。心血是心神的物质基础，在病理上，出汗过多，易耗伤心血，可见心慌、心悸；汗多不仅伤津耗血，也会进一步耗伤心气，甚至导致亡阳之变。反之，心的病变，心气合成心血的不足，又可引起病理性的出汗。例如心气虚的自汗症，心血、心阴不足的盗汗症等。

4. 肺主一身之气的具体表现。

"肺主一身之气"，具体表现在两个方面：首先表现在气的生成方面。特别是宗气的生成，主要依靠肺吸入的清气与脾胃运化的水谷精气相结合。因此，肺的呼吸功能正常，则宗气的生成充足，从而使全身各脏腑组织生理活动正常。肺病影响到宗气的生成，则出现全身气虚的症状。其次，表现在对全身气机的调节方面。肺的呼吸运动是有节律的一呼一吸，这对全身之气的升降出入运动起重要的调节作用。故《素问·五脏生成》说："诸气者，皆属于肺。"即是对肺主一身之气功能的高度概括。

5. 脾气输送水谷之精和水液的过程及其方式。

饮食物进入体内后，必须依赖脾的运化功能，才能饮食水谷转化为精微物质，这是"化"；精微物质生成后，仍要靠脾的运输、散精功能，才能将水谷精微"灌溉四旁"和布散周身，从而使整个机体得到充足的营养。脾主运化，主持饮食物的消化、吸收和布散，主要依赖于脾气。脾气充足，（即"脾气健运"），则饮食水谷的消化吸收、精微物质的转输布散功能才能旺盛，才能为化生精、气、血、津液提供丰富的养料；才能使脏腑经络、四肢百骸，以及筋肉皮毛得到充足的营养，从而进行各种正常的生理活动。

脾运化水液的功能可以分为两个方面：一是水液进入体内后，通过脾胃的共同作用，游溢（化生）出水谷精气，并在脾的运输布散作用下，将人体所需之津液布散周身，输送到各脏腑组织器官中去，以发挥营养滋润作用。二是将全身各脏腑组织器官利用后的水液及时地输送到相应的脏腑，如肺、肾、膀胱等，通过这些脏腑的气化作用排出体外。因此，在人体水液代谢的全过程中，无论是津液的布散，还是代谢后水液的输布、排泄，脾均起着枢纽的作用，这对调节并维持水液代谢平衡，是极为重要的。

6. 脾气统血的机理。

脾主统血，是指脾具有统摄血液在经脉中流行，防止逸出脉外的功能。脾气统血的机理，实际上就是气对血液的固摄作用。而脾之所以能统血，是与脾为气血生化之源密切相关的。脾的运化功能健旺，气血生化充足，气足即能统血。反之，若脾气虚损，统血功能失职，则血液运行就失其常规而逸出脉外。临床可见便血、尿血、皮下出血、崩漏等出血病症。此种出血表现之特点是：出血时间较长，血之颜色浅淡，出血部位多见于身体下部（如便血、尿血、崩漏等），并伴有气虚症状。对于这种出血，中医学常采用"补脾摄血""益气摄血"之法，意在恢复脾统血之功能。

7. "治痿独取阳明"的含义。

"治痿独取阳明"一语出自《素问·痿论》。痿，即痿证，是指肢体痿弱废用的一类病证。治痿独取阳明主要是因为阳明属胃，与脾相表里，为水谷之海，气血生化之源，同属后天之本，为五脏六腑营养之源泉。肌肉、四肢必须依赖于脾胃水谷精气以濡养，才能壮实健用。反之，若脾胃气虚，受纳、运化无力，四肢肌肉失养，则肌肉瘦削，活动无力，甚则痿废不用，故治疗这类痿证应从培补和调理脾胃出发，恢复脾胃对肌肉、四肢的濡养功能，以达到使肌肉丰满、四肢壮实健用之目的。

8. 肝气的疏泄作用及其临床意义。

肝气的疏泄作用主要体现在三个方面：

（1）调畅气机：由于肝的生理特点是主升、主动，喜条达而恶抑郁，这对于人体气机的疏通、畅达具有重要的促进作用。因此，肝的疏泄功能正常，则气机调畅、气血和调，脏腑经络等组织器官的功能才能正常。若肝的疏泄功能失常，气机不畅，可见气滞或气逆的病理变化。

（2）推动血行：血的运行，有赖于气的推动，即"气行血行"。肝主疏泄，调畅气机。气机通畅，则血液循行保持通利状态。若肝有病变，疏泄失职，气机不畅，则血液流行亦受阻，瘀积不流，可见气滞血瘀的种种病症。同时，气血的运行又与水液代谢有密切关系，气血的病变可使水液代谢失常，"气滞水亦停"，"血不利则为水"因此，出现水液代谢的多种病变，这也是形成肝硬化腹水的病机。另外，肝失疏泄，升发太过，又可形成肝气上逆的病理变化，血随气逆，气血并行于上，气血逆乱，可见上窍出血症，甚则昏厥。

（3）促进水液代谢：肝气的疏泄作用，在促进水液代谢，保持水液代谢平衡方面，也起着重要作用。这主要是通过调畅三焦气机和调节肺、脾、肾等脏腑的气机升降，使三焦水道通利、脏腑气机协调，从而促进水液的运行来实现的。故气机调畅则可辅助和促进水液的运行。若肝有病变，疏泄失职，气滞则水停，临床可见痰饮、水肿等疾，或见气水交阻的臌胀病，痰气交阻的痰核、瘰疬等病症。由此可见，肝气的疏泄功能对于水液代谢也是有极密切的关系的。

9. 肝藏血的含义及其生理意义。

肝藏血，是指肝具有贮藏血液、调节血量和防止出血的功能。这一功能之生理意义是：①肝内贮存一定的血量，以制约肝阳的升腾。②有防止出血的作用。这一功能对维持人体血液正常循行是至关重要的。③随机体活动量的增减、情绪的变化等，调节和分配人体各部分的血量。故王冰说："人动则血运于诸经，人卧则血归于肝脏。"④肝藏血，血舍魂，肝血充足则神魂安藏。血是神志活动的物质基础，故肝藏血。保证血量充沛，是人体精神情志活动正常的一个极为重要的条件。⑤为经血之源：女人以血为本，肝藏血充足。冲脉血液充盛，是其月经按时来潮的重要保证。

10. 肾精、肾气、肾阴、肾阳之间的逻辑关系。

肾精是有形的藏于肾中的精华物质，由禀受于父母的先天之精为主体，加之部分水谷之精的充养而成。肾气是由肾精化生的无形而运行不息的精微物质，与元气的概念相近，具有推动和调控人体的生长发育、生殖及脏腑气化等作用。肾精可化为肾气，肾气又可聚为肾精，两者可分不可离。肾气含有阴阳两种成分：肾阳是其中具有温煦、推动、兴奋、宣散等作用的部分，又称为元阳、真阳，为一身阳气之根；肾阴是其中具有凉润、宁静、抑制、凝聚等作用的部分，又称元阴，真阴，为一身阴气之本。肾阴与肾阳对立统一，协调共济，则肾气冲和畅达。

11. 肾主水和纳气各自的机理。

（1）肾主水，是指肾具有主持和调节水液代谢的作用。人体的水液代谢，虽与多个脏腑有关，但起主导作用的是肾。肾主水的功能贯穿在水液代谢过程的始终。肾对水液代谢的调节是通过"气化"作用来实现的。肾的气化作用具体体现在两个方面：一是肾阳为一身阳气之根本，对肺、脾、肝、三焦、膀胱等脏腑的气化具有促进作用。二是在肾的蒸腾气化作用下，"升清降浊"并司膀胱开合，使尿液的生成和排泄正常。如肾有病变，主水功能失常，水液代谢障碍，则既可见气化不利的尿少、水肿之症，又可见摄纳无权，升清不利的小便清长、尿量增多等症状。

（2）肾主纳气，是指肾具有摄纳肺所吸入的清气，使呼吸保持深沉、平稳的重要作用。肺吸入之清气，必须下纳于肾，才能达到气体交换的目的。这一功能实际上是肾的封藏、固摄作用，在呼吸运动中的体现。若肾主纳气功能减退，可见呼吸表浅、急促、喘息、呼多吸少等症状。

12. 胆主决断的含义。

中医学认为，胆的生理功能，与人体情志活动密切相关，主要表现为对事物的决断及勇怯方面。《素问·灵兰秘典论》说："胆者，中正之官，决断出焉。"胆主决断，与肝有密切联系，肝主谋虑，胆主决断，是一个思维过程的两个阶段，肝胆相济，共同调节人体的精神情志活动。如肝失疏泄或胆气不足，则可见决断无能，多疑善虑，善恐易惊等病症。若胆的功能失常，则会出现情志方面的变化。如胆火过盛，则见口苦、烦躁易怒，胁痛等。治宜清泄肝胆。临床若见口苦、呕逆、心烦不寐、惊悸不宁等症，中医往往诊为胆虚痰扰，从肝胆论治。

13. 胃气的含义。

"胃气"这一术语，在中医学中应用十分广泛，但含义却不尽相同，概括而言，"胃气"有广义和狭义之分。狭义的"胃气"，就是专指胃主受纳、腐熟和主通降的生理功能。临床上常用的"胃气以降为顺""胃气上逆""胃气不降"等术语即指此。广义的胃气，则多指中焦脾胃的共同作用，包括了整个消化系统的生理功能。由于脾胃有消化饮食、摄取水谷精微以营养全身的重要作用，为人体气血生化之源，所以合称脾胃为"后天之本"。因此，"胃气"的强弱，直接影响到全身脏腑组织器官的生理活动，故又有"人以胃气为本"的说法。

14. 小肠主液及"利小便以实大便"。

小肠在吸收水谷精微的同时，也吸收了大量的水液，故有"小肠主液"之说。小肠的生理功能正常，则饮食物得以充分的消化吸收，清浊各走其道。病理上，如小肠的泌别清浊功能失常，不仅可引起消化吸收功能障碍，出现腹胀、腹痛、消化不良等症，还可导致二便排泄的异常改变，如大便稀薄、小便短少等症。对于这类腹泻病人，中医多采用"分利"方法，即"利小便以实大便"，使浊水残渣各走其道，则腹泻自止。

15. 三焦的概念内涵。

三焦是藏象学说中一个特有名称。三焦是上、中、下三焦的合称，为六腑之一。对三焦的解剖形态的认识，历史上有"有名无形"和"有名有形"之争。即使有形论者，对三焦实质的争论，至今尚无统一看法。但对三焦生理功能的认识，基本是一致的。

16. 三焦为"孤府"，"有名而无形"。

三焦为六腑之一，有些学者认为其在脏腑中最大，又与五脏没有直接的阴阳表里关系，故又称之为"孤府"。

对三焦所在部位和具体形态，在中医学术上颇多争议，直至现代，亦未取得统一认识。有名无形说是其中一种。这种观点，始于《难经》，认为三焦只有名称，而无实质性的脏器。如《难经·三十八难》说："脏唯有五、府独有六者，何也？然，所以腑有六者，谓三焦也。有原气之别焉，主持诸气有名而无形"；《难经·二十五难》亦说："心主与三焦为表里，俱有名而无形。"其后，孙思邈著《千金要方》、李梴著《医学入门》等，亦宗此说。

17. 脑的生理功能及其与"五脏藏神"的关系。

脑居颅内，由髓汇聚而成。脑的功能可概括为两个方面：①脑为"精明之府"与人体精神活动有关。因此，脑髓充盈，功能正常则精神饱满，反应敏锐，意识清晰、记忆力强。反之，若脑有病变，神志活动必受影响，可见反应迟钝，思维混乱，甚则呆傻等症。②与人之感觉功能有关。脑、耳、目、鼻等均在头部。中医学认为人之视、听等感觉功能均与脑的功能活动有关。正如王清任所说："两耳通脑，所听之声归脑；两目系如线长于脑，所见之物归脑；鼻通于脑，所闻香臭归于脑。"脑的功能正常，则对各种反应灵敏。反之，若脑有病变，功能失常，则可见视、听、嗅、等感觉功能异常，耳为之苦鸣，头为之苦倾，目为之苦眩等。应当指出，虽然历代医家对脑的功能早已有较明确认识，但中医学在以五脏为中心的整体观指导下，仍将脑的功能分属于五脏，特别是与心、肝、肾关系更为密切。这是由于脑的生理活动要依赖于心血、肾精的充养和肝的疏泄作用。所以，这三脏功能正常与否，对脑的影响最为明显。而三者之中又以心肾为最重要。

18. 女子胞的功能及其与五脏、经脉的联系。

答：女子胞又称胞宫，即子宫。其生理功能是发生月经和孕育胎儿。女子胞的生理正常，主要依赖于如下两个方面的因素：

（1）经脉方面，与冲、任二脉的作用密切相关。冲、任二脉皆起于胞中。冲为血海，能调节十二经气血，主胞胎，为阴脉之海。十二经气血充盈，溢入于冲、任二脉，经此二脉调节，下注胞宫，发为月经。而冲、任二脉又受天癸的调节。若冲、任二脉气血衰少，则月经紊乱，以至闭经，并失去孕育能力。

（2）五脏方面，与心、肝、脾、肾四脏的功能关系密切：天癸是一种物质，由肾中精气所化，具有促进性腺发育而至成熟的生理效应。天癸至，则月经按时而下，具有生殖能力；天癸竭，则月经闭止，失去生殖能力。心主血，肝藏血、主疏泄；脾统血又为气血生化之源，三脏对血液均有调节作用。因此，月经的排泄和孕育胎儿与该四脏的生理功能皆有关。四脏的功能正常，则月经正常，能孕育胎儿。四脏有病，行血、藏血、生血统血的功能失常，导致月经失调或孕育胎儿失常。例如，月经量少或过多，周期延长或经闭，或不孕等，临床上多有所见。

19. 肺与肝之间在气机调节方面的作用。

肺与肝在气机调节方面的作用主要体现在：生理上，肺位于膈上，主肃降应秋气，其气以下降为顺；肝位于下焦，主升发，应春气，其气以上升为顺。肝升肺降，相反相成，维持人体气机的调畅，是谓"肝升于左，肺降于右"。

在病理上，若肝失疏泄，气郁化火，或肝升太过，气火上逆，均可循经上行，灼伤肺津，导致肺清肃失常，出现胁痛易怒，干咳或痰中带血，此谓"木火刑金"，或曰"肝火犯肺"。反之，肺失清肃，燥热下行，亦可影响至肝，导致肝失条达，疏泄不利。而在咳嗽的同时，可兼见胸胁胀痛、急躁易怒等症。

20. 五脏与六腑的区别。

五脏与六腑的区别，主要表现在形态和功能两方面：从形态上来看，五脏多为实质性器官，六腑多为中空器官；从功能看，五脏与六腑亦有很大区别。《素问·五藏别论》说："所谓五脏者，藏精气而不泻也，故满而不能实；六腑者，传化物而不藏，故实而不能满也。"此处的"满"与"实"是指五脏与六腑各自不同的生理、病理状态而言。五脏贮藏精气，藏而不泻，精气以充满为宜，故"满"是其生理状态；若精气壅塞，气血留滞，痰饮瘀血阻遏，则五脏不通为患，故"实"是其病理状态，故五脏"藏精气而不泻"，"满而不能实"。六腑主传化水谷，经常有水谷充实，故"实"是其生理状态；但六腑传化水谷，必须不断向下传导而不能停留，若水谷停留瘀胃肠之中，则脘腹胀满不适，故六腑"泻而不藏"，"实而不能满"。

【名词解释】

1. 脏腑
中医学将脏腑分为三类：五脏，六腑，奇恒之腑。脏腑是中医藏象学说的基础。脏腑的生理功能、病理变化及其相互关系，是藏象学说的主要内容。

2. 五脏
五脏包括心、肝、脾、肺、肾。他们共同的生理功能特点是化生和贮藏精气。

3. 六腑
六腑包括胆、胃、大肠、小肠、膀胱、三焦。他们共同的生理功能特点是受盛和传化水谷。

4. 奇恒之腑
脑、髓、骨、脉、胆、女子胞六个异于平常之腑，其形态多属中空而与腑相似，其功能为贮藏精气，不同于腑。故异于六腑而称"奇恒之腑"。

5. 藏象学说
藏象学说是研究人体各个脏腑生理功能、病理变化及其相互关系的学说。

6. 心为君主之官
心位于胸腔内中心偏左的位置。中医学认为，心是人体五脏六腑的主宰者，可以协调人体各部分的功能活动，被认为是最重要的人体器官。《黄帝内经》曰："心为君主之官。"

7. 心主血脉
心主脉，心气推动血液运行于脉中，流注全身，发挥营养和滋润作用的功能。心脏的搏动是血液循环的动力。

8. 心气充足
心气充足，心脏搏动能保持节律均匀，和缓有力。心之气血是否充足通过脉的情况显现出来。

9. 心藏神
又名心主神志、心主神明。心是精神意识，思维活动的主宰者。心主神志功能正常，则精神健旺，神志清晰，思维敏捷。

10. 汗为心之液

汗为津液所化生，血与津液又同出一源，血又为心所主，故有"血汗同源"，"汗乃心之液"之说。

11. 心开窍于舌

中医学认为"心开窍于舌""舌为心之苗"。心之别络上连于舌本。

12. 心其华在面

面部有丰富的血脉，它的颜色可以显现心的生理功能。因此中医学认为通过观察面部的色泽来了解心主血脉的功能。

13. 心包

心包是心外围的包膜，对心起一定的保护作用，即代心受邪。外邪侵袭心之前先侵袭心包。

14. 肺主气

肺主气是指肺有控制、支配一身之气的功能。这种功能表现为两方面：肺主呼吸之气，也主一身之气。

15. 肺司呼吸

肺吸入自然界清气，呼出体内浊气的功能。肺是体内外气体交换的场所。

16. 肺主一身之气

指一身之气都归属于肺，由肺所主。首先体现于气的生成，尤其是宗气的生成，靠肺吸入的清气与脾胃运化的水谷精气相结合；其次还体现于肺对全身的气机具有调节作用。

17. 肺主行水

肺气宣发、肃降运动对体内津液的输布、运行和排泄有疏通和调节作用。通过肺气宣发，将津液向上向外输布，布散全身，外达皮毛，代谢后以汗的形式由汗孔排出体外；通过肺气肃降，水液向下、向内输送，成为尿液生成之上源，经肾蒸腾气化，代谢后的水液化为尿液而排出。因此有"肺主行水"，"肺主通调水道"之说。

18. 肺主治节

肺主治节是指肺有辅佐心对全身进行治理和调节的作用。

19. 肺合皮毛

皮毛指皮肤、汗腺、毫毛及其相关组织。合于皮毛是指肺输精于皮毛，则皮肤滋润，毫毛光泽，腠理紧实，以抵御外邪。

20. 肺开窍于鼻

鼻为呼吸之气出入的门户。它的通气功能和嗅觉功能均依赖肺气的作用。肺气宣畅，则鼻窍通利，呼吸平稳，嗅觉灵敏。

21. 肺为娇脏

娇脏，肺的别称。形容肺是清虚之脏，不耐寒热，容易受邪的脏器。肺位最高，为五脏之华盖。且外合皮毛，通过口鼻直接与外界相通，所以外邪侵袭，最易犯肺。

22. 脾主运化

脾具有将水谷化为精微，将精微物质吸收并转输全身的生理功能。

23. 脾统血

脾气统摄血液运行脉中，不使其逸出脉外的作用。脾的这一功能是通过脾气的固摄作用实现的。

24. 脾主肌肉和四肢

脾胃化生的水谷精微以营养肌肉、四肢。脾气健运，肌肉、四肢的营养充足，则肌肉丰满壮实，四肢活动轻劲有力。

25. 脾开窍于口

脾之华在唇。脾气健旺，则食欲旺盛，口味正常，口唇红润有光泽。若脾失健运，则食欲不振，口味异常，口唇淡白不泽。

26. 脾主升清

脾气的特点，以上升为主，脾气上升，将水谷精微上输心、肺、头目，通过心肺作用，化生气血，以营养全身，并对维持机体内脏位置有重要作用。

27. 中气下陷

若脾气不升反降（又称中气下陷、脾虚气陷），则会出现久泄久痢、脱肛、子宫脱垂等。常以补中益气的方药治疗。

28. 脾喜燥恶湿

湿为水液不化而成，脾失健运，则不能运化水湿，而为湿困，反过来，脾为湿困则功能发生障碍；又湿邪易阻遏阳气，有碍脾之升清。故脾喜燥恶湿。

29. 肝主疏泄

古人认为木具有调畅、通达之特性与肝相应，故肝属木。肝具有保持全身气机疏通畅达，通而不滞，散而不郁的作用，表现在三方面：调畅情志；促进消化吸收；调畅全身气机，推动血和津液正常运行。

30. 肝脾胃不和

肝失疏泄，影响了脾胃之气的正常升降，胆汁排泄的障碍，可见消化功能异常的临床表现，如：食欲不振、消化不良、泛酸、腹胀腹泻。中医称之为"肝脾胃不和"。

31. 肝藏血

肝有贮藏血液、防止出血和调节血量的功能。当机体活动剧烈或情绪激动时，肝脏将贮存的血液向机体外周输布，以供机体所需。当安静及情绪稳定时，血液则贮藏于肝。

32. 肝主筋

肝脏与筋有特定联系。筋是联结关节、肌肉的组织，主关节屈伸运动，有赖于肝血的滋养。肝血充盈，筋膜得养，运动有力而灵活；肝虚血弱，筋失所养，则筋软无力，或筋膜拘挛而见手足抽搐、震颤等。

33. 爪为筋之余

中医认为爪甲包括指甲和趾甲，乃筋之延续，所以说"爪为筋之余"。肝血充足，则爪甲红润坚韧；肝血不足，则爪甲萎软而薄，枯而色夭，甚则变形。

34. 肝开窍于目

肝受血而能视。肝的经脉上联目系。因此肝的功能是否正常影响到目。

35. 肾藏精

肾中所藏之精依其来源可分为两部分：一是来源于父母的先天之精，是人体生命的原始物质。二是来源于后天之精，包括水谷之精和脏腑化生之精，即"五脏六腑之精"。肾藏精生理功能正常，才能维持脏腑功能，发挥肾精促进人体生长、发育、生殖的作用。

36. 肾主水液

肾的功能是主持和调节水液代谢，体现在两个方面。其一，全身的津液，都要通过肾的蒸腾气化，使清者上升，布散周身；其二，将代谢后产生的浊液排出体外。这些主要依赖于肾主水液的功能。

37. 肾主纳气

中医认为虽然呼吸功能为肺所主，但必须得到肾的摄纳作用的协助，则呼吸均匀和调，称之为"肾主纳气"。若肾的纳气功能减退，则会出现呼吸浅表或呼多吸少，动则气短等病理表现，称为"肾不纳气"。

38. 肾主身之骨髓

肾藏精，精生髓，髓养骨。这就是"肾主身之骨髓""肾生骨髓"。肾精充足，则骨髓生化有源。骨骼得到髓的滋养，才能坚固有力。

39. 其华在发

虽然头发的营养来源于血，发的生机根源于肾。这因为肾藏精，精化血。故称"肾之华在发"。

40. 齿为骨之余

牙齿与骨同出一源，牙齿也由肾中精气所充养，牙齿的生长与脱落，与肾中精气的盛衰密切相关。故说"齿为骨之余"。

41. 肾开窍于耳与二阴

听觉的灵敏与否与肾中精气的充盈有密切关系。二阴指前阴（外生殖器）和后阴（肛门）。中医学认为这都与肾的气化有关。

42. 肾其荣发也

因为肾精可以转化为血，精血旺盛，则发长而润泽。所以说"肾其荣，发也"。

43. 命门

命门最早出现在黄帝内经，但指的是眼睛和精明。临床观察，发现命门火衰与肾阳不足相似。命门常为强调肾阳的重要性。

44. 胆主决断

胆附于肝，是一空腔囊性组织。生理功能是贮存、排泄胆汁，主决断。

45. 水谷之海

胃位于膈下腹腔上部。他的主要功能是受纳和腐熟水谷。饮食入口经过食管，容纳于胃。因此称胃为"水谷之海"。

46. 胃气

中医认为"人以胃气为本"。胃气强，则五脏俱盛；胃气弱，则五脏俱衰。有胃气则生，无胃气则死。胃气的含义是：一方面指胃的生理功能；另一方面指脾胃功能在脉象上的反映，应是从容和缓，节律均匀之脉象，而不是过急过缓的脉象。

47. 泌别清浊

小肠位于胃和大肠之间。小肠的主要功能是受盛化物，泌别清浊。

48. 大肠主津

大肠上端与小肠相连，下端与肛门相接。它的主要生理特点是传化糟粕，并吸收其中的残余水分。

49. 膀胱贮尿

膀胱位于下腹部，肾之下，大肠之前。它的主要功能是贮存和排泄尿液。

50. 三焦

三焦是上焦、中焦、下焦的合称，是六腑之一。它的功能是通行元气，中医认为三焦是水谷和津液运行的通道。

51. 上焦如雾

上焦的生理功能特点是宣发和升散。上焦心肺具有宣发布散气血及水谷精微之气的功能，像自然界的雾露弥漫各处那样，遍布周身而发挥温煦与滋养作用。

52. 中焦如沤

中焦的生理功能特点是腐熟水谷，转输全身。沤，以水渍物久而使之腐。中焦脾胃能腐熟饮食水谷，并吸收其精微，转输到全身，为气血生化之源。

53. 下焦如渎

下焦的生理功能的特点是分别清浊、排泄糟粕和尿液（实际指肾、小肠、大肠和膀胱的功能）。渎，水渠之意。下焦肾、大肠、膀胱渗泄水液糟粕，如同沟渠排出积水。

54. 脑为髓海

内涵脑髓，外为颅骨。脑的主要功能是支配精神意识、思维活动、语言等。

55. 胞宫

又名女子胞、子宫、子处、子脏。是女性位于下腹部，直肠之前，膀胱之后的内生殖器官。有行经和孕育胎儿的功能。中医学认为胞宫的生理功能主要与心、肝、脾、肾、冲脉和任脉有关。

56. 心与肺

心主血，肺主气。心肺相互依存为气血互用的关系。

57. 心与脾

心主血，脾生血，统血。心脾的关系主要表现在血液的生成和运行。

58. 心脾两虚

心血不足，脾失健运的病理变化。症见心悸怔忡，失眠多梦，食欲不振，疲乏及面色苍白等。

59. 心与肝

心主神志，肝主疏泄，共同调节精神及情志活动。另外，心主血，肝藏血，心血旺盛，肝才有所藏。肝血亏虚，则心血不足。

60. 心与肾

心属阳位于上焦，五行属火。肾属阴位于下焦，五行属水。心火下降于肾，能温暖肾水，使肾水不寒；肾水上济于心，能滋养心阴，使心阳不亢。在正常情况下，心火和肾水升降交通，保持着协调平衡。

61. 心肾相交

心肾的相互帮助、相互制约，中医认为心肾的相互依赖于制约叫心肾相交。

62. 心肾不交

若心火不能下降于肾而独亢，肾水不能上济于心而凝聚，就会出现心悸，怔忡，失眠梦扰，遗精。

63. 肺与脾

脾转输精微于肺为其提供营养保障，另外，没有肺的宣发肃降，脾的运化也不能实现。

64. 肝和肺

肺在上焦，肺主降；肝属下焦，肝主升。只有它们气机升降有常，全身的气机才能升降调畅。

65. 肺与肾

肺司呼吸，肾纳气。肺肾共同调节呼吸运动。此外，肺肾的阴液也相互滋生，肺肾还共同完成水液代谢。

66. 肝与脾

肝主疏泄，脾主运化水谷和运化水液。肝的功能正常，则脾的转运升清，胃的和降才能正常，水液输布正常；水谷精微的转输也为濡养肝体提供了保障而有利于肝的疏泄功能发挥。

67. 肝脾（胃）不和

肝的功能紊乱会影响到脾胃的功能，而出现肝脾（胃）不和的症状，可见胸胁胀痛、厌食、食后腹胀、肠鸣、腹痛不适、腹泻等等。

68. 脾与肾

脾乃气血生化之源，后天之本，肾藏精为先天之本。脾肾相互滋生，相互促进，病理上也相互影响。

69. 肝与肾

肝藏血，肾藏精。肝血依靠肾精的滋养，肾精也依靠肝血的补充。中医认为精血可以互化。

70. 精血同源

精能生血，血能化精，两者共同来源于水谷精微，代表了肝肾之间的密切关系，又称为"肝肾同源"。

71. 脏腑相合

脏属阴，腑属阳。脏属里，腑属表。脏腑的表里关系通过经络相连。生理上相互配合，病理上相互影响。

72. 六腑以通为用

六腑的生理特点。饮食物的消化、吸收、传导、排泄，依赖于六腑的相互分工、协作，共同完成。六腑以传化饮食和水液为主要功能，其生理特点是实而不满，泻而不藏，以通畅为功用正常的标准。

【考点练习】

A 型题

答题说明：每道题下面都 A、B、C、D、E 五个备选答案，在答题时，只允许从中选择一个最合适的答案。

1. 人体是有机整体。中医学认为机体、整体、统一性的形成中心是

A. 五脏　　B. 六腑　　C. 经络　　D. 脏腑　　E. 神

〔答案〕A

〔考点分析〕人体以五脏为中心，通过经络系统，把六腑、五体、五官、九窍、四肢百骸等全身组织器官联系成一个整体，并通过精、气、血、津液的作用，来完成人体统一的机能活动，故应选 A。

2. 肺气虚损的症状中，不确切的是

A. 吐稀白痰　　B. 自汗出　　C. 呼吸气粗，胸中窒塞　　D. 水肿

E. 语声低微

〔答案〕C

〔考点分析〕肺气虚损，呼吸功能减退，可见呼吸微弱，气短之症。影响津液的输布代谢，则聚痰成饮，甚则产生水肿，卫表不固则可见表虚自汗。而"呼吸气粗，胸中窒塞"往往是邪袭肺或痰浊阻肺所致，多为实证。故应选 C。

3. 肾在体为

A. 皮　　B. 脉　　C. 内　　D. 筋　　E. 骨

〔答案〕E

〔考点分析〕体，即形体，人有五体配五脏，即肝在体为筋、心在体为脉、脾在体为肉、肺在体为皮、肾在体为骨。故应选 E。

4. "满而不能实"的生理特点指的是

A. 五脏　　B. 六腑　　C. 奇恒之腑　　D. 脏腑　　E. 以上都不是

〔答案〕A

〔考点分析〕五脏的共同生理特点，是化生和贮藏精气，因此，只能藏精气，而不接受水谷。六腑的共同生理特点，是受盛和传化水谷，因此，六腑不藏精气，但受盛水谷。故应选择 A。

5. 肾为气之根，主要指的是

A. 为五脏阳气的根本　　　　B. 主水液的蒸腾气化作用

C. 主膀胱的气化开合作用　　D. 摄纳肺吸入清气的作用

E. 为一身气化功能的根本

〔答案〕D

〔考点分析〕肺主呼气，肾主纳气，肺的呼吸功能需要肾的纳气作用来协助。肾气充盛，吸入之气方能经肺之肃降而下纳于肾，故有"肺为气之主，肾为气之根"之说。故应选择 D。

6. 肺的"通调水道"作用指的是

A. 肺的宣发和肃降对体内水液代谢起疏通和调节作用

B. 肺的肃降作用使水液不断向下输送

C. 肺的宣发对体内水液的疏通和调节作用

D. 肺肾的共同作用使水液化为尿，排出体外

E. 肺通过主一身之气，从而达到气行则水行的作用

〔答案〕A

〔考点分析〕肺在调节水液代谢方面发挥着重要作用，主要通过宣发和肃降作用来实现。肺宣发和肃降对体内水液的输布、运行和排泄起着疏通和调节作用。故应选择 A。

7. 五脏在五液，下述哪一项是不正确的
   A. 心在液为血　　B. 肺在液为涕　　C. 脾在液为涎　　D. 肝在液为泪
   E. 肾在液为唾
   〔答案〕A
   〔考点分析〕五液包括汗、涕、泪、涎、唾，分别与五脏相应。心在液为汗，肺在液为涕等故应选择 A。

8. 五脏在五体，下述哪一项是不正确的
   A. 脾在体为肌肉　　B. 肺在体为毛　　C. 心在体为脉　　D. 肝在体为筋
   E. 肾在体为骨
   〔答案〕B
   〔考点分析〕五体包括脉、皮、肉、筋、骨等。五体分别与五脏相应，由五脏所主。例如：心在体为脉，肺在体为皮等。故应选择 B。

9. 人体骨骼发育正常与否，主要取决的是
   A. 脾主运化水谷精微，以养周身　　　　B. 肝藏血，血能充养全身
   C. 肾能藏精，精能生髓　　　　　　　　D. 心主血脉，推动气血输送周身
   E. 肺能形成宗气，贯心脉以行血气，奉养周身
   〔答案〕C
   〔考点分析〕肾藏精，精生髓，骨髓滋养骨骼，维持骨骼的正常发育。故应选 C。

10. 病人喜笑不休多因为
   A. 心气虚　　B. 心血虚　　C. 心气实　　D. 心血瘀　　E. 心阴虚
   〔答案〕C
   〔考点分析〕见于《灵枢·本神》"心气实则笑不休"，其意为心气实则心志有余而笑不休。

11. 爪甲的荣枯，主要取决的是
   A. 肾精　　B. 肝血　　C. 肝气　　D. 肺津　　E. 脾阳
   〔答案〕B
   〔考点分析〕肝藏血，血养筋，爪为筋之余，故爪甲的荣枯主要取决于肝血的盛衰。故应选 B。

12. 五脏的生理特点是

A. 传化物而不藏，实而不能满 　　B. 藏精气而不泻，实而不能满

C. 传化物而不藏，满而不能实 　　D. 藏精气而不泻，满而不能实

E. 虚实交替，泻而不藏

〔答案〕D

〔考点分析〕五脏的共同生理特点，是化生和贮藏精气，因此，只能藏精气，而不接受水谷，故应选 D。

13. 被称为五脏六腑之"华盖"的是

A. 心 　 B. 肺 　 C. 脾 　 D. 肝 　 E. 肾

〔答案〕B

〔考点分析〕肺居体腔脏腑最高位，覆盖诸脏，故选 B。

14. 在肝主疏泄的生理功能中起根本作用的是

A. 调畅情志 　 B. 调节血量 　 C. 调畅气机 　 　D. 疏通水道

E. 促进脾胃消化吸收

〔答案〕C

〔考点分析〕肝的疏泄功能有多个生理作用，其中调畅气机是最重要的，其他的生理作用都以此为基础，故选 C。

15. 被称为"后天之本"的脏是

A. 心 　 B. 肺 　 C. 脾 　 D. 肝 　 E. 肾

〔答案〕C

〔考点分析〕脾能运化水谷精微，为气血生化之源，以营养周身，故选 C。

16. 对全身水液代谢起主宰作用的是

A. 小肠之泌别清浊 　 B. 肺之通调水道 　 　C. 脾之运化水液

D. 肾之蒸腾气化 　 　E. 肝之疏泄功能

〔答案〕D

〔考点分析〕肾主水，对全身的水液代谢具有重要的调节作用，脾等内脏对津液的气化，均依赖于肾中精气的蒸腾气化。特别是尿液的生成和排泄，更是与肾中精气的蒸腾气化直接相关，而尿液的生成和排泄，在维持体内津液代谢平衡中起着极其关键的作用，故选 D。

17. 下列各项中，与血液运行关系最密切的是

A. 肺朝百脉 　 B. 脾主统血 　 C. 肝主藏血 　 　D. 心主血脉

E. 以上均非

〔答案〕D

〔考点分析〕心主血脉，心气推动血液在脉管中正常运行，故选 D。

18. 血液运行主要依赖的是

　　A. 心气　　B. 脾气　　C. 肝气　　D. 肺气　　E. 胃气

〔答案〕A

〔考点分析〕心主血脉，心气推动血液在脉管中正常运行，故选 A。

19. "狭义之精" 指的是

　　A. 水谷之精　　B. 五脏之精　　C. 生殖之精　　D. 吸入之清气

　　E. 以上均非

〔答案〕C

〔考点分析〕狭义之精，是禀受于父母而贮藏于肾的、具有生殖繁衍作用的精微物质，又称生殖之精。

20. 被称为 "胃之关" 的是

　　A. 肝　　B. 肺　　C. 脾　　D. 心　　E. 肾

〔答案〕E

〔考点分析〕人体器官名。指肾。《素问·水热穴论》："肾者，胃之关也，关门不利，故聚水而从其类也。" 肾有调节水液的功能，起着胃的关闸作用。水饮入于胃，由脾上输肺，肺气肃降，水饮下流归于肾，从膀胱、尿道排出体外。如肾气不化，关门不利，水液聚积而出现水肿。中焦痞满等症，故应选 E。

21. 下列各项中，与肝血虚无关的症状是

　　A. 关节拘急　　B. 肢体麻木　　C. 肌肉瞤动　　D. 手足颤动

　　E. 颈项强直

〔答案〕E

〔考点分析〕肝在体为筋，其华在爪，肝血虚不能滋养筋脉爪甲则手足麻木震颤，筋脉拘急，肌肉拆动，爪甲不荣。

22. 证候虚实的 "实" 指的是

　　A. 体质壮实　　B. 正气旺盛　　C. 邪气亢盛　　D. 病邪内生

　　E. 外邪侵袭

〔答案〕C

〔考点分析〕虚指正气不足，虚证便是正气不足所表现的证候，而实指邪气过盛，实证便是由邪气过盛所表现的证候。《素问·通评虚实论》说："邪气盛则实，精气夺则虚"，故选 C。

23. 既属"六腑",又属"奇恒之腑"的是

A. 脉　　B. 脑　　C. 髓　　D. 女子胞　　E. 胆

〔答案〕E

〔考点分析〕六腑总的功能特点是"传化物而不藏"。胆贮存并排泄胆汁,因胆有参与"传化物"的功能特点,故胆属于六腑之一。但胆并不直接接受水谷,也不直接传化糟粕,胆与其他五腑(即传化之腑)的不同。而胆中所藏的胆汁被称为"精汁",胆有"藏精气"的作用,如《类经·藏象类》说:"然胆居六腑之一,独其藏而不泻,与他腑之传化者为异。"故又属于奇恒之腑,故选E。

24. "喜润恶燥"的脏腑是

A. 脾　　B. 胃　　C. 心　　D. 肝　　E. 小肠

〔答案〕B

〔考点分析〕《临证指南医案·脾胃》说:"太阴湿土,得阳始运;阳明阳(燥)土,得阴自安。以脾喜刚燥,胃喜柔润也。"胃主受纳腐熟水谷的生理功能,除胃气的推动、温煦作用外,还需要胃液(阴)的濡润滋养,其功能才能正常,故选B。

25. "心藏神"的主要物质基础是

A. 津液　　B. 精液　　C. 血液　　D. 营气　　E. 气血

〔答案〕C

〔考点分析〕血液乃人体基本生命物质之一,具有养神的功能,故选C。

26. 与人的精神、意识、思维活动关系最密切的脏是

A. 心　　B. 肝　　C. 脾　　D. 肺　　E. 肾

〔答案〕A

〔考点分析〕心主神志,神志,即指人的精神意识、思维活动。《灵枢·邪客》篇说:"心者,精神之所舍也。"《灵枢·本神》篇又说:"任物者谓之心",故选A。

27. 被称为"五脏六腑之大主"的是

A. 心　　B. 肺　　C. 脾　　D. 肝　　E. 肾

〔答案〕A

〔考点分析〕《灵枢·邪客》提出心为"五脏六腑之大主",与心藏神功能有关,故选A。

28. 肺的行水功能主要依赖的是

A. 肺主一身之气　　B. 肺司呼吸　　C. 肺输精于皮毛　　D. 肺朝百脉

E. 肺主宣发肃降

〔答案〕E

〔考点分析〕宣发、肃降是肺的生理特性，是肺气运动的两种基本形式，宣发肃降直接促成肺的行水功能，故选 E。

29. 称肺为"娇脏"的主要根据是
    A. 肺居五脏之最高位　　B. 肺外合皮毛　　　C. 肺不耐寒热
    D. 肺为水之上源　　　　E. 肺主宣发肃降
    〔答案〕C
    〔考点分析〕肺之所以被称为"娇脏"主要是由于肺通过口鼻与外界大气直接相通，自然界外邪通过口鼻侵犯人体可直接伤肺，故选 C。

30. 肺"通调水道"之功能主要依赖的是
    A. 肺主一身之气　　B. 肺司呼吸　　　　C. 肺输精于皮毛
    D. 肺朝百脉　　　　E. 肺主宣发和肃降
    〔答案〕E
    〔考点分析〕肺气的宣发和肃降对体内水液的输布、运行和排泄起着疏通和调节的作用，故选 E。

31. 肝调畅情志功能的机理是
    A. 肝藏魂　　B. 贮藏血液　　C. 调节血量　　D. 肝主疏泄　　E. 以上均非
    〔答案〕D
    〔考点分析〕肝主疏泄，指肝具有疏通、条达、升发、畅泄等生理功能。肝主疏泄的功能主要表现在调节精神情志，促进消化吸收，以及维持气血、津液的运行三方面，故选 D。

32. 促进人体性腺发育成熟的物质是
    A. 血液　　B. 天癸　　C. 肝气　　D. 肾气　　E. 宗气
    〔答案〕B
    〔考点分析〕天癸是藏于肾中具有促进生殖机能的一种先天而生的物质，故选 B。

33. "天癸"的产生取决的是
    A. 肾中之精气　　B. 肾阳之温煦　　C. 肾阴之濡润
    D. 肾之封藏　　　E. 元气之充足
    〔答案〕A
    〔考点分析〕肾中精气充盈到一定程度的产物，天癸的至与竭取决于肾中精气的盛衰，故选 A。

34. 被称为"太仓"的是
    A. 上气海　　B. 下气海　　C. 水谷之海　　D. 血海　　E. 髓海

〔答案〕C

〔考点分析〕"太仓"见于李梴《医学入门·脏腑条分》中说："胃号太仓，俗呼为肚……"，胃受纳水谷，又称胃为"水谷之海"，故选C。

35. 水液运行的通道是

A. 经脉　　B. 络脉　　C. 腠理　　D. 三焦　　E. 以上均非

〔答案〕D

〔考点分析〕三焦主运行水液，为人体水液运行的主要通道《素问·灵兰秘典论》说："三焦者，决渎之官，水道出焉"，故选D。

36. "膻中"又称为

A. 髓海　　B. 血海　　C. 气海　　D. 水谷之海　　E. 十二经脉之海

〔答案〕C

〔考点分析〕"膻中"为宗气汇聚之地，又称气海，故选C。

37. 五脏中"以升为健"的是

A. 心　　B. 肝　　C. 脾　　D. 肾　　E. 肺

〔答案〕C

〔考点分析〕脾主升清，与胃的降浊功能相对而言。脾以升为健，胃以降为和，故选C。

38. 肺吸入清气主要依靠的是

A. 宣发　　B. 肃降　　C. 疏通　　D. 调节　　E. 朝百脉

〔答案〕B

〔考点分析〕肃降，清肃下降。肺位居上，主一身之气，司呼吸故宜清宜降。肺气肃降，吸入清气向下向内传输，故选B。

39. 饮食物的消化、吸收和精微物质的转输布散主要依赖的是

A. 胃主腐熟　　B. 小肠主受盛化物　　C. 脾主运化

D. 肝主疏泄　　E. 肾阳主温煦

〔答案〕C

〔考点分析〕脾主运化，是指脾具有将饮食水谷消化成精微物质与糟粕，并将其中的精微转输至全身的生理作用，故选C。

40. "脾统血"的主要机制是

A. 控制血液的流速　　　　B. 增加内脏血容量　　　C. 调节外周血容量

D. 固摄血液在脉内运行　　E. 控制血液的生成

〔答案〕D

〔考点分析〕"脾统血"指脾有统摄血液在经脉之中流行，防止逸出脉外的功能，故选 D。

41. "脾统血"指的是

A. 脾为气血生化之源 　　B. 脾气主升 　　C. 脾气对血液具有固摄作用

D. 脾气具有温煦作用 　　E. 以上均非

〔答案〕C

〔考点分析〕"脾统血"指脾有统摄血液在经脉之中流行，防止逸出脉外的功能，故选 C。

42. 被称为"先天之本"的脏腑是

A. 心 　B. 脾 　C. 肝 　D. 肾 　E. 肺

〔答案〕D

〔考点分析〕见于"肾为先天之本，脾为后天之本"，禀受于父母的先天之精藏之于肾，主生长、生殖和发育。故应选择 D。

43. "喜燥恶湿"的脏腑是

A. 心 　B. 肺 　C. 脾 　D. 肝 　E. 肾

〔答案〕C

〔考点分析〕脾具有运化水湿的功能。由于内湿、外湿皆易困遏脾气，若脾被湿困，致使脾气不升，影响正常功能的发挥，故脾欲求干燥清爽，即所谓"脾喜燥而恶湿"，故选 C。

44. 病久必累及的脏腑是

A. 心 　B. 肺 　C. 脾 　D. 肝 　E. 肾

〔答案〕E

〔考点分析〕肾为先天之本，肾内寓有元阴元阳，"五脏之伤，穷必及肾"，故选 E。

45. 主宰人体生长发育的脏腑是

A. 心 　B. 肺 　C. 脾 　D. 肝 　E. 肾

〔答案〕E

〔考点分析〕肾主藏精，藏先天之精和后天之精，主发育、生长、生殖，故选 E。

46. 被称为"骨之余"的是

A. 髓 　B. 齿 　C. 爪 　D. 筋 　E. 脑

〔答案〕B

〔考点分析〕齿为骨之余，肾藏精主骨。齿与骨同出一源，均由肾中精气所充养。《医学正传·卷五》说："夫齿者，为肾之标，骨之余也"，故选 B。

47. "肾主纳气"指的是

A. 摄纳肺吸入的清气，使呼吸深沉有力　　　B. 固摄元气　　　C. 固摄精液

D. 生成元气　　　　　　　　　　　　　　E. 以上均非

〔答案〕A

〔考点分析〕指肾的一种生理功能。肾有摄纳肺所吸入清气，防止呼吸表浅的功能。肾脉上贯膈，入肺中，呼吸出入之气，其主在肺，其根在肾，故选 A。

48. 六腑中的孤府是指

A. 胆　　B. 胃　　C. 三焦　　D. 膀胱　　E. 小肠

〔答案〕C

〔考点分析〕三焦是分布于胸腹腔的一个大腑，在人体脏腑中，唯它最大，又与五脏没有直接的阴阳表里联系，故有孤府之称，所以答案应是 C。

49. 具有"泌别清浊"功能的脏腑是

A. 胃　　B. 大肠　　　C. 小肠　　　D. 膀胱　　　E. 肾

〔答案〕C

〔考点分析〕小肠生理功能之一。小肠具有将胃传来的饮食水谷消化并分清别浊的功能。水谷的精微部分经小肠吸收后转输身体各处；糟粕部分下注大肠，部分水液泌入膀胱，成为大小便排出体外，故选 C。

50. 具有"受盛"功能的脏腑是

A. 脾　　B. 胃　　　C. 三焦　　D. 小肠　　E. 大肠

〔答案〕D

〔考点分析〕小肠的主要功能是承受从胃中来的、经过初步消化的饮食，进行分别清浊。《素问·灵兰秘典论》："小肠者，受盛之官，化物出焉。"

51. 喜润恶燥，以通降为和的脏腑是

A. 肺　　B. 胃　　　C. 小肠　　D. 大肠　　E. 肾

〔答案〕B

〔考点分析〕胃为六腑之一，胃依靠胃津的濡养才能进行食物的消化吸收，胃津不足，则胃体失养而干燥，日久则胃气失和，影响正常的消化。脾以升为健，胃以降为和，脾胃升降有司，才能完成正常生理功能，故选 B。

52. 出现"故水病者，下为胕肿大腹，上为喘呼不得卧"的病理表现，主要是由于：

A. 心肾功能失常　　　B. 脾肺功能失常　　　C. 脾胃功能失常

D. 肺肾功能失常　　E. 肝肾功能失常

〔答案〕D

〔考点分析〕肺与肾的关系主要表现在水液代谢和呼吸运动两个方面。肾为主水之脏，肺为"水之上源"。肺的宣降，通调水道失职，必累及于肾，而至尿少、水肿；肾的气化失司，关门不利，水泛为肿，又可影响肺的功能，出现喘呼、咳逆倚息不得平卧之病症，故本题应选 D。

53. 肺与大肠在功能上的联系，主要体现的是

　　A. 肺气宣发布津于大肠　　　　　B. 肺气肃降输送水液于大肠

　　C. 肺气肃降以助大肠之传导　　　D. 宗气充足以推动大肠之传导

　　E. 肺主治节，以调节大肠之功能

〔答案〕C

〔考点分析〕肺与大肠相表里，肺气肃降，有利于大肠的传导，使粪便排泄通畅，故应选 C。A、B 两个答案似有理，但从脏腑相合的角度来看，则不如 C 更佳。

54. "精血同源"指的脏腑之间的关系是

　　A. 心肾　　B. 脾肾　　C. 肺肾　　D. 心肝　　E. 肝肾

〔答案〕E

〔考点分析〕肝藏血，肾藏精，肝血之旺有赖肾精之化生，而肾精之充又有赖肝血之补充，故肾得肝血而精充，肝得肾精而血旺，故选 E。

55. 与呼吸功能关系最密切的脏腑是

　　A. 肺与肝　　B. 肺与心　　C. 肺与肾　　D. 肺与脾　　E. 心与肾

〔答案〕C

〔考点分析〕肺为气之主，肾为气之根。肺主气，司呼吸，肾主纳气，故选 D。

56. 被称为"气机升降之枢纽"的脏腑是

　　A. 肺肾　　B. 肝肺　　C. 脾胃　　D. 心肾　　E. 脾肺

〔答案〕C

〔考点分析〕脾以升为健，胃以降为和。脾胃为气机升降之枢纽，维持全身气机的正常运行，故选 C。

57. "三焦"被称为

　　A. 受盛之官　　B. 传导之官　　C. 决渎之官

　　D. 州都之官　　E. 相傅之官

〔答案〕C

〔考点分析〕《素问·灵兰秘典论》曰："三焦者，决渎之官，水道出焉。"决渎：决，行流也。渎，沟渠也。决渎指通调水道，故选 C。

58. 胆汁生成的物质基础是

　A. 心之营气　　B. 肺之宗气　　　C. 脾之谷气

　D. 肝之精气　　E. 肾之精气

〔答案〕D

〔考点分析〕胆与肝相连，附于肝之短叶间有经脉互为络属，构成表里关系。胆汁的形成是借肝之余气，溢入于胆，积聚而成，故选 D。

59. 被称为"州都之官"的是

　A. 三焦　　B. 膀胱　　C. 小肠　　D. 大肠　　E. 脾

〔答案〕B

〔考点分析〕州都为水液聚集之处，膀胱具贮尿功能，故称。《素问·灵兰秘典论》："膀胱者，州都之官，津液藏焉"，故选 B。

60. "利小便之所以实大便"的理论依据是

　A. 小肠泌别清浊　　　B. 大肠主津　　C. 膀胱气化

　D. 肾主二便　　　　　E. 三焦决渎

〔答案〕A

〔考点分析〕"利小便之所以实大便"即所谓的分利之法，小肠具有将胃传来的饮食水谷消化并分清别浊的功能。水谷的精微部分经小肠吸收后转输身体各处，糟粕部分下注大肠，部分水液泌入膀胱，成为大小便排出体外。

61. 既属"五体"，又属"奇恒之府"的是

　A. 脉　　B. 脑　　C. 髓　　D. 女子胞　　E. 胆

〔答案〕A

〔考点分析〕五体分别是筋、脉、肉、皮、骨。奇恒之府包括脑、髓、骨、脉、胆、女子胞，故选 A。

62. 下列各项中，与女子胞的功能关系最为密切的是

　A. 心肝脾、冲脉、督脉　　　　B. 心肺肾、阳明脉、带脉

　C. 心肾、冲脉、任脉、督脉　　D. 心脾、冲脉、任脉、带脉

　E. 心肝脾肾、冲脉、任脉

〔答案〕E

〔考点分析〕女子胞的主要功能是产生月经和孕育胎儿，而月经的产生，胎儿的孕育，都有赖于神的调控、气的推动和精血的充养。心藏神，主行血化血；肝主疏泄，调畅气机和情志，藏血而为血海；脾为气血生化之源，并能统血；肾藏精，主生殖而为先天之本。因而皆与女子胞的功能密切相关。女子胞的发育有赖于"天癸"的作用，而天癸乃肾精肾气充盈至一定程度时体内出现的一种

精微物质。肾精肾气充足，天癸来至，冲任二脉通畅充盛，女子月经来潮并开始排卵，则初步具备了生殖能力。故应选 E。

63. 被称为"中精之府"的是
A. 脑　　B. 髓　　C. 骨　　D. 脉　　E. 胆
〔答案〕E
〔考点分析〕胆内贮藏胆汁，是一种清净、味苦而呈黄绿色的"精汁"，亦称"清汁"，故《灵枢·本输》称胆为"中精之府"，选 E。

64. 脏与脏之间表现为气和津液的关系的是
A. 肺与脾　　B. 脾与肾　　C. 肝与脾　　D. 肺与肝　　E. 以上均非
〔答案〕A
〔考点分析〕肺主气，司呼吸，脾主运化，为气血生化之源。肺通调水道，脾运化水湿，故选 A。

65. 下列说法中，不正确的是
A. 脑为元神之府　　B. 灵机记性在脑　　　　C. 脑为中精之府
D. 脑为髓之海　　E. 脑为奇恒之府之一
〔答案〕C
〔考点分析〕胆为中精之府，故选 C。

66. 调节女子行经和男子排精的脏腑是
A. 脾肾　　B. 心肾　　C. 肝肾　　D. 肺肾　　E. 肝脾
〔答案〕C
〔考点分析〕肝主疏泄，可以调节女子行经和男子排精；肾藏精，主生长、发育、生殖功能，故选 C。

67. 与脑的生理功能关系最密切的脏腑是
A. 心肺肝　　B. 心肝脾　　C. 肺脾肾　　D. 心脾肾　　E. 心肝肾
〔答案〕E
〔考点分析〕心主神志；肝主疏泄，又主谋虑，调节精神情志：肾藏精，精生髓，髓聚于脑，故选 E。

68. 与气的生成关系最为密切的是
A. 心肝脾　　B. 肺脾肝　　C. 肺肝肾　　D. 肺脾肾　　E. 心肺肾
〔答案〕D
〔考点分析〕肺吸入自然界的清气，脾主运化，水谷精微化生气血，肾主气，故选 D。

69. 脏与脏之间表现为气血关系者是

A. 心与肺　　B. 肺与肝　　C. 脾与肾　　D. 肾与肝　　E. 肺与肾

〔答案〕A

〔考点分析〕心主行血，肺主气，司呼吸，互相关联。肺主气，有促心行血的功能，正常的血液循环，也是维持肺正常呼吸功能的基础。宗气贯心脉而行气血，走息道而司呼吸的生理功能，也强调了两者的联系，故选 A。

70. 与大便的排泄关系最为密切的是

A. 肝的疏泄功能　　　B. 小肠的泌别清浊功能　　　C. 脾的运化功能

D. 肾的气化功能　　　E. 大肠的传导功能

〔答案〕E

〔考点分析〕饮食物经小肠消化吸收后，其糟粕部分下输大肠，由大肠继续吸收其中的水分，变为粪便，排出体外。如大肠传导失常，可致泄泻或便秘等症，故选 E。

71. 与毛发荣枯关系最密切的物质是

A. 精与气　　B. 津与液　　C. 气与血　　D. 气与津　　E. 精与血

〔答案〕E

〔考点分析〕肾，其华在发，血之余为发，故毛发的色泽、荣枯依赖于肾精的滋养和血液的濡润，故选 E。

B 型题

答题说明：A、B、C、D、E 是备选答案，用数字标明的则是考题。回答时应注意：如考题只与答案 A 有关，则应在题后注明是 A，如考题只与答案 B 有关，则应在题后注明是 B，依此类推，每一道考题只能选择一个备选答案，但每一个备选答案可被几道题重复选用。

A. 肺　　B. 胃　　C. 胆　　D. 脾　　E. 三焦

1. 产生恶心、呕吐的主要病变脏腑是

2. 引起口苦、白睛发黄病症的主要病变脏腑是

〔答案〕1. B　2. C

〔考点分析〕1. 胃主受纳，腐熟水谷，胃气以降为和。若胃气失于和降，可引起胃气上逆，可见恶心、呕吐、嗳气等症状，故应选 B。2. 口苦是胆汁上逆的表现。若肝胆有病，胆汁不能循其常道而行，则可见胆汁上逆或外溢肌肤，如口苦、白睛及皮肤发黄等。故本题应选 C。

A. 心、肝、肾　　B. 心、肝、脾　　C. 肺、脾、肾

D. 肝、脾、肾　　E. 心、肺、肾

3. 与津液的输布排泄关系最密切的脏是

4. 与血液运行关系最密切的脏是

〔答案〕3. C　4. B

〔考点分析〕1. 津液的输布和排泄，是一个复杂的生理过程，涉及多个脏腑，但其中最主要的是脾的运化水湿、肺的通调水道和肾的蒸腾气化作用。故应选 C。2. 血液的正常循行取决于气的推动作用和固摄作用之间的协调平衡，其中心主血，肝藏血、主疏泄，脾统血是维持血液正常运行的最主要因素，故应选 B。

A. 主气　　B. 纳气　　C. 生气　　D. 载气　　E. 调畅气机

5. 肾的生理功能是

6. 肝的生理功能是

7. 脾的生理功能是

〔答案〕5. B　6. E　7. C

〔考点分析〕5. 肾有摄纳肺所吸入清气，防止呼吸表浅的功能，故肾主纳气，选 B。6. 肝为刚脏，主升、主动的生理特点，能够调畅气机，对气的升降出入之间的平衡协调起着调节作用，故选 E。7. 脾主运化，为气血生化之源，故选 C。

A. 心　　B. 肺　　C. 脾　　D. 肝　　E. 肾

8. 在液为唾，指的是

9. 与消化功能最密切的脏腑是

10. 与人体生长发育关系最密切的脏腑是

11. 尿液的生成与排泄主要依靠的是

〔答案〕8. E　9. C　10. E　11. E

〔考点分析〕8. 五液配属五脏为：心在液为汗，肺在液为涕，肝在液为泪，脾在液为涎，肾在液为唾，故应选 B。9. 脾主运化，是人体消化功能的主要脏器。故应选 C。10. 肾藏精，主人体的生长发育与生殖。故应选 E。11. 肾主水，司膀胱的开合，维持着尿的生成和排泄正常。故应选 E。

A. 胃之关　　B. 音声之机　　C. 脾之窍　　D. 吸门　　E. 州都之官

12. 舌为

13. 肾为

〔答案〕12. B　13. A

〔考点分析〕12. 舌是形成声音的器官之一，《灵枢·忧恚无言》曰："……口唇者，音声之扇也。舌者，音声之机也"，故选 B。13. 肾具有主水功能，《素问·水热穴论》说："肾者，胃之关也，关门不利，故聚水而从其类也"，故选 A。

A. 心　　B. 肺　　C. 脾　　D. 肝　　E. 肾

14. 具有"裹血"功能的脏是

15. 与精神情志活动关系最密切的脏是

〔答案〕14. C　15. A

〔考点分析〕14. 即脾统血的功能，是脾气统摄血液使之在脉管内正常运行而不溢于脉外，在《难经》中叫"脾裹血"，故选 C。15. 心主神志，《灵枢·本神》篇说："心藏脉，脉舍神。"故选 A。

A. 心　　B. 肺　　C. 脾　　D. 肝　　E. 肾

16. "喜清肃"的脏是

17. "主血脉"的脏是

〔答案〕16. B　17. A

〔考点分析〕16. 肺为清虚之体，一旦肺的洁净状态受到破坏，则会直接影响肺的生理功能，出现各种症状，故选 B。17. 心气具有推动和调节血脉循行于脉中，周流全身的作用，故言心主血脉，故选 A。

A. 脾　　B. 心　　C. 肝　　D. 肺　　E. 肾

18. 称为"胃之关"的脏是

19. 主司血液运行的脏是

〔答案〕18. E　19. B

〔考点分析〕18. 肾具有主水功能，《素问·水热穴论》说："肾者，胃之关也，关门不利，故聚水而从其类也"，故选 E。19. 心气具有推动和调节血脉循行于脉中，周流全身的作用，故言心主血脉，故选 B。

A. 水脏　　B. 娇脏　　C. 刚脏　　D. 孤府　　E. 中精之府

20. "肝"被称为

21. "胆"被称为

〔答案〕20. C　21. E

〔考点分析〕20.《临证指南医案·郁》说："肝为风木之脏，其性刚强，喜条达舒畅而恶抑郁，故称之"，故选 C。21. 胆贮藏的胆汁是精汁，故胆为中精之府，故应选 E。

A. 心　　B. 肺　　C. 肝　　D. 脾　　E. 肾

22. "所以任物者"是

23. "通调水道者"是

〔答案〕22. A　23. B

〔考点分析〕22. 心藏神，主宰人的精神意识情志活动，故选 A。23. 肺为水上之源，肺气的宣发和肃降对体内水液的输布、运行和排泄起着疏通和调节的作用，故选 B。

A. 元神之府　　B. 玄府　　C. 血府　　D. 孤府　　E. 传导之府

24.	"汗孔"又称为

25.	"脑"又称为

〔答案〕24. B　25. A

〔考点分析〕6. 在中医学中汗孔又称"气门"（玄府、鬼门），故云："所谓玄府者，汗孔也"（《素问·水热穴论》），故选 B。25.《本草纲目》载："脑为元神之府。"精神意识，记忆思维，视觉器官，皆发于脑，故应选择 A。

A. 脾　　B. 心　　C. 肝　　D. 肾　　E. 肺

26.	被称为"水之上源"的脏是

27.	与血和津液生成关系最密切的脏是

〔答案〕26. E　27. A

〔考点分析〕26. 肺为华盖，其位最高，在诸脏之上。具有宣发肃降，通调水道功能，参与调节体内水液代谢，故称肺为水之上源，选 E。27. 脾主运化，运化水谷和运化水液，为气血生化之源，故选 A。

A. 心与肺　　B. 心与脾　　C. 心与肾　　D. 肝与脾　　E. 肝与肾

28.	"水火既济"指的脏腑之间的是

29.	"乙癸同源"指的脏腑之间的是

〔答案〕28. C　29. E

〔考点分析〕28. 心属火，肾属水，位于下之肾水，必须上济于心；位于上之心火，必须下降于肾，才能维持心肾之间生理功能协调平衡，称为"水火既济"，故选 C。29. 在天干地支中，肝对应乙，肾对应癸，又成为"肝肾同源"，肝藏血，肾藏精，精血同生，故肝阴和肾阴相互滋养，肝肾相生，故选 E。

A. 气之根　　B. 气之枢　　C. 太仓　　D. 气海　　E. 气化的场所

30.	"胃"又称为

31.	"三焦"又称为

〔答案〕30. C　31. E

〔考点分析〕30. "太仓"见于李梴《医学入门·脏腑条分》中说："胃号太仓，俗呼为肚……"，胃受纳水谷，又称胃为"水谷之海"，故选 C。31. 三焦主持诸气，为诸气升降运行的通路。《难经·三十八难》指出：三焦"有原气之别焉，主持诸气"，故选 E。

A. 心　　B. 肺　　C. 脾　　D. 肝　　E. 肾

32. 被称为"生痰之源"的脏是

33. "体阴而用阳"的脏是

〔答案〕32. C　33. D

〔考点分析〕32. 脾主运化，能运化水湿。脾易被湿困，失其运化，水湿滞行，聚而成痰，故选 C。33. 肝藏血，血属阴，肝脏必须依赖阴血的滋养才能发挥其正常的生理功能，肝为刚脏，非柔润而不和。同时，肝主疏泄，性喜条达，内寄相火，主升、主动，按阴阳属性言，则属于阳。"体阴而用阳"是对肝脏体与用，亦即其生理、病理特性的高度概括，故选 D。

A. 食少腹胀，面黄，便溏，舌淡苔白，脉缓弱

B. 脘腹疼痛，喜温喜按，口淡不渴，下利清谷，舌淡嫩苔白滑，脉迟弱

C. 食少，倦怠，腹部下坠感，舌淡苔白，脉弱

D. 食少腹胀，大便色黑，四肢无力，舌淡苔白，脉细弱

E. 脘腹胀闷，食少便溏，泛欲吐，头身困重，舌苔白腻，脉濡缓

34. 脾气下陷可见

35. 脾气虚弱可见

〔答案〕34. C　35. A

〔考点分析〕34. 脾气亏虚，升举无力而反下陷，是在脾气虚的基础上进一步发展而来，可在气虚症状上同时见腹重坠作胀；或久泻久痢，甚至脱肛；或崩漏下血，或子宫脱垂等中气下陷等症状，故选 C。35. 脾气虚弱，失其健运，可见食少、腹胀、便溏，故选 A。

A. 面　　B. 毛　　C. 唇　　D. 爪　　E. 发

36. "肺之华"在

37. "肾之华"在

〔答案〕36. B　37. E

〔考点分析〕36. 肺之华在毛，肺气盛则皮肤致密，毫毛光泽，抵御外邪侵袭的能力较强；若肺气虚，则皮毛憔悴枯槁，多汗和易于感冒，故选 B。37. 肾之华在发，肾气充盛则发多色黑有光泽；若肾气亏虚，可见发落槁枯，色灰白，故选 E。

A. 作强之官　　B. 将军之官　　C. 仓廪之官

D. 相傅之官　　E. 君主之官

38. "肾"为

39. "肺"为

〔答案〕38. A　39. D

〔考点分析〕38.《素问·灵兰秘典论》："肾者作强之官，伎巧出焉"。肾主骨生

髓，主生长发育与生殖。故肾气充盛则筋骨强健，动作敏捷，精力充沛，生殖机能正常，胎孕得以化生，故选 A。39. "肺者，相傅之官，治书出焉"。相傅即辅助。指肺有辅助心对于全身起着治理与调节的作用，故选 D。

A. 心　　B. 脾　　C. 肺　　D. 肝　　E. 肾

40. 能宣发卫气的脏是

41. 与气机失调关系最密切的脏是

〔答案〕40. C　41. D

〔考点分析〕40. 所谓"宣发"，即是宣发和布散，也就是肺气向上的升宣和向外周的运动，肺主气属卫，具有宣发卫气，输精于皮毛等生理功能，故选 C。41. 肝主疏泄，主气的运行，肝的疏泄功能直接影响着气机的调畅，故选 D。

A. 心　　B. 肺　　C. 肝　　D. 肾　　E. 脾

42. "朝百脉"的脏是

43. "藏血"的脏是

〔答案〕42. B　43. C

〔考点分析〕42. 全身的血液都通过百脉流经于肺，经肺的呼吸，进行体内外清浊之气的交换，然后布散全身，故选 B。43. 肝为藏血之脏，既能贮藏血液，又能调节血量，故选 C。

A. 心　　B. 肺　　C. 脾　　D. 肝　　E. 肾

44. "主治节"的脏是

45. "主纳气"的脏是

46. 具有"统摄血液"功能的脏是

47. 被称为"气血生化之源"的脏是

〔答案〕44. B　45. E　46. C　47. C

〔考点分析〕44. 肺能够协助心来治理和调节人体各脏器组织依照着一定规律活动，故选 B。45. 肾为气之根，有摄纳肺所吸入清气，防止呼吸表浅的功能，故选 E。46. 脾有统摄血液在脉管内运行而不溢出脉外的功能，故选 C。47. 脾主运化，为气血生化之源，后天之本，故选 C。

A. 肾　　B. 肺　　C. 脾　　D. 肝　　E. 胃

48. 被称为"生血之源"的脏腑是

49. 能调节人体血量的脏腑是

50. 被称为"贮痰之器"的脏是

51. 被称为"水脏"的是

〔答案〕48. C　49. D　50. B　51. E

〔考点分析〕48. 脾主运化，气血乃水谷精微所生，故选 C。49. 肝藏血，具有贮藏血液和调节血量的功能，当人处于休息或睡眠状态时，部分血液回流到肝并贮藏起来，活动时肝血又运送到全身，供给各组织的需要，故选 D。50. 李中梓《证治汇补·痰证》云："脾为生痰之源，肺为贮痰之器。"肺是贮藏脾所生之痰的容器，故选 B。51. 肾主水，主宰全身水液代谢，故选 E。

A. 喜　　B. 怒　　C. 思　　D. 悲　　E. 恐

52. 脾在志为

53. 肾在志为

〔答案〕52. C　53. E

〔考点分析〕52. 脾"在志为思"，且其化生的水谷精微是心神活动的物质基础，故选 C。53. 肾"在志为恐"，恐是人们对事物惧怕的一种精神状态，故选 B。

A. 爪　　B. 齿　　C. 唇　　D. 发　　E. 舌

54. 被称为"血之余"的是

55. 被称为"筋之余"的是

〔答案〕54. D　55. A

〔考点分析〕54. 发为血之余，意思是说头发的生长与脱落、润泽与枯槁，主要依赖于肾脏精气之充衰，以及肝脏血液的濡养，故选 D。55. 爪为筋之余，指甲的生长、色泽，依赖肝血濡养，故选 A。

A. 脉　　B. 筋　　C. 骨　　D. 皮毛　　E. 肌肉

56. 具有联结关节、肌肉功能的是

57. 能反映脾的运化功能盛衰的是

〔答案〕56. B　57. E

〔考点分析〕56. 骨骼以筋之联接而形成关节，关节之正常运转活动，全赖于筋之维系，故选 B。57. 脾在体合肉，主四肢。人体有赖于脾所运化的水谷精微的营养，才能使肌肉丰满发达，四肢活动有力，故选 E。

A. 心　　B. 肺　　C. 脾　　D. 肝　　E. 肾

58. 呼吸表浅，呼多吸少者，其病在

59. 内脏下垂者，其病在

〔答案〕58. E　59. C

〔考点分析〕58. 肾主纳气，肾气虚弱，失其摄纳，可致呼吸浅表，故选 E。59. 脾主升清，脾气虚弱，中气下陷，可致内脏下垂，故选 C。

A. 肺　　B. 脾　　C. 三焦　　D. 肾　　E. 膀胱

60. 主宰水液代谢的脏腑是

61. "通行元气"的脏腑是

〔答案〕60. D　61. C

〔考点分析〕60. 肾主水，具有主宰水液代谢的作用，故选 D。61.《难经·三十八难》说三焦"有原气之别焉，主持诸气"，故选 C。

A. 心　　B. 肝　　C. 胃　　D. 膀胱　　E. 脾

62. 具有"喜润恶燥"特性的脏腑是

63. 其功能依赖于肾之气化的脏腑是

〔答案〕62. C　63. D

〔考点分析〕62. 胃依靠胃津的濡养才能进行食物的消化吸收，胃津不足，则胃体失养而干燥，日久则胃气失和，影响正常的消化，故选 C。63. 肾与膀胱相表里，又与膀胱相通，膀胱的气化赖肾气之蒸腾，故选 D。

A. 心与肺　　B. 心与肝　　C. 心与脾　　D. 肺与肾　　E. 脾与肾

64. 与血液生成和运行密切相关的脏是

65. 与"五更泄泻"发生有关的脏是

〔答案〕64. C　65. E

〔考点分析〕64. 心主血脉，脾统血、主运化，为气血生化之源，故选 C。65. 五更泄泻多与脾肾阳虚有关，脾主运化，肾司二便，命火不足，不能温养脾胃，每天早晨天未亮之前即肠鸣泄泻，故选 E。

A. 爪　　B. 齿　　C. 唇　　D. 发　　E. 舌

66. 被称为心之苗的组织器官是

67. 被称为骨之余的组织器官是

〔答案〕66. E　67. B

〔考点分析〕66. 心开窍于舌，故称之，故选 E。67. 齿为骨之余，肾藏精主骨。齿与骨同出一源，均由肾中精气所充养。《医学正传·卷五》说："夫齿者，为肾之标，骨之余也。"故选 B。

X 型题

答题说明：每道考题都有 A、B、C、D、E 五个备选答案，从中选择 2 个或 2 个以上答案。

1. 脾与胃的关系主要有

A. 纳运相成　　B. 表里关系　　C. 升降相因

D. 燥湿相济　　E. 阴阳相对

〔答案〕A B C D E

〔考点分析〕脾为脏属阴、里，主运化、主升，喜燥恶湿；胃为腑属阳、表，主受纳、主降，喜湿恶燥，故选 A、B、C、D、E。

2. 肝主疏泄功能表现为

A. 通利气血水　　B. 调畅情志　　　　C. 调畅气机

D. 主纳气　　　　E. 调节生殖功能

〔答案〕A B C E

〔考点分析〕肝主疏泄表现在：调畅气机，促进脾胃运化，调畅情志，通利气血水以及调节男女的生殖功能。故选 A、B、C、E。

3. 五脏中与血液运行直接有关的是

A. 肺　　B. 心　　C. 脾　　D. 肝　　E. 肾

〔答案〕A B C D

〔考点分析〕心主血脉，肺朝百脉，肝主藏血，脾主统血与血液运行直接相关。故选 A、B、C、D。

4. 肾在中医学中又称为

A. 水脏　　　B. 罢极之本　　C. 封藏之本　　　D. 胃之关　　　E. 血海

〔答案〕A C D

〔考点分析〕在生理功能上，肾主藏精，是说肾对于精气具有闭藏的作用；肾主水，是指肾中精气的蒸腾气化主宰体内津液的输布和排泄，气化失常，体内津液代谢失衡，关门不利。故为水脏与胃之关。故选 A、C、D。

5. 三焦的生理功能主要有

A. 运化水谷　　B. 通行元气　　C. 运行水液

D. 化生血液　　E. 生成宗气

〔答案〕B C

〔考点分析〕三焦的功能包括：1. 通行元气，总司全身的气机和气化；2. 运行水液，为水谷之道，故选 B、C。

问答题

1. 藏象及藏象学说的核心内容是什么？

藏象学说是以直观观察人体动态表现的方法来研究人体脏腑生理功能、病理变化及其相互关系的学说。"藏象"二字，始见于《素问·六节脏象论》："帝曰：藏象何如？岐伯曰：心者生之本，神之处也，其华在面，其充在血脉，为阳中之太阳，通于夏气"。可见脏，是指藏于内的脏腑。象，是征象。王冰说："象谓所见于外，可阅者也"。脏腑虽存在于体内，但其生理、病理都有征象表现于外，故《类经·脏象篇》说："藏，藏也，……象，形象也。脏居于内，形见于外，故曰脏象。"脏腑是人体重要的组成部分，人的生命活动主要是依赖脏腑的功能活动来完成的，所以表现于外的现象就成为中医学最为重视的研究内容，其研究成果就成为中医基础理论重要的内容之一。

2. 藏象学说是怎样形成的？

藏象学说的形成条件可以归纳为三个主要方面：一是古代解剖学知识。最早的人体解剖学知识始见于《黄帝内经》，如《灵枢·经水》篇说："若夫八尺之士，皮肉在此，外可度量切循而得之，其死，可解剖而视之。其脏之坚脆，腑之大小，谷之多少，脉之长短，血之清浊……皆有大数。"明代张景岳在《类经图翼》中，对内脏的描绘更近于实际，如"心象尖圆、形如莲蕊，其中有窍……共有四丝以通四脏"等等。二是长期生活观察，例如体表皮肤感受风寒，出现鼻塞，流涕、咳嗽等症状，认识到皮毛与鼻和肺有联系。通过长期反复观察，点滴知识的积累，逐渐认识了人体的某些生理功能。三是通过大量的临床实践，从病理现象中推论出生理功能。例如，失血过多，可有心慌，心烦、面色㿠白等，因而推论出心主血、藏神、"其华在面"，辨其证候为血不养心。总之，藏象学说是古人从长期生活、临床实践以及对人体解剖知识粗浅认识基础上，通过分析综合，取象比类、推理而总结出来的。

3. 藏象学说有何特点？

中医藏象学说具有以下几个特点。一是中医学论述脏腑功能时通常采用生理与病理相结合的形式，常用生理来推断病理，用病理来反证生理。二是每一个脏腑的含义，不是一个单纯的解剖学的概念，而主要是一个生理学和病理学的概念。三是中医藏象学说除强调内在脏腑关系密切外，还在整体观念的指导下，十分强调藏象与外界环境（社会环境与自然环境）的密切联系。四是以五脏为中心，通过经络将人体的六腑、五官、形体等组织器官进行联系，形成五个大系统，分别论述其生理和病理。

4.《黄帝内经》"四时五脏阴阳"的含义是什么？

"四时五脏阴阳"语出《素问·经脉别论》。其大意是人的生命活动，外应四时阴阳，内合五脏阴阳。自然界的运动变化，以天地阴阳五行交相感应，形成四时，化生万物，有生长化收藏的规律，称四时阴阳；人的生命活动，以五脏配属五行，生理功能整体统一，脏腑经脉营卫气血阴阳协调，称五脏阴阳；人本天地之气而生，五脏之气通于四时，从而构成以人体五脏为中心的天人内外整体统一的观念，称四时五脏阴阳。中国古代医学家将中国古代朴素的唯物论和辩证法以"气一元论"为本体的先进哲学思想——阴阳五行学说——作为指导思想，将当时先进的自然科学，诸如天文、地理、历法、气象、生物等知识，融入医学领域，与丰富的医疗实践经验相结合形成系统的医学理论。四时五脏阴阳整体观是藏象学说的灵魂，是病因病机学说、诊法辨证、治则治法和养生学说的理论基础和指导思想。

5. 中医学如何认识脏腑的数目？

中医学关于脏腑的数目主要有三种说法。一是《黄帝内经》形成时期主要有十一脏腑说。十一脏腑说即五脏六腑，在黄帝内经中占主导地位。《素问·金匮真言论》说"肝心脾肺肾五脏皆为阴，胆胃大肠小肠膀胱三焦六腑皆为阳"。二是十二脏腑说。十二脏腑说即六脏六腑，主要用于十二经脉的理论，一条经脉配属一个脏或一个腑，经脉表里相配、脏腑相合。三是王好古《此事难知》提出十三脏腑。他认为六脏六腑为十二，再加胞一腑，则为十三脏腑。胞指膀胱，"膀胱者，胞之室也"。胞在《黄帝内经》有尿胞、心胞络、女子胞三个概念。

6. 藏象学说的主要内容包括哪几方面？

藏象学说的主要内容应包括三个方面：一是五脏、六腑、奇恒之腑、全身组织器官的生理、病理，以及它们相互之间的联系。二是组成人体的基本物质：精、气、血、津液等的生理、病理，及其相互之间的关系，以及与脏腑的联系。三是遍布全身，联络五脏六腑，四肢百骸，五官九窍、皮肉脉筋骨等组织器官的经络系统、和经络系统的生理、病理，以及与脏腑的联系。

7. 五脏、六腑、奇恒之腑是怎样划分的？

中医学将内在脏器划分为五脏、六腑、奇恒之腑，主要是根据形态与功能的不同而划分的。五脏（心、肝、脾、肺、肾）接近于实体性器官，主持人体的意识思维活动、和贮藏精气。《素问·五脏别论》说："所谓五脏者，藏精气而不泻也，故满而不能实。"又《灵枢·本脏》篇说："五脏者，所以藏精神血气魂魄者也。"即精神意识活动也分属五脏所管；六腑（大肠、小肠、胃、胆、膀胱，三焦）其形态类似管腔性器官、主持饮食物的消化、吸收和排泄，所以必须保持经常通畅，以通为顺。《素问·五脏别论》说："六腑者，传化物而不藏，故实而不能满也"。奇恒之腑，《素问·五脏别论》说："脑、髓、骨、脉、胆、女子胞，此六者，地气之所生也，皆藏于阴而象于地，故藏而不泻，名曰奇恒之腑"。奇恒之腑藏精气以供养人体、象地气生长万物。精气是神（精神思维活动）的物质基础，所以奇恒之腑亦多与神志有关。奇恒之腑"功同脏、形似腑"，但又似腑非腑似脏非脏，所以名曰"奇恒"。

8. 中医学所谓的神、魂、魄、意、志的含义是什么？

"两精相搏谓之神。"神指人体的生命力，包括精神意识活动。"随神而往来者谓之魂"。魂是神的一部分，为谋虑、思维意识之本能。魂出于神，魂的活动受神的主宰，所以说随神往来者谓之魂。"并精而出入者谓之魄"。魄亦是神的一部分，是意识与行为统一的表现。魄通过行为、动作或人体之形态神色表现出来。如形体之盛衰，能力之高低，这些都以精为基础。"意之所存谓之志"。志是思虑成熟的意念，也是神的一部分，所以说心有所忆谓之意，意之所存谓之志。

9. 神魂魄意志产生的病证及病理机制是怎样的？

神伤的原因是"怵惕思虑"。神伤则恐惧自失，破䐃脱肉，毛悴色夭。"悲哀动中则伤魂，魂伤则狂妄不精，不精则不正，当人阴缩而挛筋，两胁骨不举，毛悴色夭，死于秋"。"喜乐无极则伤魄，魄伤则狂，狂者意不存人，皮革焦，毛悴色夭，死于夏"。"盛怒不止则伤志"，盛怒可伤志。伤志也即伤肾，肾藏精，精为志之本，精生髓，髓养骨，腰为肾之府，故肾亏损则喜忘其前言，腰脊不可以俯仰屈伸，毛悴色夭，死于季夏。季夏即长夏，长夏属土，土克水，故死于季夏。

10. 如何理解"其华在面，其充在脉"？在诊断上有何意义？

"其华在面"，是指人的气血可通过血脉反映于面部。在诊断上可通过观察面部的气色变化，以知心气之盛衰。面色红赤，多属心有热；面色无华，可为心气虚所致；面色青紫是心阳虚或心气绝的一种面色。《素问·五脏生成》篇说："心之合脉也，其荣色也。"心气充足，血脉旺盛，则颜面色泽红润饱满；心气不足，血液衰少，则颜面色泽苍白憔悴，甚则紫暗青黑。

"其充在脉"，指的是心之气血充实于脉中。心血充实于脉，心气主宰脉的活动。《素问·痿论》说："心主身之血脉。"在诊断上，脉象的变化可以反映心气的盛衰和心血的盈亏。如心气盛则脉有力，心气衰则脉无力。因此脉诊更能直接诊断心气和心血的活动。

11. 如何理解"其华在毛，其充在皮"？在诊断上有何意义？

"其华在毛，其充在皮"，指的是肺之精气充养皮毛。《素问·五脏生成》篇说："肺之合皮也，其荣毛也"。《素问·经脉别论》说："肺朝百脉，……输精于皮毛。"说明肺与皮毛的关系。肺之精气充足则皮毛致密而润泽光亮，肺之精气不足则皮毛松弛，枯槁而暗涩。从皮毛之气色润枯的不同，可测知肺之精气的盛衰盈亏。

12. 如何理解"其华在发，其充在骨"？在诊断上有何意义？

"其华在发，其充在骨"指的是肾之精气有荣养头发和充养骨髓的功能。《素问·五脏生成》篇说："肾之合骨也，其荣发也。"《素问·上古天真论》说："女子七岁，肾气盛，齿更发长。"肾精充足则头发光亮润泽，肾精不足则头发枯燥无华；肾气衰则发落，肾气健壮，则头发长极。肾精充足则骨坚有力，肾精亏则骨酸疲惫；从头发之枯润和骨之活动及感觉可知肾之精气的盈亏盛衰。

13. 如何理解"其华在爪，其充在筋"？在诊断上有何意义？

"其华在爪，其充在筋"，指的是肝之气血有荣养爪甲和充养筋膜的作用。《素问·五脏生成》篇说："肝之合筋也，其荣爪也。"《素问·上古天真论》说："七八肝气衰，筋不能动。"肝之精气充足则爪甲荣华，红润饱满，筋肉屈伸有力；肝之精气不足则爪甲淡白，枯燥陷裂，筋肉屈伸无力。从爪甲之色泽和筋肉有力无力可知肝之精气的盛亏。

14. 如何理解"其华在唇四白，其充在肌"？在诊断上有何意义？

"其华在唇四白，其充在肌"指的是脾之精气有充养口唇和肌肉的作用。从口唇的色泽形态和肌肉的壮实或瘦弱可知脾气之盛衰及其他病变。脾气虚则口唇瘦薄而色淡，脾有热则口唇红赤；脾虚则肌肉消瘦，健壮则肌肉丰满结实。

15. 如何理解《黄帝内经》中的"神"？

《黄帝内经》中"神"的记载甚多，约有一百多处。由于其所处章句文意不同，后世对"神"的解释也有多种，可概括为以下三种：一是指自然界事物的运动变化及其规律性。《易经》曰："阴阳不测谓之神"。《素问·阴阳应象大论》曰："阴阳者，天地之道也，万物之纲纪，变化之父母，生杀之本始，神明之府也"。阴阳的对立统一是自然界万物生长化收藏等运动的内在动力，是"神明"存在的前提，这也体现了《黄帝内经》有关神的理论的唯物观。二是人体生命现象的总概括。《黄帝内经》把所有具有生命活动的物体均看作是神的一种体现，如《素问·六微旨大论》曰："出入废则神机化灭，升降息则气立孤矣"。神在这方面的含义又分为以下三种：①指具有生命力的人。《灵枢·本神》曰："故生之来谓之精，两精相搏谓之神"。②指人体某些组织的生理功能。《素问·调经论》曰："神有余则笑不休，神不足则悲……"《素问·八正神明论》曰："血气者，人之神，不可不谨养。"③指内脏精气显露于外的征象。有诸内必形诸于外。以上三方面均指人体的生命现象，分而为三，合则为一，包括人体生理活动与心理活动两方面。亦即后世所说的广义之神。三是指人的精神活动，包括意识、思维、情志、灵感等。《黄帝内经》中，神最典型的含义是指人的精神意识思维活动，即后世所说的狭义之神。《素问·灵兰秘典论》曰："心者，君主之官，神明出焉。"

16. 如何理解心主血脉生理功能？

心与脉相连，脉为血液循行的隧道。《素问·脉要精微论》说："脉者，血之府也。"《素问·六节脏象论》《素问·痿论》也分别说心"其充在血脉""心主身之血脉"。可见"心主血脉"是指心能推动血液在脉管中循行的作用，即心气的作用。《素问·平人气象论》说："心藏血脉之气"。藏之于心的这种"气"，就是推动血液循环的动力。心气的强弱可以从脉象上反映出来。例如，心血充盈，心气旺盛、则血脉运行畅通，其脉象和缓有力、节律均匀为之正常。反之，如心气虚，推动无力，则血脉运行不畅，表现为心悸，脉细无力或涩，甚至节律不整而有结代现象。若心血瘀阻，则可出现心胸闷疼、颜面、唇甲青紫等现象。

17. 如何理解心主神志生理功能？

"心主神志""心主神明""心藏神"皆指心主精神意识思维活动。是从我国古代哲学思想体系"心灵论"脱胎而来的。这种用"心"来代表人的思维、意识活动、不仅在中医学中如此，哲学上、文学上也是如此。孔子曾说"七十而从心所欲，不踰矩"。老子说"不见可欲，使心不乱"。直至今天专门研究精神意识思维活动的学科称为"心理学"。《素问·上古天真论》说："嗜欲不能劳其目、淫邪不能惑其心"。以及民间常说的"耳不听，心不烦""心神不安"等等，都是把心作为思维、意识器官来看待的。正因人的思维、意识都由心主宰，故称"心为君主之官""神明出焉"。之所以说"心主神志"，是认为神是以精血为物质基础的。《黄帝内经》中说"心主血脉""脉舍神"。《灵枢·本神》中又说"所以任物者，谓之心"。是说接受外界事物，并给予相应反映，这一功能是由心来完成的。

18. "心主血脉"与"心主神志"关系如何？

正因为"心藏脉、脉舍神"，所以"心主血脉"与"心主神志"二者关系密不可分。心血的盛衰及其变化，常影响神的改变，而心神的变化也常常使"心主血脉"发生异常。如：心血不足，可表现心烦、失眠、多梦，健忘、心神不宁等神志的异常，当以养心血安心神治之；又如营血有热，反映于神志上，则可表现为神识昏迷，谵语狂言等，又当以清心安神治之。反过来，若因某种原因精神受刺激神不安宁，也可引起心血在脉中流动加速，表现脉跳频率加快等。

19. 中医学对脑的认识如何？

中医对"脑"的认识如下。古人将脑称为"奇恒之腑"，为"髓之海"。《素问·五脏生成》篇说："诸髓者，皆属于脑"。张隐庵在《脉要精微论》注解中说："诸阳之神，上会于头，诸髓之精，上聚于脑，故头为精髓神明之腑。"此外在《灵枢·大惑论》《灵枢·海论》中亦分别谈到了视觉、听觉的生理、病理变化与脑的关系。明代李时珍明确提出"脑为元神之府"（《本草纲目》）。清代王清任又在前人论述的基础上结合本人多年的考证，提出了"灵机记性在脑者，……，两耳通于脑，所听之声归于脑，所闻香臭归于脑；小儿周岁脑渐生，舌能言一二字。"《医林改错》把思维记忆、视觉、听觉、嗅觉、语言等功能归属于脑、这是中医学对脑的功能较全面的论述。

20. "血主濡之"的含义是什么？

"血主濡之"语出《难经·二十二难》。血的营养和滋润作用。血在脉中循行，内至脏腑，外达皮肉筋骨，如环无端，运行不息，不断地滋养全身各脏腑组织器官，以维持正常的生理活动。具体体现在：面色的红润，肌肉的丰满和壮实，皮肤和毛发的润泽有华，感觉和运动的灵活自如等方面。如果血的生成不足，或过度耗损，或血的营养和滋润作用减退，均可引起全身或局部血液亏虚的变化，出现头昏目花、面色不华或萎黄、毛发干枯、肌肤干燥、肢体麻木等临床表现。此外，血也是机体精神活动的主要物质基础。不论何种原因所形成的血虚、血热或运行失常，均可出现精神衰退、健忘、多梦、失眠、烦躁，甚者神志恍惚、惊悸不安，以及谵狂、昏迷等神志失常的多种表现。

21. 如何理解"心者生之本"？

"心者生之本"出自《素问·六节脏象论》。心脏是生命的根本。心藏神，为一身之主而统辖诸脏腑，心神正常是维持各脏腑功能正常并保持相互协调的关键；心主血，中焦吸收的水谷精微，在心脏的作用下化为营血，是营养全身、维持生命活动的基本物质。

22. 如何理解中医学中的神的不同含义？

中医学中的神主要有五个含义。其一出自《素问·天元纪大论》"阴阳不测谓之神。"指自然界物质运动变化的表现及其内在规律。其二出自《灵枢·本神》等篇。人体生命活动的外在表现。即通常所说的"神气"。人的面色、眼神、言语应答、活动姿态，都包含神的范围之内。精气是神的物质基础，故神气反映了脏腑精气的盛衰，以及脏腑功能活动变化。神气旺盛说明精气充足而机能协调；神气涣散说明精气将竭。其三是人体内一切生命活动的主宰者。即心所藏之神，是人体生理活动和心理活动的主宰者。其四是指精神意识思维活动。精神意识思维活动由脑支配，但在中医学中认为它统属于心而分属于五脏。心是进行心理活动的主要内脏，又是情志的主宰者。心主神志功能正常则精神振奋、神志清晰，对外界信息反应灵敏。反之，则出现失眠、健忘、反应迟钝等临床表现。其五是指脉气。诊脉之盛衰，须辨胃、神、根。

23. 为什么望神重在察目？

神是人体生命活动的总称。其概念有广义，狭义之分。广义的神，是指人体生命活动总的外在表现，即所谓"精神""神气"。包括人的神志、面色、形体、动态、语言、呼吸和对外界的反应等各方面的表现狭义的神，是指人的思维和意识活动，即所谓"神明""神志"。望神应包括这两方面的内容。作为生命活动表现的神，是通过意识状态、语言、呼吸、形体动作、反应动力等方面表现出来的，而主要可以通过两目反映出来。由于目为五脏六腑精气之所注，内通于脑，为肝之窍，心之使，因而有"神藏于心，外候在目"的说法。所以望神尤应重在察目。

24. 望神的临床意义是什么？

神不能脱离形体而单独存在。如《素问·上古天真论》中云"形与神俱"，

"形神合一"，有形才能有神，形健则神旺，形衰则神惫。神是以精气作为物质基础的。《灵枢·本神》篇说："两精相搏，谓之神"。可见神来自先天之精气与后天之水谷，精盛纳多则神旺，精衰纳少则神疲。《灵枢·平人绝谷》篇中云："五脏安定，血脉和利，精神乃居。"故神是脏腑精气盛衰的外露征象，是五脏六腑功能的体现。通过对神的观察，可以了解病人精气盈亏，脏腑盛衰，疾病轻重与预后。

25. 中医学特有的虚里诊法的临床意义是什么?

"虚里"是足阳明胃经的又一大络，不在十五络之内，循行部位是"贯膈络肺，出于左乳下"，大络的命名是以所注的穴位名称得名，"虚里"实指心尖搏动处。所谓"虚里诊法"，就是指用手触摸虚里搏动，或观察虚里搏动状态，作为诊察疾病的手段。诊查虚里可以了解的内容有三方面：一是察病位，虚里搏动盛急，或数疾而有间歇，所主病位在心肺，故曰"病在中"。二是察病性，虚里搏动"结而横"，是"积"证;"其动应衣，宗气泄也"。三是辨预后，若跳动中止，绝而不复，预后不好，故称"死"。因此，诊查虚里这一古老的诊断方法，虽在目前临床诊断中较少应用，但其临床意义是不能忽视的，因此对这一诊断手段加以重视。

26. 如何理解《黄帝内经》心包络的功能?

心包，又称心包络，《黄帝内经》以膻中代名，具有护卫心君、代君行令之功能，与三焦相表里。心包形名：《黄帝内经》无心包之名，而《灵枢·邪客》《灵枢·经脉》《素问·痿论》《素问·灵兰秘典论》等篇有"心之包络""心包络""心主""胞络""膻中"等称呼。《难经》称其有名无形。心包功能：《黄帝内经》有《素问·灵兰秘典论》《灵枢·胀论》《灵枢·邪客》等三处论及心包功能，谓心包有护卫心脏、代心受邪和布达心志的作用。叶桂《外感温热论》的"温邪上受，首先犯肺，逆传心包"，是《黄帝内经》心包代心受邪的临床运用。

27. 如何理解"天气通于肺"?

关于肺的生理功能，在《素问·阴阳应象大论》中就有"天气通于肺"之记载。明代张景岳《类经图翼》中记载华佗对肺的描述时说"肺叶白莹，谓之华盖，以覆诸脏，虚如蜂窠。下无透窍，吸之则满，呼之则虚，一呼一吸，消息自然，司清浊之运化，为人身之橐籥"。肺在体腔内位置最高，被覆于心脏的上面，故称"华盖"。肺主呼吸能使自然界的清气，通过肺进入体内，而体内的浊气通过肺呼于体外。

28. 为什么说宗气的形成与肺有关?

肺吸进的清气与水谷之气结合形成宗气，所以说"肺为宗气之化源"。故《灵枢·邪客》篇说："宗气积于胸中，出于喉咙，以贯心脉，而行呼吸焉"。《灵枢·动输》篇又说："其清气上注于肺，肺气从太阴而行之。其行也，以息往来，故人一呼，脉再动，一吸，脉亦再动，呼吸不已，故动而不止……"可以看出，宗气贯注心脉。又通过心主血脉而布散周身，从而维持各脏腑组织器官的功能活动。而宗气的形成与肺有关，所以说"肺主一身之气"，或"诸气者，皆属于肺。"

29. 如何理解肺的宣发功能？

宣发与肃降，是对"肺司呼吸""肺主皮毛""通调水道"等生理活动的概括。宣发，是指肺的宣散与输布功能。主要表现在两个方面，一是通过肺"一呼一吸，消息自然"进行气体交换，将体内浊气宣散至体外；二是肺气将卫气和津液等布散于周身以温润肌腠和皮毛，即《灵枢·决气》篇所说"上焦开发，宣五谷味，熏肤、充身、泽毛，若雾露之溉"。"上焦开发"就是指肺气的宣发作用。

30. 如何理解"肺主皮毛"及"肺虚则多汗"？

中医学认为皮肤位于体表，为人体卫外的屏障，通过长期的病理观察，认识到皮毛与肺的关系极为密切，肺能"宣五谷味，熏肤……，泽毛…"。使皮肤与汗毛滋润以发挥卫外的生理功能，故说"肺主皮毛"或说"外合皮毛"，皮毛又通过"鬼（通魄）门"（又称气门、汗孔、玄府）来排泄汗液，并有一定的呼吸、散气作用，从而维护肺宣发功能的协调。由此可见，皮肤是肺司呼吸的重要辅助器官，早在《黄帝内经》中就有所认识。在病理上二者相互影响，《素问·咳论》说："皮毛者，肺之合也。皮毛先受邪气，邪气以从其合也。"肺气不宣因而喘咳。《难经》说："形寒饮冷则伤肺"。反之，若肺有病变，亦必影响皮毛发生病变，《素问·痿论》说；"肺主身之皮毛，……肺热叶焦，则皮毛虚弱急薄著，则生痿躄也。"《难经·二十四难》说："太阴者，肺也，行气温于皮毛者也。气弗营，则皮毛焦，……则皮枯毛折……"肺病因热而焦，则宣发不能，皮毛失去滋养而"皮枯毛折……"关于"肺主皮毛、肺虚则多汗"的说法。有人通过皮肤局部发汗试验、观察到肺气虚病人发汗敏感度较正常人明显升高，且发汗面积亦大，也证实了皮毛多汗与肺虚的病变是有着内在联系的。所以肺气宣发作用，除表现于司呼吸外，主要表现于肺与皮毛生理上的密切关系。

31. 如何理解肺的肃降功能？

肃降，从字意来讲是清肃下降之意。肺居胸中，为五脏六腑之华盖，其气以清肃下降为顺。肺的形态"虚如蜂窠"，质地轻清松软，虚静而有弹性，为之橐籥，不容异物壅滞，故称为"肃"，即清肃、清净之意。又肺居胸中，如"华盖"以覆诸脏，所以不论吸入之清气，还是"脾气散精，上归于肺"的水谷精微之气，均以下降为顺，若"雾露之溉"，方能布散全身。所以"降"是概括气与水液等物质在肺气主司下的趋向，与"肃"二者是互为因果的。正因为肺气保证津气不断下降，才能维持肺内清肃的环境，正因有清肃的环境，肺气才能下降，津气才能得以下行，"通调水道"以使水津"下注膀胱"。起到促进和维护水液代谢的作用。所以古人称"肺为水之上源"。

32. 为什么说"脾不主时"？

脾与时令的配合，《黄帝内经》中有两种说法：一是脾主长夏，也就是一年五时中的长夏为脾所主，其时在夏秋之交。二是脾不主时，也就是脾不单独主一个时令，如本论所说："帝曰：脾不主时，何也？岐伯曰：脾者土也，治中央，常以四时长四藏，各十八日寄治，不得独主于时也"，指出所谓脾不主时，是脾主四时之末各十八天，而不是单独主一个时令。这两种说法均是本于脾属土，主化，居中央，灌溉四旁，主生万物这一精神的，因此并不矛盾。

33. 如何理解脾主运化生理功能？

脾主运化。运，是运输、输送。化，是消化、变化。指脾气有主管消化水谷，使之变化成精微并输送到人体的各部。《素问·六节脏象论》说："……能化糟粕，转味而入出者也。"《难经》说："脾助胃气，主化水谷。"脾主运化功能具体表现在两个方面；一是饮食入胃，经过胃的腐熟、初步消化，然后经小肠"泌别清浊"，其中浊者下传于大肠；清者，也就是精微物质，通过脾运输全身，营养五脏六腑、四肢百骸、九窍、皮肉筋脉等组织器官，《素问·经脉别论》称"脾气散精"。同时，因这些精微物质又是化生气血的物质基础，所以称"脾为后天之本"。又因受五行学说的影响，又常称"脾为中土"，土能化生万物，所以又称"脾为气血化生之源"，并有"脾藏营"之说。二是运化水湿，即在运化水谷精微之同时，把体内需要的水液输送到周身各组织器官中，以发挥滋养营运的作用，并将体内代谢多余的水液，输送于肾，经膀胱排出体外，《素问·经脉别论》说："饮入于胃，游溢精气，上输于脾，脾气散精，上归于肺，通调水道，下输膀胱，水精四布，五经并行。"即是对脾运化水湿维持水液代谢平衡的描述。

34. 脾气主升的具体表现如何？

脾气主升，亦叫"脾主升清"。"升"，即上升。"清"，是指水谷之精微。脾主运化，将饮食的水谷精微与津液运送全身，是因为脾气的特点是"主升"，将这些物质上输于肺，再通过心肺的作用把气血营养布散全身各处，同时脾气还可以升提内脏。脾气健运，则升清正常，气血化生有源，全身营养充盈，并能维持人体内脏位置的恒定；若脾气虚，不能升清，头部失养则头晕、目眩；周身失养则倦怠乏力；脾气不升反而下陷（因脾居中焦，所以亦称"中气下陷"）则久泻、脱肛、或胃、肾、子宫等脏器下垂。

35. 脾统血在临床上有何意义？

脾统血，是脾气统摄血液使之在脉管内正常运行而不溢于脉外，在《难经·四十二难》中叫"脾裹血"。脾为气血化生之源，气血并存，而"气为血之帅"，同时脾气又有"主升"的特点，所以脾能统血。若脾气虚，统血失权，临床可见多种出血病症。如：妇女月经过多、崩漏、便血、衄血、皮下出血，并兼见舌淡，脉细弱等，常用"补脾摄血"之法治之，以助脾气统血和升清的作用。脾气虚统血无权之出血证，尚需与热邪迫血妄行、气机紊乱、血随气涌、瘀血而血不归经等出血证加以鉴别，以防误治。

36. 中医与西医对脾的解释各是什么？

《素问·灵兰秘典论》说："脾胃者，仓廪之官，五味出焉。"脾有统摄血液的功能，将脾看成是消化系统的主要器官，这显然与现代医学所说的脾不相一致。《黄帝内经》中记载脾的部位"脾位中央"、为"中州"，《难经》中记载"脾，俾也，在胃之下"。并对其形态也有所记载"脾重二斤三两，扁广三寸，长五寸；有散膏半斤，主裹血，温五脏。"位居"中州"部位的除肝以外，实质性脏器只有脾。推究"散膏半斤"，应是指胰而言。因胰尾接触脾门，同居"胃之下"。所以中医学所论之脾应包括胰在内。藏象学说中所论五脏六腑唯缺胰，就更加说明胰系属脾。胰，是产生胰液的腺体，分泌胰液呈强碱性，通过开口于十二指肠的胰腺导管，输入小肠发挥其消化作用。从这点看中医学所谓脾"能化糟粕""脾助胃气，主化水谷"实是指胰一部分生理功能。现代医学的脾，胎儿时能造血，生后是免疫系统的器官，还能储血、破坏红细胞。近期发现脾有调节骨髓机能，对血小板和红细胞、白细胞三系的成熟有破坏性的调节作用，还有吞噬微生物及产生多种抗体等作用，有关消化功能尚未发现。西医认为脾是血库之一，不仅能贮藏与调节血量，而且有一定造血机能，可产生淋巴细胞和单核细胞，又有免疫性防御机能，因而对出血性疾患，特别是免疫性出血的疾患，确有良好的作用，从这点分析，古人对"脾统血"的认识，是符合客观实际的。

37. 如何理解脾阴的功能？

脾的阴气，具有促进脾的濡养、收摄和制约阳热的功能。脾阴和脾阳相对而言，二者相互制约，相互协调，共同维持脾的正常生理功能。脾阴虚，滋润、濡养失职，可见口干唇燥，舌红少律，形体消瘦等症。一般来说，脾阴失调，多由于脾气虚，不能运化津液，津液亏乏而成。故脾的气阴两虚常并见，同时兼有腹胀、便溏饮食不化等脾失健运之症。脾阴虚亦可影响及胃，致胃阴亦虚，失于和降，见干呕、呃逆等症。

38. 如何理解"脾藏营，营舍意"？

"脾藏营，营舍意"出自《灵枢·本神》。脾的功能。意舍于营而藏之。营出中焦，由脾气运化而生成，故谓脾藏营。"意"属思维活动，营气为之提供物质基础，舍于营而由脾所主。脾健营旺则意能含蓄，脾病可使意不能藏而异常。

39. 如何理解肝体阴而用阳？

肝体阴而用阳是指肝的生理特性。源自《临证指南医案·肝风》。体用中国古代哲学的基本范畴。体，本体或实体；用，作用、功用或用处。体用一如有体有用，为中国古代哲学的思维模式。引入中医学领域，用以说明物质实体与作用、功能属性的关系。就物质与精神言，则物质为体，精神为用。就脏腑言，其实体为体，机能为用。强调体用相涵，辨证统一。实体与功能，实体为阴，功能为阳。肝为藏血之脏，血为阴，故肝体为阴。肝主疏泄，内寄相火，又主筋，司运动，病变时易动风化火，故其作，用属阳。故称"肝体阴而用阳"。

40. 如何理解五脏各自的生成数的含义？

五脏所对应的数即古代的所谓生成数，肝"其数八"，心"其数七"，脾"其数五"，肺"其数九"，肾"其数六"，均为成数。《易系辞》郑注云："天一生水于北，地二生火于南，天三生木于东，地四生金于西，天五生土于中。阳无偶，阴无配，未得其成。地六成水于北，与天一并（天一生水，地六成之）；天七成火于南，与地二并（地二生火，天七成之），地八成木于东，与天三并（天三生木，地八成之）；天九成金于西，与地四并（地四生金，天九成之），地十成土于中，与天五并（天五生土，地十成之）。"木之成数八，故曰其数八；火之成数七，故曰其数七；土之成数十，其生数为五，张志聪说："土居五位之中，故独主于生数"，故曰其数五；金之成数九，故曰其数九；水之成数六，故曰其数六。

41. 中医学如何理解气的运动？

气的运动，称为气机。也可以说是对人体脏腑功能活动基本形式的概括。中医学认为，人体机能活动以"气"为物质基础，气的基本运动形式可以概括为两个方面：一是由于气的运动对体内的物质进行一系列的加工与改造（即化合与分解）。就是组成人体的基本物质精、气、血、津液之间的相互化生，称为"气化"。王冰在注《素问·阴阳应象大论》中说："气化则精生，味和则形长。""气"和"味"就是指人体阴阳之气的运动变化、不断新陈代谢，在生命活动中才有生、长、化、收、藏的过程。关于"气化"，有时也专用于概括某些脏腑的特殊功能，如三焦对体液的调节称"三焦气化"，膀胱的排尿功能称"膀胱气化"等。二是由于气的运动而使体内外物质在新陈代谢过程中产生"升降"与"出入"的变化，并保持正常的协调关系。《素问·六微旨大论》说："气之升降，天地之更用也。……故高下相召，升降相因，而变作矣。"又说："非出入，则无以生长壮老已；非升降，则无以生长化收藏。"可见气的"升降出入"运动是普遍存在于体内外许多方面的。如：心肺位居上焦，居上者宜降，肝肾居下焦，居下者宜升，脾胃居中焦，为升降之枢纽。肺主肃降，肝主升发，升降相宜，气机和调心火下济肾水，肾水上养心火，水火既济，心肾相交。脾与胃，一脏一腑互为表里，脾气主升，胃气主降，升清降浊，从而完成饮食水谷的消化，吸收和输布，使人体生理活动得以正常进行。所以说"气机"是对脏腑功能活动基本形式的概括。体内一切物质的转化，均是在气机的运动"升降出入"过程中完成的。

42. 肝的疏泄功能与气机有何联系?

疏泄，疏，是疏通，畅达；泄，是排泄，宣泄。肝主疏泄，是古人对肝性柔和、条达，不郁不亢生理状态的概括，它直接关系着人体气机"升降出入"的调畅。具体的功能表现可以概括为调畅情志，促进脾胃的消化，运行血和津液，帮助肾完成生殖功能，即女子月经和男子排精生理现象正常。肝主疏泄与人体气机调畅关系是极为密切的，肝气条达，疏泄适宜，则气机通畅、升降适度，出入有节，故上述表现功能正常，若肝失条达，疏泄失宜，则气机郁滞或紊乱，升降无度，出入失节，从而使相应脏腑功能失调而发生多种病变。

43. 肝如何调畅情志活动的?

情志活动是"神"的体现，神是依靠精、气、血等物质为基础的。肝气条达，气机调畅，气血调和，情志舒展，爽朗，既不抑郁也不亢奋。若肝气疏泄不利，条达失宜，气机失调，则气血紊乱，或滞而不爽或亢而为害。情志则抑郁不舒，可见郁郁不乐，欲哭，寡言少欢，多疑善虑等；或情志亢奋，可见急躁易怒，失眠多梦等。反过来外界事物引起的精神刺激，特别是郁怒，又可引起肝疏泄功能异常，气机不畅，见胸胁胀满，头胀头晕目眩等病变，所以有"肝喜条达而恶郁"及"暴怒伤肝"的理论。后世章潢《图书编·养肝法》言"肝属木，藏血，魂所居焉，人之七情，惟怒为甚，……善养肝脏者，莫切于戒暴怒。"

44. 肝如何促进人体的消化功能?

肝主疏泄表现于消化功能，目前多从两个方面来理解，一是胆汁的分泌，胆汁又称"精汁"，《灵枢·本输》篇称胆为"中精之府"，胆汁为肝之余气而成，孙思邈《千金方·胆腑脉论》也说"胆腑者，主肝也，肝合气于胆。"即胆汁是由肝脏微胆管不断分泌而成，藏于胆囊，再注入于肠内参加消化作用。胆汁的形成，分泌与排泄均与肝的疏泄功能密不可分，而胆汁又与食物的消化直接关联，所以肝主疏泄可以直接影响水谷的消化；二是肝的疏泄功能，可以调畅气机，协助脾胃升降适宜，只有在脾气主升胃气和降的情况下，清气才得以上升，浊气才得以下降，水谷精微才能输布于全身，残余糟粕才能下传大肠排出体外。所以说肝之疏泄实为保持脾胃正常消化功能的重要条件。如肝失疏泄，则可影响到脾胃的消化和胆汁的分泌与排泄，出现消化异常的病变，临床经常可以见到肝失疏泄的患者，除了出现胸胁胀痛，急躁易怒，或抑郁少欢症状外，常兼见胃气不降的嗳气、呕恶和脾气不升的腹胀、腹泻等症。前者称之为"肝气犯胃"，后者称之为"肝脾不和"。正如唐容川《血证论》中说"木之性主于疏泄，食气入胃，全赖肝木之气以疏泄之，而水谷乃化，设肝不能疏泄水谷，渗泄中满之证，在所不免"。

45. 肝如何帮助血和津液的运行？

《血证论·阴阳水火血气论》中说："运血者即是气。"《素问·五脏生成》篇王冰注曰"气行则血流。"肝气条达，气机调畅，则血行不息；若疏泄失调，气机紊乱，或气滞不畅，血瘀不行，见刺痛与微瘕积聚等；若气乱无序，血不循经则可导致各种出血证。另外，肝主疏泄，调畅气机，还可以使三焦、经脉通利无阻。否则三焦不利，水道不通则会引起水肿、腹水等病症。《金匮要略·水气病脉证并治》篇所说"肝水者，其腹大不能自转侧，胁下腹痛。"就是指的因肝疏泄不利而引起水液代谢障碍的病证。

46. 如何理解肝藏血的生理功能？

肝藏血，是指肝有贮藏血液和调节血量的作用。《灵枢·本神》篇说："肝藏血，血舍魂，肝气虚则恐，实则怒"。指肝有贮藏血液和调节情志的功能。血液来源于水谷精微，贮藏于肝藏，供养务器官功能及全身筋骨的运动。《素问·经脉别论》说："食气入胃，散精于肝，淫气于筋。"肝藏血，血为神的物质基础。而同属神志意识活动之魂，便寄舍于肝血，所以有"肝藏魂"之说。肝之气血，虚则易惊善恐；肝之气血实则易怒。肝为脏，"藏精气而不泻"，但应"满而不实"。若实则急躁易怒。《素问·五脏生成》篇说"肝受血而能视，足受血而能步，掌受血而能握，指受血而能摄。"肝主血海，血海是十二经脉之海，故曰肝有调节血量的作用，"人动则血运于诸经，人静则血归于肝藏，何者？肝主血海故也。"肝之所以能随着生理状态的改变，而调节其血量，就是因为肝藏血，主血海的缘故。

47. 肝藏血与心主血、脾统血有何内在联系？

血液的化生，主要取决于脾胃后天之本，而血液循行的动力则是心气的推动，王冰说"肝藏血，心行之"。因"心藏血脉之气"，使血液在体内循行不已。而血液束裹于脉管内，且循一定规律运行，不溢于脉外，是靠脾气的统摄，所以古人又说"脾裹血"。在脉内不停运行的血液，根据生理活动的需要，能及时准确适量的运行于各脏腑组织器官，则是由于肝脏的调节。所以血液在脉内不停地循行，并发挥其滋润和营养作用，于心、脾、肝三脏的功能是密不可分的。其中任何一脏发生病变，将直接或间接地使血行发生病变。或因推动无力而血液瘀滞；或因统摄无权血溢于脉外；或因血海不足，血量调节失常，都能使脏腑组织器官无以营养而功能减弱。

48. 肾阴与肾阳之间有何内在联系？

肾阴，是指肾本脏的阴液（包括肾脏所藏之精）。又称元阴、真阴、肾水、真水，是与肾阳相对而言，是肾阳活动的物质基础，对人体各脏腑有滋养、润泽作用。肾阳，是肾脏生理功能的动力，也是人体生命活动力的源泉。又称元阳、真阳、真火、命门之火、先天之火等，是与肾阴相对而言，是肾阴功能活动的体现。对人体各脏腑的生理活动起着温煦与推动作用。肾阴、肾阳都是以肾的精气作为物质基础，实际上是肾脏精气功能活动对立统一的两个方面，二者之间相互依存、相互制约，在生理上相互为用，如肾阴、肾阳某一方面出现不足，表现出阴虚或者阳虚证。但实质都是肾的精气不足，所以肾阴虚到一定程度时，可以累及肾阳，转为阴阳两虚，病理上叫"阴损及阳"；肾阳虚到一定程度，也能累及肾阴，转为阴阳两虚，病理上叫"阳损及阴"。肾阴为人体阴液之根本，肾阳为人体阳气之根本，肾中阴阳如同水火寓于肾中，故前人有"肾为水火之宅"的说法，又说"五脏之阴气，非此不能滋；五脏之阳气，非此不能发"。可见肾阴肾阳在人体生理活动中的重要。

49. 肾精与肾气之间有何内在联系？

肾精，是肾所藏之精，广义来讲分先天之精和后天之精，先天之精禀受于父母，主生育繁衍后代，所以也叫"生殖之精"；后天之精由脏腑化生水谷精微而成，藏之于肾，并滋养先天之精，主生长发育，所以也叫"水谷之精"或"脏腑之精"。先天之精与后天之精，二者相互为用密不可分。狭义来讲"肾精"就是指肾脏所藏的"生殖之精"——先天之精，主人体生育繁殖，是肾气的原始物质基础，亦属肾阴范围。

肾气，即肾精化生之气，是由肾阳蒸化肾阴而产生的，多指肾脏的功能活动。肾的精气盛衰，关系到人体生殖、生长和发育机能。人从幼年开始，肾精渐充，发育到青春时期肾的精气开始充盈，男子产生精子，女子按期排卵，月经来潮，性机能逐渐成熟，待到老年肾的精气渐衰，性机能和生殖能力就随之减退至丧失，形体也随之衰老，故《素问·上古天真论》说："女子七岁，肾气盛，齿更发长。二七而天癸至，任脉通，太冲脉盛，月事以时下，故有子。三七肾气平均，故真牙生而长极。四七筋骨坚，发长极，身体盛壮。五七阳明脉衰，面始焦，发始堕。六七三阳脉衰于上，面皆焦，发始白。七七任脉虚，太冲脉衰少，天癸竭，地道不通，故形坏而无子也。丈夫八岁，肾气实，发长齿更。二八肾气盛，天癸至，精气溢泻，阴阳和，故能有子。三八肾气平均，筋骨劲强，故真牙生而长极。四八筋骨隆盛，肌肉满壮，五八肾气衰，发堕齿槁。六八阳气衰竭于上，面焦，发鬓斑白。七八肝气衰，筋不能动，天癸竭，精少，肾脏衰，形体皆极。八八则齿发去。"所以人体的生、长、壮、老规律是由肾的精气盛衰所决定的。

50. 为什么说"精者身之本"？

"精者身之本"出自《素问·金匮真言论》。精是人体及其生命活动的根本。精是人体胚胎发生、发育及躯体构成的基本物质：父母生殖之精相合产生胚胎；胚胎发育依赖母体之精气的培育；人的脏腑器官、经络及各种组织靠胚胎之精演化生成。精是维持人体生命活动的基本物质，即气血津液，出生前胎儿从母体吸取而不断滋生、充养，出生后从外界通过饮食、呼吸而不断滋生、补充。精是人体抗御外邪的根本，不断化为营卫津液以抗邪。精是生殖之根本，后代个体的生殖之精从父母遗传而来，又必须靠后天之精不断培育，才能充盈、成熟，而具有性和生殖能力。

51. 中医学中广义之精的含义是什么？

精的含义主要有四个方面。一是中国古代哲学范畴。气之精粹者，是构成天地万物和人的物质基础。二是人体一切有形精微物质。人体的气、血、津液、先天之精、水谷之精等均属其范畴。三是肾精。肾主藏精。肾中之精，据其来源可分为禀受于父母的先天之精和来自饮食营养、脾胃化生的后天之精。二者相互依存，先天之精依赖后天之精的滋养；后天之精的化生，又离不开先天之精的活力资助。二者相辅相成，共同推动和激发人体生理功能活动的正常进行。四是生殖之精之专称。出自《灵枢·本神》篇。

52. 如何理解"肾者，作强之官，伎巧出焉"？

《素问·灵兰秘典论》："肾者，作强之官，伎巧出焉"。对于"作强"与"伎巧"的解释，历来注释有三：其一，作强与伎巧，指男女性功能及生殖而言。如王冰注《黄帝内经素问》云："强于作用，故曰作强。造化形容，故云伎巧。在女则当其伎巧，在男则正曰作强。"其二，作强指动作强劲有力，伎巧指聪明灵巧。如唐容川《医经精义》云："盖髓者，肾精所生，精足则髓作，髓在骨内，髓作则骨强，所以能作强，而才力过人也。精以生神，精足神强，自多伎巧。髓不足者力不强，精不足者智不多。"其三，综合以上两说，即在体力方面动作强劲，在脑力方面精巧灵敏，在男女两性方面具有生殖能力。如近年新编《中医大辞典·基础理论分册》云："肾气充盛的人，动作轻劲而精巧灵敏，这是因为肾有藏精主骨生髓的功能，而'脑为髓之海'之故。"

53. 怎样理解"肾者胃之关"？

"肾者胃之关"，出自《素问·水热穴论》，是在论述肾与水病的关系时提出的论断。"关"，启闭之机关。"关"的含义，王冰次注《素问》："关者，所以司出入也。"张介宾《类经》说："关者，门户要会之处，所以司启闭出入也"。因此，"关"可以认为是主持前后二阴的开闭。王冰注《素问》指出："肾气化则二阴通，二阴闭则胃填满，故云肾者胃之关也。"张介宾《类经》说得较为明确，他说："肾主下焦，开窍于二阴，水谷入胃，清者由前阴而出，浊者由后阴而出。肾气化则二阴通，肾气不化则二阴闭，肾气壮则二阴调，肾气虚则二阴不禁，故曰肾者胃之关"。可见，二阴的排尿、排使功能皆与肾有关。饮食物的代谢，需肾胃密切配合。肾在水液代谢的全过程中起关键作用。肾和膀胱的气化功能失常，开合失度，可出现尿频、遗尿或尿少、尿闭等症。尿少、尿闭时就易引起水肿，所以《素问·水热穴论》又说："关门不利，故聚水而从其类也"。总之，"肾为胃之关"，就是说肾的气化功能主持前后二阴的开闭，也就是主持二阴的排尿、排便功能。

54. 历代医家如何论述君火与相火的含义？

《素问·天元纪大论》所说："君火以明，相火以位"及《素问·六微旨大论》的"显明之右，君火之位也，君火之右，退行一步，相火治之"。王冰次注《素问》曰："君火在相火之右，但立名于君位，……君火之政，守位而奉天之命，以宣行火令尔。以名奉天，故曰君火以名，守位禀命，故云相火以位"，"日出谓之显明，……自春分后六十日有奇……君火位也。火有二位，故以君火为六气之始也。相火，则夏至日前后备三十日也，少阳之分，火之位也，天度至此，炎热大行"。张志聪《素问集注》注道："是以君火以明而在天。相火以位而在下。盖言地以一火而成五行，天以二火而成六气也。"二位注家均从自然界气候变化来阐释君火、相火。

朱震亨《格致余论》认为："以名而言，形气相生，配于五行，故谓之君；以位而言，生于虚无，守位禀命，因其动而可见，故谓之相"。人体内本无火，但在生理活动或病理变化时，随时都有火的象征，提出"相火论"，从阴静阳动的理论中悟出动气即是火的道理，认为相火为人身之动气。《格致余论》说："惟火有二：曰君火，人火也；曰相火，天火也。火内阴而外阳，主乎动者也，故凡动皆属火。""天主生物，故恒于动；人有此生，亦恒于动。其所以恒于动，皆相火之为也。……天非此火，不能生物；人非此火，不能有生"。相火既为肝肾二脏主管，又分布于心包络、膀胱、三焦、胆诸脏腑，并且还认为相火妄动为贼邪。心火和相火，一上一下，一君一相，为生理之常，"心动则相火亦动"。若相火妄动，则病变丛生，并提出相火妄动的原因有情志过极、色欲无度、饮食厚味等。

孙一奎对朱震亨的相火论进行了批驳。不同意朱震亨君火相火属天的说法及龙雷之火属天、肝肾之火属人的主张。他认为火主乎动，具有化生万物的作用，无论在天在人，都不可一日或缺。心属君火，包络三焦属相火。相火无论在天在人，总是永恒不断地运动着，以促进万物的发生和发展。火虽有天人之分，但不能以君相来分属天人。他在《医旨绪余》中注曰："'君火以名'，盖以君虽属火，然至尊无为，惟正火之名，故曰'君火以名'。'相火以位'者，盖相宣行火令，而守位禀命，故曰'相火以位'。犹之宰相奉行君令，为职位所宜然也。"火只有内外邪正之分，无论在人在天，凡属正火，都是主乎生化的元气，凡属邪火，无论外来或内生，都是有害于元气的贼邪。

张介宾在《景岳全书》中提出："邪火可言贼，相火不可言贼"，批驳李杲的"相火者，下焦包络之火、元气之贼"的论点，并反对朱震亨《格致余论》中"人非此火不能有生"、"相火为元气之贼"的观点，详细阐发了君火、相火的含义及其病理。《景岳全书》曰："盖君道惟神，其用在虚，相道惟力，其用在实。故君之能神者，以其明也；相之能力者，以其位也。明者明于上，为化育之元主；位者位于下，为神明之洪基。此君、相相成之大道，而有此天不可无此地，有此君不可无此相也明矣。"故"君火之变化于无穷，总赖此相火之栽根于有地"。五脏各有位、五脏亦各有相、相强则君强。君火为阳中之阳，主于心，相火为阴中之阳，出于肾。

李中梓《医宗必读》认为君火、相火的含义为："盖火分君相；君火者，居乎上而主静；相火者，处乎下而主动。君火惟一，心主是也。相火有二，乃肾与肝"，并阐释了乙癸同源，"肾应北方壬癸，于卦为坎，于象为龙，龙潜海底，龙起而火随之。肝应东方甲乙，于卦为震，于象为雷，雷藏泽中，雷起而火随之。泽也，海也，莫非水也，故曰'乙癸同源'"，治疗上提出"肝肾同治"。赵献可《医贯》认为相火为"水中之火，龙雷之火"，寄于肝肾，是水中之火，与李中梓观点一致，并且指出相火病时不似六淫之火，有燎原之势，治疗时不用水灭直折以泻火，唯"太阳一照，火自消灭"，据同气相求之理，"引火归源"，用八味丸以水中补火。

莫文泉《研经言》则认为君火相火是指天之六气中的暑热，人体各脏均有水火，不该将君火相火之说用于人体。

综上所述，对君火、相火的认识，诸家各有不同见解。实际上，张介宾与朱震亨对于相火的看法，并无原则分歧，均认为相火有常有变，只是对名称有所争执。张介宾称常者为相火，变者为邪火；朱震亨则把常者变者均称为相火。心火为君火，关于相火的分布，则历来有不同说法：有人认为相火分布在肾，有人认为在肝肾，有人认为在包络三焦，有人认为在肝、肾、心包络、膀胱、三焦、胆。亦有人认为君火相火之说不可移用于人身。现在人们对相火的认识多宗朱震亨的观点。而各家对《黄帝内经》君火、相火的阐释，形成了君相二火论，丰富了中医学的理论，不仅说明了人体的生理、病理，还有效地指导着临床实践。

55. 如何正确理解"肾无实证"？

肾脏藏真阴，寓元阳，为人体生命之根本，肾的特性是宜固秘封藏而不宜耗泄，只有肾之精气充盛，帮能保持人体正常的生长发育和生殖功能。故宋代钱乙为了强调肾精肾气、肾阴肾阳在人体的重要作用，在《小儿药证直决》中首次提出"肾主虚，无实也"。之后许多医家也都赞同此说。但《灵枢·本神》篇"肾气虚则厥，实则胀"。《景岳全书》："肾实者，多下焦壅闭，或痛或胀或热，见于二便……"可见肾实之说，早在古代就有。临床上的寒湿腰痛、外伤腰痛、湿热砂石阻肾等，均认为系肾之实证，但辨证归类时，往往将肾之实证责于膀胱或其他脏腑。另外肾之纯实证也较少见，多为虚实夹杂，如肾阳虚水泛，命门相炎妄动等均为本虚标实。故言肾病多虚少实的提法较为正确。肾实的主要表现有：肢肿、腹胀、小便不利、腰冷痛重着、奔豚气等症。

56. 中医学"命门"的含义是什么？

中医学中的命门主要有七个含义。一指五脏，见《难经·三十六难》。与肾有关的生命之本源。命门是先天精气蕴藏所在，人体生化的来源，生命的根本，具有男子藏精、女子系胞的功能。命门之火，即人体之真阳；命门之水，即人身之真阴。关于命门的具体部位，其说有四：右肾，见《难经·三十六难》。二指两肾，见《医学正传》。三指两肾之间，见《医贯·黄帝内经十二官论》。四指肾间动气，见《医旨绪余·命门图说》。五指经穴，见《针灸甲乙经·背自第一椎督脉下行至脊髓凡十一穴第七》，属督脉，位于腰部第二、三腰椎棘突之间。六指石门穴别名，见《针灸甲乙经·腹自鸿尾循经脉下行至会阴凡十五穴第十九》，属任脉，位于脐下二寸。七指官窍、目，出自《灵枢·根结》等篇。

57. 中医学命门与相火学说的沿革如何？

关于"火"在生理、病理方面的作用，《黄帝内经》里就开始提到"壮火食气，少火生气"的问题。到了宋代，医家们提出肾有"真火"的问题。如许叔微在《本事方·论二神丸》中说："肾气怯弱，真元衰竭，自是不能消化饭食，譬如鼎釜之中，置诸米谷，下无火力，虽终日不熟，其何能化。"认为肾有"真元"或"真火"，是脾胃消化水谷的动力。及运气学说盛行，遂有"君火""相火"之说，并且认为少阴属君火，少阳属相火，而二者的作用则是：君火以明，相火以位。朱丹溪对相火学说发挥教大。他说："天非此火，不能生物；人非此火，不能有生。肝肾之阴，悉具相火，人而同于天也。"但另一方面，他又认为"相火易起，五性厥阳之火相扇则妄动矣。火起于妄，变化莫测，无时不有，煎熬真阴，阴虚则病，阴绝则死。……故曰相火元气之贼"（《格致余论·相火论》）。从这些记载中还看不出命门于相火的关系，但在王好古的《汤液本草》中谈到附子时说："气热，味大辛，纯阳，……入手少阳三焦、命门之剂。"可见，在元代，已有命门主相火的说法了。

明代的学者，如李时珍、张景岳、赵献可、虞天民等，对命门都有专门的论述。关于命门的实质和位置，他们有的沿《难经》之说，认为左肾为肾，右肾为命门；有的则认为命门在两肾之间，七节之旁；有的则认为命门为两肾的总称。关于这些争论，并无更多的实际意义，重要的是关于命门的作用。明代学者，差不多一致肯定了命门为相火之主的作用，而这种相火又是整个人体的生化过程，包括脏腑经络功能的发挥，水谷的运化，气血、津液的输布与转化的动力。张介宾、赵献可二人在上述认识的基础上又都谈到命门中含有真水，张介宾称命门为水火之宅，好像命门不仅主火，而且主水，但是，主水，藏精是肾的传统的功能，而他们所谈的命门又不能和肾截然分开。所以，实际上他们所强调的命门的作用，还在火的方面。

命门学说发展到清代，其内容大致可总括为以下几个方面：①命门与肾，有着不可分割的关系。②肾主水，命门主火，肾水也称真水、真阴、元阴等；命门之火，也称相火、真火、真阳、元阳、元气等。二者相互作用，为生命之本，生化之源。③命门之火能温化肾水，蒸蕴脾胃、膀胱，使水谷运化，津液输布。④命门之火主于动，命火亢盛则相火妄动，使阴精耗损，故称相火为元气之贼。

总之，朱丹溪强调了命门相火的第四种作用，而且认为人体阳常有余，阴常不足；张介宾强调了命门的第二、三种作用，而且认为人体阳非有余；另外，还有一些学者，如明代的孙一奎，他只承认命门为元气之本，但不认为命门主相火。对火的利害，他认为无论心的君火，肝肾的相火，都是生命之所必须，称为正火；其他五志郁结化火，或六气化火，都对正气有损，称为邪火。所以，他主张火只应分邪正，不应当强调其天、人、君、相的区别。从今天中医临床实际的情况来看，张景岳等的命门相火说有比较重要的意义。因为在临床上，所谓"命门火衰"或"命火衰微"的辨证结论，是临床较为常见的。

58. 中医学有关"先天"与"后天"的含义是什么？

《灵枢·决气》篇说："两神相搏，合而成形，常先身生是谓精。"《灵枢·经脉》篇又说："人始生，先成精，精成而脑髓生，骨为干，脉为营，筋为刚，肉为墙；皮肤坚而毛发长"。综合上述两段经文可知，所谓"先天"，是指禀受于父母"两神相搏"之精，及先天之精所化的先天之气，是遗传而来，为人体生命之本原。是否可以理解为男性精子与女性卵子结合的受精卵而言。也可说"先天"指人体受胎时的胎元。它在个体生命中系"先身"而生。"后天"是指"精成"以后，即"脑髓生，骨为干……皮肤坚而毛发长"，就是受精卵以后的整个生命发育过程，皆应谓之后天，也应包括胚胎发育整个阶段。因为在胚胎发育阶段主要是由母体间接的获得水谷精微物质的营养而发育，已不再继续禀受父体，所以应称其为后天。

59. 为什么说"肾为先天之本"？

肾藏精，主命火，命火为"生气之源"，是生命的原始动力。男性从"二八肾气盛天癸至，精气溢泻……"，女性从"二七而天癸至，任脉通，太冲脉盛，月事以时下……"开始，肾的精气充盛，"两神相搏"故能有子，和"精成"以后的整个发育生长，抗御外邪的能力，都是肾的精气起决定作用。所以《医宗必读》说"先天之本在肾"。往往人体素质强健，称之为"先天充足"，素质虚弱，称之为"先天不足"。

60. 为什么说"脾为后天之本"？

脾胃有消化、吸收、输布水谷精微之功能，而组成人体以及与生命活动密切相关的气血则是由水谷精微所化生，所以又说"脾胃为气血化生之源"。两神相搏之

"精"，在母体内发育，以及胎儿娩出后，营养的供给都靠脾胃消化、吸收水谷精微。只是胎儿时由母体间接供给，娩出后个体直接从外界索取而已，所以《医宗必读》说"一有此身，必资谷气，谷入于胃，洒陈于六腑而气至，和调于五脏而血生，而人资以为生者也，故曰后天之本在脾"。

61. "先天之本"与"后天之本"二者有何联系？

明代张景岳说"人始生，本乎精血之源，人之既生，由乎水谷之养。非精血无以立形体之基，非水谷无以成形体之壮，精血之司在命门，水谷之司在脾胃，本赖先天为之主，而精血之海又必赖后天为之资"。故脾主运化水谷精微，须靠肾中阳气温煦，并肾精气为后天形体之基础，而肾之所藏精气，亦有赖于水谷精微的不断化生与补充。因此，中医认为，脾与肾，即"后天"与"先天"是相互资助，相互促进，在病理上亦常相互影响，互为因果。如肾阳不足，不能温煦脾阳，而至脾阳不足，若脾阳不足，不能运化水谷精微，久则可累及肾阳不足。临床所见"脾肾阳虚证"即由此而生。

62. "心主身之血脉"与"肺朝百脉"二者有何联系？

《素问·痿论》说："心主身之血脉"，是指心脏有推动血液在脉管内运行的作用。脉为血之府，与心相连，是血液运行的隧道，心之所以能推动血液在脉管内运行不已，全赖心气的作用，因为"心藏血脉之气。"在《医学入门》中更明确说："人心动，则血行诸经，……是心主血也。""肺朝百脉"，朝，即"朝会"之意，指全身血液，都要流经于肺。《素问·经脉别论》说："脉气流经，经气归于肺，肺朝百脉……"即脉中水谷精微之气，流行于经脉。全身之经脉（即百脉）之气，又均朝会于肺，因而有"肺朝百脉"之说。心主血，肺主气，由于肺气贯通于百脉，故能协助心脏主持血液循行。《类经》云"经脉流通，必由于气，气注于肺"。故肺为百脉之朝会。只有心、肺二脏相互协作、协调，才能使人体气血不断循环周流不息，清气和水谷精微得以输布全身，将其代谢的废物不断排于体外。

63. 如何理解"水火既济"的含义？

"既济"一词出于《易经》，即坎上离下相济之意。坎是水，离是火。既济是指水火相交为用。中医学中所谈"水火既济"，是借用五行学说中关于水与火相生相克关系来比喻心火与肾水，肾阴与肾阳的相互关系。二者相互协调，维持生理功能的相对平衡，故称"水火既济"。五脏配属五行，心属火，肾属水，心居于上焦，为"五脏六腑之大主"，"主明则下安，主不明则十二官危"，故心气当下通于肾，即心火下交于肾，以资助肾阳温煦肾阴，使肾水不寒，维持肾阴肾阳平衡协调。肾居于下焦，藏精主水，故曰"水脏"，肾水当上济于心火，即肾水上承于心，使心火不亢。心火与肾水上下交通，水火互济的关系，称"水火互济""心肾相交"或"心肾相通"等。

64.“水火失济”临床常见哪些病证？

“心藏脉，脉舍神”“肾藏精”而“精生髓”“脑为髓海”称“元神之府”。精血为神的物质基础，故人的精神思维活动不仅为心所主，同时也与肾相关。所以当心与肾（即水与火）关系失调时，多表现于神志方面的异常。例如，心火不足（心阳虚）不能下资肾阳温煦肾阴，则肾水不化，反上凌于心，而见心悸，心慌，水肿等，叫“水气凌心”。若肾水不足（肾阴虚），不能上济于心阴，则心阳独亢，神不守舍，而见心悸、心烦、失眠、多梦等，叫“心肾不交”，或称“水亏火旺”证。

65.“肝肾同源”含义是什么？

“肝肾同源”是阐述五脏之间相互关系的理论之一，由于肝与肾在五行、天干、方位等配属上，肝属东方甲乙木，肾属北方壬癸水。因肝与胆相表里，胆为腑与天干相配属甲；肾与膀胱相表里，膀胱为腑与天干相配属壬。所以肝脏属“乙木”、肾脏属“癸水”，习惯又称“乙癸同源”。“肝肾同源”，主要是阐述肝与肾二脏关系之密切，其含义可以从以下三个方面来理解：一是“肝藏血”“肾藏精”，肝肾二脏之阴可相互滋养。且精与血在生理活动中还可互生，即肾精可化生肝血，肝血亦可化生为肾精。所以称“肝肾同源”。二是同源于水谷精微，因为精与血都化源于水谷精微。三是肝和肾均内藏相火，而相火源于命门。临床上肝或肾之阴虚而致相火妄动，常是二者并治，或采用滋水涵木，或采用补肝兼养肾之法，便是以此立论的。也可以说肝肾两脏在临床上无论虚证还是实证，其补泻原则皆是二者兼顾的。正如《医宗必读》所说：“东方之木，无虚不可补，补肾即所以补肝；北方之水，无实不可泻，泻肝即所以泻肾。”另外也有人认为肝与肾两脏，同居于下焦，在生理上自然关系密切。也作为解释“肝肾同源”的理由之一。

66.“肝肾同源”有何临床意义？

由于肝肾两脏生理关系极为密切，当然在病理上也必然相互影响。生理上，肝血须依赖于肾精滋养，肝才能有藏血和疏泄功能活动；反之，也只有肝血亢盛，使血化为精，肾精才能充满，肾才能有藏精，主生殖发育等功能活动。所以病理上，当一脏亏损时，另一脏也必然导致不足。如肾精亏损，可导致肝血不足；肝血不足也可引起肾精亏损。又由于肝肾同居下焦。肝血与肾精互生，二者之阳皆属相火，同源于命门，所以肝阴、肝阳，肾阴、肾阳之间有相互制约的关系、若因某种原因引起一方不足，就可以导致另一方的偏亢；反之一方的偏亢还可导致另一方的不足。如肾阴不足，肝失濡养，可导致肝阳偏亢，见眩晕、头痛头胀，急躁易怒等，习惯称“水不涵木”。若肝火太盛，阳气有余，亦可伤及肾阴，导致肾阴不足，见头晕耳鸣、腰膝疲软、盗汗等证。由于病理上的相互影响，就决定了在临床治疗中，病与肾病必当二者兼顾，即肝血虚，补养肝血亦当填补肾精；肾精不足，补益肾精亦当滋养肝血。又如肝阳上亢往往是阴不足而致，故平肝潜阳，亦当滋补肾阴。只有二者兼顾才能使阴阳平衡，恢复正常生理活动。

67. 脾与胃在生理及病理上的关系如何？

脾胃属土，同居中焦。脾为阴土，喜燥而恶湿；胃为阳土，喜润而恶燥。脾与胃共同完成水谷受纳、腐熟、消化吸收与输布。脾气的特点以升为顺，胃气的特点以降为和，二者经脉互相络属，配合成脏腑阴阳表里关系。脾主运化转输，胃主受纳腐熟。胃与脾一纳一运互相配合，才能完成消化吸收输送营养的功能。如果胃不能正常纳谷与腐熟，必然影响脾的运化；若脾不能健运，也会影响胃的受纳与腐熟，所以，临床上往往是食欲不振，厌食纳呆与食后饱胀、消化不良同时并见。前者属胃不受纳，后者属脾不健运。在治疗时"和胃""开胃""降胃气"，与"健脾""醒脾""助脾升清"往往是同时并用。脾主升清，以升为顺。脾气将水谷精微上归于肺，借宗气以输布营养周身。上至头目，旁及四肢，内而脏腑，外而肌腠皮毛。胃主降浊，以降为和，胃将受纳腐熟的水谷，不断下传至肠中，保持肠胃的虚实更替，食纳与消化正常，气血才有化生之源。若脾胃升降失调，则必然发生病理相互影响。若脾气运化失职，清气不升，可影响胃的受纳与和降，出现纳呆，呕恶或呕吐、嗳气、脘腹满胀等病症。反之，若饮食不节，食滞胃脘，浊气不降，也同样影响脾气升清与运化，出现腹胀、泻泄等病症。《素问·阴阳应象大论》说："清气在下，则生飧泄；浊气在上，则生腹胀"。就是对脾胃升降失调的病理概括。

68. 为什么说"肺为气之主"和"肾为气之根"？

肺主气，司呼吸，是体内外清浊之气交换的场所，人体通过肺吸入自然界的清气（氧气），呼出体内的浊气（二氧化碳气），吐故纳新，使体内外气体不断得到交换，所以《素问·阴阳应象大论》说："天气通于肺。"又肺吸入之清气（氧气），与水谷之精气相结合，形成宗气。宗气积于胸中，出于喉咙以司呼吸。又通过心脉布散全身，以温煦四肢百骸和维持它们正常的生理功能活动。《素问·五脏生成》篇说；"诸气者，皆属于肺。"故曰"肺主一身之气。"肾主纳气，即肺吸入之气，应下纳于肾，也就是说肺的呼吸功能需靠肾气主纳的作用来协助，只有肾中精气充盛，吸入之气才能经过肺的肃降下纳于肾，若肾的精气不足，摄纳无权，气浮于上，或肺气久虚，伤及肾气，而肾不纳气，则可见喘促，呼多吸少，张口抬肩，动则加甚等临床表现，故曰"肾为气之根"。

69. 水液输布与哪些脏腑功能关系密切？

脾主运化，将胃纳入的水液上输于肺，故曰"脾为胃行其津液。"上输于肺的水液谓之"清"，清中之清者经肺气的宣发，心脉的运载，以濡养脏腑、肌腠、皮毛等组织器官。清中之"浊"者，通过肺的肃降作用，水道通调，下降于肾，故曰"肺为水之上源"。而输布于肌腠、皮毛等组织器官的水液，除一部分以汗的形式排出外，其余仍回流于心脉，以"浊"下降于肾。归于肾的水液，经肾阳（命火）的蒸化，浊中之清者，复化气上升于肺而布散周身。浊中之浊者，注入于膀胱形成尿液，经气化作用排于体外。水在体内的升清降浊，以及膀胱的气化，皆靠肾中阳气的温煦、蒸化和推动，故曰"肾主水"。肝主疏泄使三焦通利也有一定作用。而三焦则是水液升降运行之通道。因此水液输布及维持其平衡，是多个脏腑功能相互协调的结果，任何一脏功能失调，都有可能使水液代谢障碍而发生水液紊乱的病变。

70. 为什么说"脾为生痰之源，肺为贮痰之器"？

肺主宣发与肃降，宣发可将津液布散于肌腠皮毛，肃降可使水道通调，使上源之水下行。若肺失宣降，上焦水津不能通降与布散，便停聚于肺，而化为痰饮。脾主运化水湿，若脾不健运，水湿不运，便停于体内，或肌肤四肢，或脏腑等部位。若停聚于肺，与寒、热、火、风、或气等邪相搏，聚而为痰，痰浊阻肺，影响气机，则肺气不宣、不降，可见咳嗽、痰多，甚或上逆作喘。古人说"脾为生痰之源，肺为贮痰之器"，即肺病停痰，痰浊阻肺，不单纯是肺本身病变，而其根源多是因脾气虚不能运化水湿，水湿停聚于肺而发病。如临床常见面色萎黄，神疲乏力，脘腹不适，四肢困重，纳食不香，大便溏薄或泻泄，又见咳喘痰多。则其治法除宣肺化痰、止咳平喘外，关键还应补益脾气，增强脾运化水湿的功能，水湿得化，肺内停聚之痰再生无源。肺气宣降协调，诸证便解。

71. 胆为六腑之一，为什么又属奇恒之腑？

胆附于肝，为肝互为表里。《东医宝鉴》说："肝之余气，溢入于胆，聚而成精"，所以，胆能贮藏精汁，又称"中精之府"。胆能疏泄胆汁于肠胃参与水谷之消化。因其能藏能泄，不同于腑之泻而不藏，而其疏泄胆汁又与其他腑传化水谷糟粕功能有别。另外，胆所藏之胆汁（精汁），中医学认为亦属精微物质，同样也是神的物质基础。所以胆亦与精神情志等功能活动有关。《素问·灵兰秘典论》说："胆者，中正之官，决断出焉。"清代程杏轩在《医述》中说"气以胆壮，邪不能干"，所以说胆气虚则怯，善太息，或数谋虑而不能决断，这也与六腑有别，而与奇恒之腑的"脉舍神""脑为元神之腑"等相似，故古人又将胆列入奇恒之腑。在临床上对某些惊悸、惕而不安、虚怯、失眠，入睡易惊醒等精神、情志病变，也常从胆治之。如常见痰热内扰，胆虚气机不利，疏泄失调，故见虚烦不眠，惊悸不宁，口苦，胸闷善太息等精神情志的病变，多选用"温胆汤"治之。

72. 为什么"凡十一脏皆取决于胆"？

《素问·六节藏象论》说："凡十一脏取决于胆"，似与"心为五脏六腑之大主"相矛盾。"心为君主之官"、至高无上，"主明则下安，主不明则十二官危"。胆为六腑之一不能与心并驾，所谓"十一脏取决于胆"我们认为大体可以综合以下几方面看法：其一，胆，其形同器，亦称为"形脏"，所藏"精汁"输入于肠，帮助脾胃消化水谷，化生精微以供后天之需要。同时胆又在"君主之官"主宰下参与精神情志活动。它善于决断，不偏不倚，号称"中正之官"，所以说"十一脏取决于胆"；其二，在运气学说中"东方甲乙木"，肝主东方，肝为脏属阴，肝与胆相表里，胆为腑属阳，胆为阳木。主春天少阳升发之气，又主决断，俗称"一年之计在于春"，故人体脏腑生生之气，始于胆之阳木，故"十一脏取决于胆"。其三，认为人之生长、发育全赖水谷精微所养，而水谷精微的化生离不开胆疏泄之"精汁"作用，能使水谷化生精微以养五脏六腑，若胆病影响水谷精微化生，五脏六腑失养，也可说"十一脏取决于胆"。

73. 《黄帝内经》如何论述"三焦"的含义？

《素问·六节脏象论》说"脾、胃、大肠、小肠、三焦、膀胱者，仓廪之本，营之居也，名曰器，能化糟粕，转味而入出者也。"《素问·五脏别论》又说"夫胃，大肠、小肠、三焦、膀胱……其气象天，故泻而不藏，此受五脏浊气，名曰传化之腑，此不能久留，输泻者也。"从上述经文分析，三焦与脾胃，大小肠、膀胱等脏器，既是营养物的仓库，又有传化糟粕的作用，既能摄入五味化生营养，又能排泄代谢糟粕，故称"传化之腑"，为六腑之一。在《灵枢·五癃津液别》篇对三焦阐述似乎更为明确："水谷皆入于口，……故三焦出气，以温肌肉，充皮肤，为其津，其流而不行者为液，天暑衣厚则腠理开，故汗出，……天寒则腠理闭，气湿不行，水下留于膀胱，则为溺与气。"说三焦是水谷精微之气、津液出入于肌腠之间的通道，肌腠依靠三焦为通道，才能得到水谷精气的温煦滋养。三焦不仅能输送水谷精气，并有气化功能，使气（即水气）化为津液，从玄府（汗孔）排出则为汗，从膀胱排出则为尿（即溺）。所以《素问·灵兰秘典论》说："三焦者，决渎之官，水道出焉。"三焦是主管体内水液流通和排泄的器官，也是水液流通和排泄的通道，它把肺、肾、膀胱、腠理密切联系在一起，成为水液代谢贯串始终的通道，所以称三焦为"中渎之腑"（《灵枢·本输》篇）。在十二脏中"惟三焦最大，诸脏无与匹者，故名是孤之府也"（《类经》）。

74. 按照人体躯干部位如何划分三焦？

上焦、中焦、下焦之"三焦"，与上述六腑之一的三焦概念不同。上、中，下三焦主要指人体躯干部位的划分，即横膈以上为上焦，包括心与肺两脏；横膈以下至脐为中焦，包括脾与胃等脏器；脐以下为下焦，包括肝、肾、大肠、小肠、膀胱等脏器。概括其生理功能：上焦司呼吸、主血脉，将精气敷布于全身，以温养肌肤、筋骨、通调腠理。《灵枢·营卫生会》篇将这一功能形容为"上焦如雾"。又吸入之清气，和人体所需之水谷必经过上焦而纳入人体，所以又说"上焦主纳"。中焦主要腐熟水谷，并将精微物质，化生营血。《灵枢·营卫生会》篇将腐熟水谷的功能形容为"中焦如沤"。水谷必须经腐熟才能化生为人体需要的精微，所以又说"中焦主化"。下焦主要是泌别清浊，并将糟粕以及代谢水液排泄于外，《灵枢·营卫生会》篇将这一功能形容为"下焦如渎"。"渎"，是水道。因三焦具有气化和通行水道的功能，所以称为"中渎之府"。正如张介宾说："中渎者，谓如川如渎，源流皆出其中也。即水谷之入于口，出于便，自上而下，必历三焦，故曰中渎之府，水道出焉。""下焦主出"源自《难经·三十一难》。下焦以出而不纳为其功能特征，有灌渗水液、泌别清浊、排泄二便等功能，体内的糟粕与代谢水液必经下焦排出体外，所以说"下焦主出"。

75. 为什么说关于三焦问题的争论源于《黄帝内经》？

《黄帝内经》提到三焦的地方很多，但说法不同甚至还有相互矛盾的地方。其中比较明确的记载有三处，一是《素问·灵兰秘典论》："三焦者决渎之官，水道出焉"。二是《灵枢·营卫生会》篇谈到上焦、中焦均开口于胃，上焦出卫气，布于胸中；中焦出营气，变化而为血；下焦"别回肠，注于膀胱而渗入焉"。三是同篇提到"上焦如雾，中焦如沤，下焦如渎"。分析来看，《素问·灵兰秘典》所说的三焦，实际是《灵枢·营卫生会》所说的下焦。至于中、上两焦，则完全是对所谓在胃中产生的"营"和"卫"的出路的一种设想，在当时解剖学知识十分缺乏的情况下，作出这种朴素的猜想和设想，本是很自然的。但三焦问题的争论，却自此产生。

76. 关于三焦"有名无形"的争论主要有哪些医家的论述？

《难经》首先提出三焦是"有名无形"的，而且它是"元气之别"，"主持诸气"，并且和五脏六腑、十二经的所谓"原穴"联系起来，认为它是"水谷之道路，气之所终始"，这样就极大地提高了三焦的重要性，同时也增加了它的神秘性。从南北朝到隋唐，三焦又有"三元气""三管""三关"等名称。到宋代，陈无择首先反对三焦"有名无形"之说，认为三焦"有脂膜如手大，正与膀胱相对，有二白膜自中出，夹脊而上，贯于脑"。于是到明清时期关于三焦问题的争论，就集中在有形无形，以及究竟是什么形的问题上了。主张无形的，大抵和命门相火、肾间动气等联系起来，认为三焦只不过是一种元气罢了；主张有形的大抵由陈无择脂膜说出发，或认为腹腔附脊的"鸡冠油"为三焦；或认为三焦即指"腔子"；或认为三焦是五脏六腑之外，身体之内的一个大包；或认为附心的脂膜为上焦，胃外的网膜为中焦，附于大小肠、膀胱的脂膜为下焦。有的甚至把周身的腠理都包括在三焦之内。有的更把三焦分为手三焦、足三焦，前三焦、后三焦等。到了民国初年，像章太炎、陆渊雷等甚至牵强地认为三焦就是全身的淋巴管。所有这些争论对中医的临床实践无实际意义。从中医临床应用的观点来看，三焦的概念，实际上有两种不同的含义。一种即《黄帝内经》"决渎之官，水道出焉"的含义，即三焦是和膀胱相联系的一条"水道"，它的疾病与小便异常有关。另一种是把三焦作为人体的三个部位名称来应用。现在，中医提到三焦病变，一般认为上焦指心肺、咽喉及头部的病变；中焦指脾胃病变；下焦指肝肾及大小肠、膀胱的病变。

77. 三焦气化与肾阳气化、膀胱气化的含义各是什么？

三焦气化，指三焦是元气、津液出入的通道，然后从腠理皮毛排出则为汗，从膀胱排出则为溺。所以《素问·灵兰秘典论》说："三焦者，决渎之官，水道出焉。"肾阳气化作用，是指肾主水液代谢的功能，主要表现肾对水液的升清降浊作用。即水入于胃，由脾上输于肺，肺气肃降则水下流归于肾。肾主水液是通过肾阳的气化作用，一方面将归于肾之水液，使清者再上升归于肺而输布全身，浊者下注入膀胱排出体外；另一方面是肾中阳气为全身阳气之根，肺的宣降、三焦气化、膀胱气化，以及脾的运化水湿等功能，都需肾中阳气之蒸化才能进行，才能维持全身水液代谢的平衡。所以说："肾主水"。膀胱气化，有两个方面：一是指膀胱的排尿作用，即《素问·灵兰秘典论》说："膀胱者，州都之官，津液藏焉，气化则能出矣。"二是指由膀胱经脉发泄则为"气"。

78. 三焦气化与肾阳气化、膀胱之气化功能有何关系？

三焦、肾、膀胱的气化虽然主要都是指水液代谢的功能。但三焦是主管体内水液流通和排泄的器官，也是水液流通和排泄的通道，故三焦又有"水道"之称，三焦水道是否通调，与肺的宣发与肃降有密切关系，故称"肺为水之上源"，《素问·经脉别论》说："饮入于胃，游溢精气，上输于脾，脾气散精，上归于肺，通调水道，下输膀胱"。水饮入于胃，脾为胃行其津液，脾气散精，内而脏腑四肢百骸，外而肌腠皮毛使之滋养。另外脾气散精，又能上输于肺，再靠肺气的宣发肃降协调作用，使三焦水道通调，并使下注于肾的水液通过肾的升清降浊功能将浊中之清上归于肺，浊中之浊下注膀胱排出体外。可见在整个水液代谢过程中三焦是贯串始终的通道，将肺、肾、膀胱等脏器与腠理密切联系起来，所以《灵枢·本脏》篇说："肾合三焦，膀胱，三焦膀胱者，腠理毫毛其应。"肾脏与三焦膀胱密切联系相互配合。《灵枢·本输》篇又说："肾合膀胱，膀胱者津液之腑也，少阳属肾，肾上连肺，故将两脏。三焦者，中渎之府也，水道出焉，属膀胱。"综上所述可以看出在水液代谢过程中，虽以肾脏为主，以肺之宣降为其动力，而三焦确是贯彻始终的水液通道，所以称三焦为"中渎之腑"，有"总司人体气化"的功能。

79. 如何理解"三焦主持诸气"？

三焦之所以能"总司人体的气化"，是由于三焦能通行元气，元气根于肾，由先天之精所化生，所以有"肾为气之根"的说法，但必须经三焦而分布全身，内而脏腑，外达腠理肌肤无处不到，人体各脏腑组织得到元气的激发，才能发挥其各自不同的功用。《难经·三十八难》说三焦为"原气之别焉，主持诸气"。《难经·六十六难》又说："三焦者，原气之别使也，主通行三气，经历于五脏六腑。"所以，"三焦主持诸气"，实际上是"元气通路"之意。元气通过三焦遍布全身，推动各脏腑功能活动，故曰"三焦主持诸气"。

80. "肺主一身之气"与"三焦主持诸气"的关系如何？

"肺主一身之气"，是指肺"司呼吸"，进行气体交换，吸入之清气在肺内与脾运化来的水谷精微相结合，形成"宗气"，《灵枢·邪客》篇"宗气积于胸中，出于喉咙，以贯心脉，而行呼吸。"即宗气的主要功能是推动肺的呼吸和助心气以行血，并通过心脉而布散全身，使人能言、能视、能听等。"肺主一身之气"主要体现在宗气遍布全身的作用，宗气之所以能遍布全身，也与三焦通行元气有关，故"三焦主持诸气"与"肺主一身之气"二者又有着密不可分的内在联系。

81. 如何理解"上焦如雾，中焦如沤，下焦如渎"？

"上焦如雾"，形容上焦心肺宣发散布水谷精气的功能，亦即如《灵枢·决气》所说："上焦开发，宣五谷味，熏肤、充身、泽毛，若雾露之溉，是谓气"。"中焦如沤"，"沤"乃腐熟之义，喻中焦之脾胃有腐熟水谷的功能。"下焦如渎"，喻下焦如排泄水液的沟渠。"上焦如雾，中焦如沤，下焦如渎"，概括了上、中、下三焦的作用。上焦轻扬而升，水谷之精气上升；下焦重浊而降，水谷之糟粕下降；中焦之沤是升降之枢要，沤是升降之根本，中焦不能沤则清气不升，浊气不降，中焦沤化正常则清气上升而成雾，注气下降而为渎。这样三焦的功能才能正常。

82. 如何理解治上焦如羽，治中焦如衡，治下焦如权的三种治法？

"治上焦如羽，治中焦如衡，治下焦如权"是吴鞠通对温病三焦分治原则的具体说明。人体脏腑部位有高下不同，疾病所犯部位有上中下三焦之分。上焦部位最高，病偏于表，治疗取轻清上浮之剂，如桑菊、银翘、栀豉之类，故曰"治上焦如羽"。中焦处于上下之间，病在中部，邪势较盛，治疗以祛其邪，平衡升降出入之枢纽，用药既不能失之太薄，亦不可过于厚重，温热用白虎汤、承气汤之类；湿热用王氏连朴饮之类，故曰"治中焦如衡"。邪在下焦，以肝肾真阴大伤为主，治疗必须厚味滋填，介石重镇，如诸甲复脉、大小定风珠之类，故曰"治下焦如权"。

83. 中医学"四海"的含义是什么？

"四海"，即髓海、血海、气海、水谷之海。《灵枢·海论》说："人有髓海、有血海、有气海"，又说"胃者水谷之海，冲脉者，为十二经之海，膻中者，为气之海；脑为髓之海"。胃主受纳水谷，称水谷之海；冲脉上循脊里与十二经脉会聚而贯通全身，为十二经脉之海，又称血海；膻中位于上焦，积聚宗气，称为气海；脑为髓聚，故称为髓海。"四海"功能正常协调，则维持人体正常生命活动，若"四海"功能偏盛偏衰，则出现各种病变，《灵枢·海论》说："气海有余者，气满胸中，悗息面赤，气海不足则气少不足以言。血海有余，则常想其身大，佛然不知其所病；血海不足，亦常想其身小，狭然不知其所病。水谷之海有余，则腹满，水谷之海不足，则饥不受谷食。髓海有余，则轻劲多力，自过其度；髓海不足，则脑转耳鸣，胫酸眩冒，目无所见，懈怠安卧。"这是"四海"发生病变的种种临床表现。

84. "发为血之余""齿为骨之余""爪为筋之余"的含义各是什么？

发，又称"血余"，为肾之外华；齿为骨之余，肾主骨生髓，发与齿的生长脱落与肾的精气盛衰密切相连。所以《素问·上古天真论》男子"八岁，肾气实，发长齿更，……七八，……天癸竭，精少，肾脏衰，形体皆极。八八，则齿发去。"女子"七岁，肾气盛，齿更发长；……三七肾气平均，故真牙生而长极，四七……发长极……五七，……发始堕……六七，……发始白……"临床常见，青年或壮年因肾精气虚而发脱齿摇。日常生活中也可偶有年过半百之人，齿不摇发不脱，这主要是虽然人老但肾中精气尚且充沛之表现。爪，即手足指甲，为筋之余。爪为肝之外华，《灵枢·本脏》篇说："肝应爪，爪厚色黄者胆厚，爪薄色红者胆薄。"这种说法虽然不能客观地去测定，但说明爪与肝胆关系的密切，临床常见因肝血不足，爪甲失去濡养而焦干、脆裂或变形。

85. 女子胞生理功能与哪些组织器官关系密切？

女子胞，主月事和孕育胎儿。首先，女子胞与肾脏及冲脉，任脉关系最为密切，因为人的生殖发育机能由肾的精气所主，而冲、任二脉同起于胞中，当肾中精气旺盛，冲任二脉气血充盈时，则月经守信按月来潮，便具有生殖和养育胞胎的能力，《素问·上古天真论》说女子"二七而天癸至，任脉通，太冲脉盛，月事以时下，故有子。"若肾中精气不充，冲任二脉气血不足，就会出现月经不调，经闭或不孕等症。其次，女子胞与心、脾、肝三脏关系也很密切，因月经来潮，以及胎儿的充养均依赖营血。心主血脉，肝主藏血，脾统血又是生血之源，所以当心、肝、脾三脏上述功能失调时，亦往往影响胞宫的生理功能。如常见的心脾两虚证，因化血无源，或思虑太过，心血暗耗，而至月经量少、愆期或经闭；若脾气虚不能统摄血液，而致月经淋漓不止；若脾气虚而中气下陷，还可导致胞宫脱垂；若肝气郁结疏泄失职，致血瘀不行，则经闭，或血瘀胞中等。

86. 人体的消化过程主要与哪些脏腑起作用？

人体的消化过程主要是胃、小肠、胆、脾、大肠、肝、肾等脏腑的协调配合，但各起的作用不同。饮食物进入胃，由胃容纳之，称之为"水谷之海"经过胃的腐熟，下降于小肠。小肠在消化过程中的作用是泌别清浊。通过小肠的作用，饮食物变为两种物质，一为"清者"，即水谷精微，被小肠吸收。一为"浊者"，包括食物残渣和浊水，分别降入大肠和膀胱。脾主运化。脾在饮食物的消化和水谷精微的吸收、布散等过程中发挥极重要的作用，中医学用脾主运化来概括。虽然胃、小肠和脾都具有消化作用，但主要依赖于脾。胆贮存和排泄胆汁，以助消化。肝借助疏泄功能，一方面关系到脾胃的正常升降，另一方面关系到胆汁的正常分泌和排泄。大肠接受小肠下降来的食物糟粕，并吸收部分水液，变化为粪便，经肛门排出体外。肾对消化的促进作用。肾阳为一身阳气的根本。肾阳温运脾阳，以助运化；肾阳温胃阳，以助腐熟。因此，肾是消化功能的动力和热能源泉。如肾有病变，则消化异常，可见腹胀、肠鸣、五更泻泄等表现。

87. 肾的升清降浊功能与脾胃升清降浊二者有何不同？

肾的升清降浊功能，是指肾在人体水液代谢过程中的作用，是靠肾阳的温煦作用，蒸腾气化而实现的。在水液代谢过程中有清有浊，清中有浊，浊中有清，清者上升，浊者下降，清升浊降在体内不断地运动。具体来讲是饮食入于胃，津液由胃、小肠、经脾的吸收和转输，上输于肺。肺中之津为清，其清中之清者，经肺气的宣发、心脉的运载，布散于皮毛、肌腠等各组织器官。清中之浊，通过肺气肃降，经三焦水道，下降于肾。归于肾的水液为浊，经肾阳的蒸化，其中浊中之清，复化气上升于肺而布散周身，浊中之浊下降注入于膀胱成为尿液排出体外。在这一过程中各脏腑功能都离不开肾阳的温煦，所以说肾的"升清降浊"除了指肾主水液代谢功能而外，还包括了整个物质代谢原动力的含义。

脾胃的"升清降浊"，是指脾胃一脏一腑对水谷消化吸收与输布的协调作用，脾气升清，胃气和降，二者既对立又统一，共同维持人体消化功能的正常。脾主升，是说脾不仅消化水谷，而且还能吸收和输布水谷精微。脾的这种生理作用，主要体现在上归于肺的过程，即"脾气散精，上归于肺"。脾居中焦，肺居上焦。故曰"脾主升"。其所升之物质是水谷精微，所以称为"升清"。胃主降，是说胃除腐熟与消化水谷之外，还包括有向下传递食糜到小肠的作用，胃的向下传导是胃气和降的具体表现，只有胃气和降功能正常，食糜才能有规律的下降传至小肠，而进行泌别清浊的吸收活动，并保持胃肠虚实更替、"实而不满"的生理状态。脾胃的"升清降浊"，是相互协调的，一方失调，必影响另一方异常。叶天士认为纳食主胃，运化主脾，脾升则健，胃降则和。所以说脾胃的"升清降浊"是指脾与胃一脏一腑相互协调，共同合作完成饮食水谷消化、吸收和输布的作用而言的，与肾的"升清降浊"含义是不同的。

88. 怎样体会中医学所说的"脏腑"的概念？

中医学认为"有诸内必形诸外。"所以根据"脏居于内，形见于外。"的理论，对人体在正常生理活动和病理变化情况下的内脏活动异常而表现于外的现象，长期不断观察，逐渐积累有关脏腑功能活动的知识，并逐步充实和完善，形成了理论体系。认为以心、肝、脾、肺、肾五脏为中心，通过经络分别将其他有关脏器加以联系，形成了五个大的系统，每个系统都受着所属脏的影响和支配。所以每一脏的生理活动、病理变化都涉及多个方面，而决不只局限于脏腑的解剖学概念，如心脏，除心本脏为血液循环重要器官"主血脉"功能活动外，"心主神志"，包括了大脑的主要功能，思维意识活动。即李梴所说的"神明之心"。另外心与小肠为表里，"其华在面"，"舌为心之苗"等都有着密切的生理联系。所以心、小肠、面、舌、脉等形成一个相对独立的活动体系。正因为藏象学说的形成不是单纯建立在大体解剖学的基础上，而是从外部进行生理与病理的动态研究、归纳综合与推理产生的。因此，不能拘泥于解剖学的概念来理解，而更主要的应从生理学病理学的概念来理解。

第三章 气、血、津液

【目的要求】

1. 掌握人体气的概念、气的生成、气的运行、气的功能和气的分类。
2. 掌握血的概念、血的生成、血的运行和血的功能。
3. 掌握津液的概念、津液的生成、输布与排泄以及津液的功能。
4. 熟悉气、血、津液之间的相互关系。
5. 了解气血津液与脏腑经络之间的关系。

【学习纲要】

第一节 气

一、气的基本概念

气，是构成人体和维持人体生命活动的最基本物质。

二、气的生成

➤ 肺吸入的自然界的清气。

➤ 脾胃运化的水谷精气。

➤ 肾精所化之气（包括先天之气）。

脾胃为后天之本，气血生化之源。

三、气的生理功能

（一）推动作用

➤ 心气推动血液的运行。

➤ 肾气推动人的生长发育。

（二）温煦作用

➤ 阳气温通血脉。

➤ 卫气温养脏腑、皮毛。

（三）防御作用

卫气护卫肌表，防御外邪的侵袭。

（四）固摄作用

➤ 卫气、肺气固摄汗液。

　　　➤ 肾气固摄尿液、精液。

　　　➤ 脾气固摄血液。

（五）气化作用

　　　➤ 广义：精、气、血、津液各自的新陈代谢和相互转化。

　　　➤ 狭义：特指水液代谢过程。

四、气的运动

气的运动：气机；运动形式：升降出入。

气机失调：气滞，气逆，气陷，气闭和气脱。

五、气的分类

（一）元气

真气，原气，最基本、最重要的气。

$$组成与分布\begin{cases}肾中精气化生。\\通过三焦布达全身\end{cases}$$

$$主要功能\begin{cases}激发推动生长、发育与生殖。\\维持整个生命活动。\end{cases}$$

（二）宗气

胸中之气，大气，动气。

$$组成与分布\begin{cases}肺吸入的清气和脾胃运化的水谷精气结合而成。\\上至喉咙，下蓄丹田，贯注于心肺之脉。\end{cases}$$

$$主要功能\begin{cases}走息道以司呼吸。\\贯心脉以行气血。\\与言、听、视、动均有关。\end{cases}$$

（三）营气

荣气，营阴，脉中之气。

$$组成与分布\begin{cases}水谷精微中的精华部分——"清者为营"。\\与血液共行于脉中——"营行脉中"。\end{cases}$$

$$主要功能\begin{cases}化生气血。\\营养全身。\end{cases}$$

（四）卫气

脉外之气，卫阳，剽疾滑利。

组成与分布 $\begin{cases} 水谷精微中的强悍部分——"浊者为卫"。\\ 行于脉外，布达全身——"卫行脉外"。 \end{cases}$

主要功能 $\begin{cases} 护卫肌表，防御外邪。\\ 温养脏腑皮毛。\\ 司汗孔开合。 \end{cases}$

第二节　血

一、血的基本概念
血，指运行在经脉内，构成人体和维持人体生命活动的营养物质。

二、血的生成
➢ 营气化血。

➢ 津液化血。

➢ 精血互生。

脾胃为后天之本，气血生化之源。

三、血液的循行
➢ 心主血脉。

➢ 脾主统血。

➢ 肝主藏血。

➢ 肺朝百脉。

➢ 经脉和血液也影响血的运行。

四、血液的功能
➢ 营养脏腑组织器官。

➢ 为神志活动的物质基础。

第三节　津液

一、津液的基本概念
津液，指人体一切正常水液的总称。

➢ 津：性质较清稀，活动度大，分布于体表、孔窍、血脉，起滋润作用。

➢ 液：性质较稠厚，活动度小，分布于骨节、脏腑、脑髓，起濡养作用。

二、津液的生成输布与排泄
➢ 肺主通调水道。

➢ 脾主运化水液。

➢ 肾主水。

➢ 肝主疏泄，促进水液代谢。

➤ 大肠主津、小肠主液。

➤ 膀胱贮尿、排尿。

➤ 三焦为水道。

三、津液的功能

➤ 化生血液。

➤ 滋养脏腑皮毛。

➤ 滑利关节。

➤ 补益脑髓。

第四节　气血津液之间的关系

一、气与血的关系

气为血之帅，血为气之母。

（一）气能生血

➤ 血液来源于水谷精气。

➤ 血液的生成依赖于气化。

血虚：补血为主，兼以益气。

（二）气能行血

血液的循行依赖于气的推动。

瘀血：活血化瘀，兼以调气。

（三）气能摄血

气能统摄血液，防止其逸出脉外。

补气可以摄血。

（四）血为气母

➤ 血为气的物质基础。

➤ 血为气的载体。

大出血──→阳气暴脱──气随血脱。

二、气与津液的关系

（一）气能生津

➤ 津液来源于水谷精气。

➤ 津液的生成依赖于气化。

（二）气能行津

气行则水行，气滞则水停。

水肿：利水为主，佐以调气。

（三）气能摄津

气能固摄汗液、尿液、精液等。

（四）津能载气

津液也是气的载体。

汗出过多——→大汗亡阳
吐泻太过——→阳气暴脱 ｝气随液脱。"吐下之余，定无完气。"

三、津液与血的关系

津血同源，血汗同源。

"夺血者无汗，夺汗者无血。"

"衄家不可发汗"，"亡血家不可发汗"。

即：失血过多者，慎用汗法。汗出过多者，慎用温燥、活血、破血之法。

【知识点拨】

1. "精者，身之本也。"

来自《素问·金匮真言论》。精是精微、精华之意。肾为先天之本，主藏精，人的整个生长、发育过程，均和肾中精气的盛衰存在着极为密切的内在联系。肾中精气的盛衰，决定着人的生长、发育、生殖以及衰老的整个生命过程，所以说"精者，身之本也"。

2. "两神相搏，合而成形，常先身生，是谓精。"

来自《灵枢·决气》。古代医学家认为，男女交合之后，可以产生新的生命，在形体出现之前形成的物质叫精，明确指出精是指构成人体的基本物质。

3. "人始生，先成精。"

来自《灵枢·经脉》。中医学认为，精是指构成人体和维持人体生长发育及各种功能活动的基本物质。也就是说，由于首先有了精这种物质的存在，而后才发育成为人的脏腑身形及形体组织器官，而精又是维持人体生长发育及各种功能活动的基本物质。

4. "气者，人之根本也。"

来自《难经·八难》。中医学中的气，是指人体内存在着的极其微小但活力很强的精微物质，由于气具有很强的活力，不停地运动，对人体生理活动起着推动和温煦等作用，从而维持人体的生理活动。气还是构成人体形态的最基本物质。所以说"气者，人之根本也"。

5. "天地氤氲，万物化生。"

来自《周易·系辞》。气在古代哲学中是人们对世界物质本质及现象的高度概括。古代唯物主义哲学家认为，"气"是构成自然界最基本的物质，宇宙间的一切事物都是由气的运动变化而产生的。

气主煦之，血主濡之。

6. "人以天地之气生，四时之法成。"

来自《素问·宝命全形论》。人是自然界产物，也就是"天地之气"的产物，人与自然界四时阴阳相互通应。因此，人形体的构成，以"气"为最基本的物质基础；人体生命活动的正常进行，也以气为最基本物质。

7. "气聚则形成，气散则形亡。"

来自《医门法律》。古代哲学家认为，"气"是构成物质世界的本源，宇宙间的一切事物，都是由物质的气的运动变化而产生。而人是自然界产物，所以气也是构成人体的最基本物质。由于气是构成人体和维持人体生命活动的最基本物质，如果气的生成充足，功能旺盛，则生命活动正常有序；如果气虚损不足，或外散亡失，则生命活动停止，形体消亡。

8. "天食人以五气，地食人以五味，五气入鼻，藏于心肺，上使五色修明，音声能彰；五味入口，藏于肠胃，味有所藏，以养五气。气和而生，津液相成，神乃自生。"

来自《素问·六节藏象论》。食，音义同饲。强调"天人相应"，阐明自然界的清气和饮食物中的水谷之精气对维持机体的生理活动的重要意义。人以天地之气生，只有不断从自然界摄取清气和水谷之精气，才能维持人体新陈代谢，从而进行正常的生命活动。

9. "出入废则神机化灭，升降息则气立孤危，是以升降出入，无器不有。"

来自《素问·六微旨大论》。所谓"器"，既可指生命体，也可指脏腑器官等。是说升降出入是气运动的基本形式，人体及其全身各脏腑、经络组织器官均为气化活动的场所，无不存在气的升降出入运动。气的升降出入运动是人体生命活动的根本，升降出入一旦止息，则全身的一切生理活动将停息，生气无以自存而绝断。

10. "三焦者，原气之别使也。"

来自《难经·六十六难》。元气运行于全身，作用于机体的各个部分，内至于五脏六腑，外达于肌肤腠理，皆是通过三焦，或者说是以三焦为通道。所谓"别使"，即指元气运行的特殊途径而言。

11. "其大气之搏而不行者，积于胸中，命曰气海。"

来自《灵枢·五味》。大气即宗气。宗气生成以后，首先聚集于胸中上气海丹田部位，成为后天宗始之气，故又称宗气为大气。

12. "宗气积于胸中，出于喉咙，以贯心脉而行呼吸焉。"

来自《灵枢·邪客》。按照张介宾的解释，聚集于胸中的宗气，上"出于肺，循喉咙，故呼则出，吸则入"，下则"蓄于丹田，注足阳明之气街而下行于足"（《类经·针刺类·解结推引》）。也就是说，宗气的主要功能有两方面：一是走息道助肺以行呼吸；二是下贯心脉助心以行气血。

13. "宗气留于海，其下者，注于气街；其上者，走于息道。"

来自《灵枢·刺节真邪》。所谓"海"指胸中"气海"；"息道"，即呼吸之道；"气街"，相当于腹股沟部位。与《灵枢·邪客》所说的"宗气积于胸中，出于喉咙，以贯心脉而行呼吸"相呼应，再次强调宗气分布的部位。

14. "宗气者，动气也。凡呼吸声音，以及肢体运动，筋骨强弱者，宗气之功用也。"

来自清代周学海《读书随笔》。由于宗气走息道以行呼吸，故凡语言、声音、呼吸的强弱，都和宗气的盛衰有关；而因宗气有贯心脉以行气血的功用，所以肢体的寒温和活动能力、视听的感觉能力、心搏的强弱及其节律等，也皆与宗气的盛衰有关。

15. "胃之大络，名曰虚里，贯膈络肺。出于左乳下，其动应衣，脉宗气也。"

来自《素问·平人气象论》。胃的第二条络脉即胃之大络，被称为虚里，且贯膈络肺。由于脾胃生化的水谷精气是宗气的重要组成部分，而宗气具有助心行血等功能，临床上常通过触摸"虚里"处（相当于心尖搏动部位）的搏动情况和脉象变化，可以测知宗气的盛衰，故曰"脉宗气也"。

16. "荣者，水谷之精气也，和调于五脏，洒陈于六腑，乃能入于脉也，故循脉上下，贯五脏络六腑也。"

来自《素问·痹论》。荣通营，即营气。营是水谷精微所化生，具有化生血液、营养全身的作用。营气行于脉中，周流全身，既能运营于五脏，又能敷布于六腑，起到营养、贯通、联络五脏六腑的作用。

17. "卫者，水谷之悍气也，其气慓疾滑利，不能入于脉也，故循皮肤之中，分肉之间，熏于肓膜，散于胸腹。"

来自《素问·痹论》。在此用古代武士慓疾滑利的特点，来形容卫气活动力极强，流动迅猛滑利，不受脉道的约束，以说明卫气循行于周身皮肤、分肉之间，温煦于肓膜、脏腑。

18. "卫气者，所以温分肉充皮肤，肥腠理，司开合者也。"

来自《灵枢·本脏》。卫气行于脉外，其性属阳，是人体阳气的一部分，它的外而皮肤肌肉，内而脏腑，无处不至。卫气能够温煦脏腑皮毛，调节体温，护卫肌表，抗御外邪入侵，控制汗孔的开合。

19. "营卫之行，不失其常，故昼精而夜瞑。"

来自《灵枢·营卫生会》。营主内守而属于阴，卫主外卫而属于阳，营行脉中，卫行脉外，相伴而两者之间的运行必须协调，不失其常，则白天神清气爽，精神饱满，夜间熟寐安稳。

20. "其清者为营，浊者为卫，营在脉中，卫在脉外，营周不休，五十而复大会。阴阳相贯，如环无端。"

来自《灵枢·营卫生会》。古代医学家认为，营气和卫气均化生于水谷精微，水谷精微中清柔富含营养的部分为营，浊厚慓疾滑利的部分为卫，营气行于脉中，卫气行于脉外，营卫之气在一昼夜中各在人身运行五十周次而会合，二气阴阳内外相贯，运行不息，如环无端。

21. "怒则气上。"

来自《素问·举痛论》。所谓气上，即气机逆上。肝为风木之脏，其气易升易动，如遇暴怒伤肝，每致肝气亢逆于上，导致头痛眩晕，或致血随气逆，并走于上。

22. "喜则气缓。"

来自《素问·举痛论》。缓，即和缓，又有涣散之意。喜则志和气达，情绪和缓，如《素问·举痛论》说："喜则气和志达，营卫通利。"但过缓则气机涣散而不收，可使心神涣散而不能集中或内守，而见注意力不集中，喜笑无度，甚至狂乱无常。故《灵枢·本神》又说："喜乐者，神惮散而不藏。"

23. "悲则气消。"

来自《素问·举痛论》。消即气的消散或功能减退。悲哀和忧伤，均属不良性情志刺激，但在一般情况下，并不都导致人体发病。只有在过度悲伤情况下，可使气不断地消耗，所以出现面色惨淡，气短无力，如《素问·举痛论》说："悲则气消……悲则心系急，肺布叶举，而上焦不通，营卫不散，热气在中，故气消矣"。

24. "恐则气下。"

来自《素问·举痛论》。下，即气机陷下。"恐则气下"，是指人在恐惧状态中，上焦的气机闭塞不畅，可使气迫于下焦，则下焦产生胀满，甚则遗尿。

25. "惊则气乱。"

来自《素问·举痛论》。乱，即气机升降紊乱。突然受到外界刺激时可引起神志慌乱，从而引起脏腑气机的紊乱，出现心神不定，手足无措，怵惕不安等现象。故《素问·举痛论》说："惊则心无所倚，神无所归，虑无所定，故气乱矣。"

26. "思则气结。"

来自《素问·举痛论》。结，即气机郁结而不畅。在思虑过度或所思不遂情况下，可影响气的正常运行，导致气机结滞不畅。因此，思虑过度，多影响脾的运化功能，导致脾胃呆滞，运化失常，消化吸收机能障碍，而出现脘腹胀闷，食欲不振，头目眩晕等症。

27. "寒则气收。"

来自《素问·举痛论》。收有收缩、收敛之意。寒邪侵袭人体，可使气机收敛，腠理、经络、筋脉收缩挛急。如寒邪侵袭肌表，毛窍腠理闭敛，卫阳被郁不得宣泄，可见恶寒发热，无汗；寒客血脉，则，血脉挛缩，可见头身疼痛、脉紧；寒客经络关节，经脉拘急收引，则可使肢体屈伸不利，或冷厥不仁。

28. "炅则气泄。"

来自《素问·举痛论》。炅为火光之意。当火热或暑热邪伤人，可致腠理开泄而多汗，若开泄太过，大量汗出未及时救治，则必然使气随津泄，耗伤正气，以致气虚，甚则机能衰竭。故《素问·举痛论》说："炅则腠理开，荣卫通，汗大泄，故气泄矣。"临床可见气短乏力、懒言等气虚症状，甚则可以发生突然昏倒，不省人事等"气脱"证之症状。

29. "劳则气耗。"

来自《素问·举痛论》。耗，即气消耗减退。劳力过度则伤气，久之则气少力衰，神疲消瘦。故《素问·举痛论》说："劳则喘息汗出，外内皆越，故气耗矣"。

30. "中焦受气取汁，变化而赤，是谓血。"

来自《灵枢·决气》。血液的生成有赖于中焦脾胃的运化，胃主受纳，脾气散精，将水谷精微上输于心肺，经宣化变为红色的血液。中焦脾胃在血液生成中起着重要作用，故有"脾胃为气血生化之源"之说。治疗血虚，首当调补脾胃。

31. "夫脉者，血之府也。"

来自《素问·脉要精微论》。脉，即脉管。府，汇集之处。血府，即血液汇集之处。脉为血液汇集和运行的之处，故有血府之称。

32."血者，神气也。"

来自《灵枢·营卫生会》。血液是神志活动的物质基础，心血充盛，则神清气爽，精神、意识、思维活动正常进行。

33."血脉和利，精神乃居。"

来自《灵枢·平人绝谷》。血液为神志活动的物质基础，人的精神充沛，神志清晰，感觉灵敏，活动自如，均有赖于血气的充盛以及血脉的调和与流利。

34."中焦亦并胃中，出上焦之后，此所受气者，泌糟粕，蒸津液，化其精微，上注于肺脉，乃化而为血，以奉生身，莫贵于此，故独得行于经隧。"

来自《灵枢·营卫生会》。血液化生不仅与中焦脾胃的功能密切相关，还需要肺的参与。中焦受纳腐熟水谷，转化成水谷精微，向上输注于肺脉。肺主宣降，朝会百脉，在肺的气化作用下将营气与津液注之于脉中，方化生为血液。血液是对全身各脏腑组织器官起着营养和滋润作用的重要物质。

35."血苑于上，使人薄厥。"

来自《素问·生气通天论》。苑同郁，积的意思。薄同迫。因暴怒等精神刺激，可致阳气亢盛逆乱，血随气逆郁积于头部，而骤然出现厥逆、头痛、眩仆等昏厥重症，称为"薄厥"。

36."衄家，不可发汗，……亡血家，不可发汗。"

来自《伤寒杂病论》。素易鼻衄之人，阴血亏虚者居多；而长期经常出血的患者，则往往阴血极虚。血汗同源，若误用发汗则更伤阴血，故二者皆禁用汗法。

37."腠理发泄，汗出臻臻，是谓津。……谷入气满，淖泽注于骨，骨属屈伸，泄泽，补益脑髓，皮肤润泽，是谓液。"

来自《灵枢·决气》。由于津布散于体表皮肤、孔窍、血脉和肌肉，发挥滋润作用，可在阳气的蒸腾作用下转化为汗液；而液较稠厚，多灌注于骨节、脏腑、脑、髓等组织，润滑关节、补益脑髓、濡润脏腑。

38."饮入于胃，游溢精气，上输于脾，脾气散精，上归于肺，通调水道，下输膀胱，水精四布，五经并行。"

来自《素问·经脉别论》。这是对津液的生成、输布和排泄过程的简明概括。津液的生成，依赖于胃的"游溢精气"和小肠的"泌别清浊"功能；津液的输布，依赖脾的"散精"即转输功能和肺的宣发肃降、"通调水道"作用，从而将津液下输于肾和膀胱；而津液在体内的升降环流，则是在肾的蒸腾气化作用下，以三焦为通道，随着气的升降出入，布散于全身而环流不息。

39. "吐下之余，定无完气。"

来自《金匮要略心典》。津液亦是气的载体。津能载气，气附于津。气之所以能化生津液、敷布津液和固摄津液，亦是因为气蕴于津液之中，故津旺则气旺、津耗则气必伤。当大汗、多尿和吐泻等大量津液流失情况发生时，均能伤津耗气，出现"气随津脱"的病理反映。

【难点解析】

1. 中医学"精"的概念与古代哲学精气学说中"精"的区别。

在中医学里，精是指一种有形的、液态的一种精微物质。有广义和狭义之分。广义的精泛指构成人体和维持人体生命活动的精微物质，包括精、血、津液在内。狭义之精，是肾所藏生殖之精的专称。

古代哲学精气学说中的精是指世界的本原，是构成天地万物和人类的精微物质。是气中之精细者，是一种精灵细微之气，属有形之物质。

2. 中医学精的多种含义。

精在中医学上，其义有五：

（1）泛指构成人体和维持生命活动的基本物质。称为广义之精。如"夫精者，身之本也"（《素问·金匮真言论》）。

（2）指生殖之精，即先天之精，又称狭义之精。如"两神相搏，合而成形，常先身生，是谓精"（《灵枢·决气》）。

（3）指脏腑之精，即后天之精。如"五脏六腑之精气"（《灵枢·大惑》）。

（4）指人体正气。如"邪气盛则实，精气夺则虚"（《素问·通评虚实论》）。

（5）指精血津液的统称。精有四：曰精也，曰血也，曰津也，曰液也（《读书随笔·气血精神论》）。

3. 人体之内的气与宇宙的本原之气的区别。

宇宙的本原之"气"是构成物质世界的本源，宇宙间的一切事物，都是由物质的气的运动变化而产生。如《周易·系辞》说："天地氤氲，万物化生"。《公羊传·解诂》则说："元者，气也。无形以起，有形以分。造起天地，天地之始也。"在《论衡·自然》中，则更明确地指出"天地合气，万物自生"。

人体之内的气是构成人体和维持人体生命活动的物质基础，且由于气具有活力很强的不断运动的特性，对人体的生命活动具有重要的推动和温煦等作用，所以，中医学即以气的运动变化来阐释人体的生命活动。

4. 气机与气化的区别与联系。

气的运动称为"气机"。其基本形式可归纳为升、降、出、入。各脏腑组织器官的功能活动，是气机升降出入运动的具体体现。如肺的呼吸功能，体现在呼气是出，吸气是入；宣发是升，肃降是降；饮食物的消化吸收与输布排泄过程中，体现在脾气的升清，胃气的降浊，以及胃纳是入，大肠糟粕的排泄为出，肾在水液代谢中的蒸腾气化、升清降浊功能，都是气的升降出入的具体体现。

气化，是指气在运动过程中所产生的各种变化。具体地说，是指体内精、气、血—津液各自的新陈代谢及其相互转化。气化过程分为"化"与"变"两种不同的类型：化是指气的缓和运动所促成的某些改变，类似于"量变"；变是指气的剧烈运动所促成的显著变化，类似于"质变"。化与变，皆取决于气的运动。因此，气的运动是产生气化过程的前提和条件，而在气化过程中又寓有气的各种形式的运动。

5. 元气、宗气、营气、卫气的概念、生成、分布和功能。

元气，又称为真气、原气，是人体生命活动的原动力，是人体最基本、最重要的气。元气来源于先天之精的化生，又需依靠后天水谷之精气的不断补充养育，才能发挥其正常的生理作用。元气借助于三焦而流行分布全身，推动人体的生长发育，温煦激发和推动各脏腑组织器官的生理活动。

宗气，是指积于胸中之气。是由肺吸入的清气和脾胃所化生的水谷精气结合而成。宗气通过心肺的作用而贯注于周身。宗气的功能主要表现在两个方面：一是上出于肺，走息道以行呼吸。所以，呼吸、声音、语言的强弱，与宗气的盛衰有密切关系。二是贯注于心脉助心以行气血。所以，心脏搏动的强弱，以及节律是否整齐，气血的运行是否顺畅，肢体的活动能力及体温的变化，视力听觉的感觉能力等；都与宗气的盛衰有着密切的关系。

营气，是与血共行于脉中之气，又称为"荣气"。由于营与血可分而不可离，故常"营、血"并称。营气是由水谷精气中的精华部分所化生，分布于血脉之中，并循行于脉道而营运周身，发挥其营养机体，化生血液的生理功能。

卫气是指运行于脉外。并具有"慓疾滑利"周身，运行于皮肤分肉之间，熏于肓膜，散于胸腹。卫气的功能有三个方面：是护卫肌表，防御外邪入侵；二是营养脏腑、肌肉、皮毛；三是控制调节腠理的开合：排泄汗液及维持体温的相对恒定。

营与卫相对而言，营气行于脉中，主内守而属于阴；卫气行于脉外，主卫外而属于阳，放故有"营阴，卫阳"之称。营卫之间的运行必须协调，才能维持正常的腠理开合和体温的正常。如果营卫之间的协调关系遭到破坏，则称谓"营卫不和"。可出现恶寒发热，汗出或无汗等病理变化。

6. 血的概念、生成、功能和运行。

运行在脉中的红色液状物质，称谓血。血是构成人体和维持人体生命活动的基本物质之一。血液的生成，可概括为三个方面，即营气化血，津液化血，肾精化血。血液，具有营养和滋润全身脏腑组织器官的功能，又是神的物质基础。血液的正常运行，主要靠心气的推动作用。同时，主要借助于肺的宣发和朝百脉，以及肝的疏泄气机促进血液运行的作用。脾统血和肝藏血，是固摄约束血液防止其无故流失，以保持血液沿着脉道运行的重要因素。因此，血液的正常运行取决于心；肝、肺、脾诸脏的推动作用与固摄作用之间的协调平衡作用。

7. 津液的概念，津与液的区别。

津液，是体内一切正常水液的总称，是构成人体和维持人体生命活动的基本物质。津与液在性状，分布部位及功能方面，存在着一定的区别。一般来说，津：质清稀，流动性较大。主要分布于体表皮肤、肌肉孔窍，并能渗入到脉中，对机体各部起着滋润的作用。液：质稠厚，流动性较小，主要灌注于脑、髓、骨关节、脏腑等组织，而发挥其濡养作用。

8. 与津液的生成输布排泄有关的脏腑功能。

津液的生成，输布和排泄，主要取决于胃、小肠、脾、肺、肾、膀胱、三焦等脏腑的生理功能正常，以及相互间的协调平衡。津液首先要靠胃对饮食物的"游溢精气"。小肠的"泌别清浊"，以及上输于脾生成。津液的输布，要靠脾气的转输作用。其作用包括两个方面：一是将津液运输周身，起到"以灌四旁"的作用。二是将津液"上输于肺"，通过肺的宣发、肃降和通调水道作用，将津液敷布于体表肌腠，并向下输送到肾和膀胱，以推动津液对机体的滋润和濡养作用。津液的排泄，是在肺的宣发肃降，通调水道和肾的蒸腾气化共同作用下完成的。肺在宣发过程中，一方面通过呼吸功能，呼出一定量的水分，另一方面：使津液化为汗液通过汗孔排出体外。同时，肺在肃降，通调水道的过程中，将体内多余的水液，下输于膀胱。经肾的蒸腾气化作用，化为尿液，排出体外。三焦，是体内气、水运行的通路。津液在生成，输布和排泄的过程中，要借助三焦的作用输布到周身各处。因此，三焦的气机通利畅达。对津液的环流不息，起着重要的促进作用。

津液的生成、输布和排泄，虽然是由多个脏腑参与的复杂的生理过程，但肺、脾、肾、三焦，在整个代谢过程中起着重要的调节作用。其中，尤以肾起着极其重要的主宰作用。肾中精气的蒸腾气化作用，是津液生成、输布和排泄全过程的总动力。体内津液，只有在肾的蒸腾气化、升清降浊等作用的调节下，才能维持体内津液生成代谢的协调平衡。因此。肾在津液的生成代谢过程中，发挥着极为重要的作用。

9. 与血液正常循行有关的因素。

血液的正常运行取决于心、肝、肺、脾诸脏的推动作用与固摄作用之间的协调平衡作用。血液的正常运行，主要靠心气的推动作用。同时，要借助于肺的宣发和朝百脉，以及肝的疏泄气机促进血液运行的作用。脾统血和肝藏血，是固摄约束血液防止其无故流失，以保持血液沿着脉道运行的重要因素。因此，如果心、肺、脾、肝等脏器中任何一脏的功能失常，都会导致推动与固摄之间的协调平衡关系破坏，而出现血液运行异常的病变。此外，血液的正常运行，还与脉道是否通利，血的或寒或热等，有着密切的联系。如脉道不通利，可致血行不畅；过寒可导致血行凝集，使血运迟缓或形成瘀血；过热可导致血运加快，迫血妄行而出现出血，或血瘀。

10. "夺血者无汗，夺汗者无血"的意义。

"夺血者无汗，夺汗者无血"的意义是指对失血过多，或血虚的病人，不可妄用发汗的治疗方法；对于多汗或因吐、下而造成体内津液大量亏损的病人，不可妄用放血、破血等方法治疗。这是因为津液与血，既同源于水谷精气的化生，又能相互转化，有"津血同源"。之说。汗液，是体内阳气蒸腾气化津液，经汗孔排出体外的液体。津液、汗液、血三者，虽然存在的形式不同，但三者却存在着密不可分的内在联系。如果汗液大量外泄，必然造成津液的亏虚不足，致使血中津液外渗而导致血脉空虚。若失血过多，脉外津液将大量渗入脉中，以补充血的不足，从而造成津液的缺乏，则出现皮肤干燥而无汗。由于汗为津液所化，血和津液又同出一源，因此又有"汗血同源"之说。古代医家总结长期实践经验，提出"夺血者无汗，夺汗者无血"，这正是临床实际应用"津血同源""汗血同源"理论的具体体现。

【名词解释】

1. 气血津液学说

研究气、血、津液的生成、运动、输布、生理功能、病理变化以及相互关系的理论。

2. 气

气是构成人体的最基本的物质，是维持人体生命活动最基本的物质。如水谷精微之气，呼吸之气等等。

3. 气的来源

人体之气，禀受于父母的先天精气和后天的水谷精气、自然界的清气，通过肺脾胃肾的共同作用而生成。

4. 气的功能

不同的气有不同的功能。概括而言有推动作用，温煦作用，防御作用，固摄作用，气化作用和营养作用。

5. 气化

气化是中医特有的术语。一般来说，指气的运动所产生的各种变化。特别指精、气、血、津液的各自新陈代谢及其相互转化

6. 气机

中医称气的运动为气机，不同的气有不同的运动形式。气的运动，以升、降、出、入为基本形式。

7. 气机调畅

气的升降出入运动之间的协调平衡，称作"气机调畅"。

8. 气机失调

气的升降出入运动之间的平衡失调，称作"气机失调"。

9. 气逆

气的上升太过叫气逆。

10. 气陷

气的上升不及或下降过度叫气陷。

11. 气脱

气外泄太多而不能内守称"气脱"。

12. 气郁

气不能外达而结聚于内，称为气结，气郁，甚至气闭。

13. 气滞

气在局部运行不畅或受阻，称为气滞。

14. 元气

肾中先天之精气所化生，通过三焦而流行全身。其功能是推动人体生长和发育，激发各个脏腑、经络、组织器官的生理活动。因此，元气是人体生命活动的原动力。

15. 宗气

由肺吸入的自然界清气与脾胃化生的水谷精气结合形、成而聚于胸中的气。宗

气积聚于胸中，贯注于心肺。其生理功能概括为：走息道而司呼吸，贯心脉而行血气。故人体的呼吸运动和血液循环与宗气的盛衰密切相关；声音言语、肢体运动以及寒温调节等亦与宗气有关。

16. 营气

行于脉中，具有营养作用的气。由脾胃运化的水谷精气化生，注入脉中，成为血液的重要组成成分。

17. 卫气

行于脉外，具有护卫肌表、抗御外邪作用之气。由脾胃运化的水谷精气化生，其性"慓疾滑利"。

18. 血

运行于脉中而循行流注全身的具有营养和滋润作用的红色液体。它是构成人体和维持人体生命活动的基本物质之一。

19. 血的生成

血的生成有两个来源。一是水谷精微，经脾胃的消化吸收而生成的水谷精微，经过肺心的作用，方能化生为血。另一是肾精所化。

20. 血的功能

血具有营养和滋润全身的生理功能，使机体精神活动的主要物质基础。

21. 津液

人体所有正常液体的总称。相当于西医指的体液包括细胞内液和细胞外液。

22. 津和液

津液还可以细分为两类。津的性质较清稀，流动性较大，布于皮肤、肌肉、孔窍，起滋润作用。液的性质较稠厚，流动性较小，布于骨节、脏腑、脑髓，起濡养作用。

23. 津液功能

津液有滋润和濡养的生理功能，又是人体的组成部分。津液代谢之后，同时可以把有毒物质也通过汗和尿排出体外。

24. 气为血帅

气对血的统帅作用，具体表现在三个方面：气能生血，气能行血，气能摄血，使其行于脉中而不致溢于脉外。

25. 气能生血

气能化生血液，气化作用是血成的动力。营气、水谷精气是生成血液的基本物质。气虚不能化生血液可致血少。

26. 气能行血

气的推动作用是血液循行的力，气行则血行，气滞则血瘀；气虚推动无力，气滞血行不畅可致血瘀。

27. 气能摄血

气对血液又有固摄作用，使其行于脉中而不致溢于脉外；气虚不摄，血溢脉外而为离经之血.

28. 血为气母

血为气母有两方面。一方面血是气的载体，另一方面血为气提供营养。

29. 气和津液关系

气和津液的关系可以概括为四方面：气能生津，气能行津，气能摄津，津能载气。

30. 气能生津

气是津液生成与输布的物质基础和动力。

31. 气能行津

指气的运动变化是津液输布排泄的动力。

32. 气能摄津

指气的固摄作用控制着津液的排泄。

33. 津能载气

气在体内的存在，不仅依附于血液，亦依附于津液，故津液亦是气的载体。

34. 津血同源

津液和血液两者同源于水谷精气，二者相互滋生，相互转化。津液渗注于脉中，则成为血液的组成部分；血中的液体渗于脉外，可化为具有濡润作用的津液。

【考点练习】

A 型题

答题说明：每道题下面都 A、B、C、D、E 五个备选答案，在答题时，只允许从中选择一个最合适的答案。

1. 自汗，尿频，流涎，遗精是由于气的哪项功能减弱所致
   A. 推动　　B. 温煦　　C. 防御　　D. 固摄　　E. 气化
   〔答案〕D
   〔考点分析〕气具有固摄作用，若气不摄津固精，则可导致自汗、多尿或小便失禁，滑精、早泄等。

2. 所谓"气化"是指
   A. 气能化水，水又能化为气　　　　B. 气的温煦作用使水化为气
   C. 气的升降出入运动　　　　　　　D. 气能生血，血又能生气
   E. 体内津、气、血、精等物质各自的新陈代谢及相互转化
   〔答案〕E
   〔考点分析〕气化是指津、气、血、精等物质各自的新陈代谢及相互转化。B、C、D 均为气化的一些具体表现，而回答气化的完整定义应选 E。

3. 行于脉内的气是
   A. 卫气　　B. 营气　　C. 宗气　　D. 元气　　E. 以上均非
   〔答案〕B
   〔考点分析〕营气，又称"荣气"，主要来源于脾胃所运化的水谷精气，由水谷精气中清柔而富含营养的部分所化生，运行于血脉之中。

4. 气机是指
   A. 气的变化　　　　　　　　　　　B. 气的升降　　　C. 气的运动
   D. 气、血、津液等物质的互相转化　　E. 为运动形式
   〔答案〕C
   〔考点分析〕气机是指气的运动，其基本形式是升降出入。故应选择 C。

5. 尿液的生成与排泄主要与何脏有关
   A. 心　　B. 肺　　C. 脾　　D. 肝　　E. 肾
   〔答案〕E
   〔考点分析〕尿液的生成和排泄需多个脏腑协作完成如肺的肃降、通调水道，三

焦水道的畅通，以及小肠、膀胱等，但其中起决定作用的是肾脏，肾主水，升清降浊并司膀胱的开合，维持着尿的生成和排泄正常。故应选 E

6. 血液流行不畅，应首先考虑
   A. 脾不健运　　B. 心阳不振　　　　C. 肺气不宣
   D. 脾不统血　　E. 三焦气化失司
   〔答案〕B
   〔考点分析〕血液在体内循环流行，主要依靠心脏的正常搏动。如心阳不振，搏动力减弱，血液流行不畅。故应选择 B。

7. 气机升降之枢纽是
   A. 肝脾　　B. 肝肾　　C. 肺肾　　D. 心肾　　E. 脾胃
   〔答案〕E
   〔考点分析〕脾胃位居中焦，为气机升降之枢纽，在上之气下降，在下之气上升，皆以中焦脾胃为枢机。故应选择 E。

8. 治疗血虚病证时，常在补血药中配用益气药，如黄芪之类，是取气血关系中的
   A. 气能行血　　B. 气能生血　　C. 气能摄血　　D. 血能载气
   E. 血为气母
   〔答案〕B
   〔考点分析〕营气和津液，是血的主要组成部分，它们来自脾胃所运化的水谷精气。因此说，气能生血。在临床治疗血虚病证时，常配合应用补气药以提高疗效，这是气能生血理论指导临床的实际应用。故应选择 B。

9. 下列各项中，可以用来解释"吐下之余，定无完气"的是
   A. 气随血脱　　B. 气随津脱　　C. 血和津液
   D. 气和脏腑　　E. 以上均非
   〔答案〕B
   〔考点分析〕津能载气，津耗则气必伤。在多汗、多尿或大吐大泻等津液大量流失的情况下，亦可出现"气随津脱"的病证。《金匮要略心典》所说的"吐下之余，定无完气"，即是此意。故应选择 B。

10. 在治疗瘀血病证时，常配以行气、补气药，其理论根据是
    A. 气能生血　　B. 气能行血　　C. 气能摄血
    D. 血能载气　　E. 以上均非
    〔答案〕A
    〔考点分析〕气能生血，所以说，气旺则血旺，气虚则血虚。故临床治疗血虚病证时，常配以益气药物以提高疗效。故应选择 A。

11. 防止精、血、津液等物质流失，主要依赖气的
   A. 温煦作用　　B. 推动作用　　C. 防御作用
   D. 固摄作用　　E. 气化作用
   〔答案〕D
   〔考点分析〕气对于精、血、津液等液态物质具有控制作用。若气虚不能摄血，可发生各种出血证；若气不摄津固精，则可导致自汗，多尿或小便失禁，滑精、早泄等。故应选择 D。

12. 以下各项，除……之外，均属气机失调
   A. 气滞　　B. 气逆　　C. 气陷　　D. 气闭　　E. 气虚
   〔答案〕E
   〔考点分析〕气机失调主要是强调气的升降出入运动失常，包括气滞、气逆、气陷、气闭、气脱等，而气虚主要是指脏腑功能减退，抗病能力低下之病理状态，并不以气的升降出入失常为特征，故应选 E。

13. "元气"运行的通道是
   A. 经脉　　B. 脏腑　　C. 腠理　　D. 三焦　　E. 以上均非
   〔答案〕D
   〔考点分析〕元气是通过三焦而运行于全身的，内至五脏六腑，外达于肌肤腠理，皆都以三焦为通道而作用于机体的各个部分。故《难经·六十六难》说："三焦者，原气之别使也。"故应选择 D。

14. 体内物质转化和能量转化有赖于气的
   A. 推动作用　　B. 温煦作用　　C. 防御作用
   D. 气化作用　　E. 以上均非
   〔答案〕D
   〔考点分析〕气化是指精、气、血、津液等物质各自的新陈代谢及其相互转化。气化作用的过程，实际上就是体内物质代谢的过程，即是物质转化和能力转化的过程。故应选择 D

15. 在津液的代谢过程中，"散精"是下列何脏的生理功能
   A. 脾　　B. 胃　　C. 肺　　D. 肾　　E. 心
   〔答案〕A
   〔考点分析〕《素问·经脉别论》说："饮入于胃，游溢精气，上输于脾，脾气散精，上归于肺，通调水道，下输膀胱，水精四布，五经并行。"故应选 A。

16. "元气"根于
   A. 肺　　B. 心　　C. 脾　　D. 肾　　E. 肝

〔答案〕D

〔考点分析〕元气来源于肾。元气的组成，以肾所藏的精气为主，依赖于肾中精气而化生。故应选择 D。

17. 活动力极强、流动很迅速的气是
    A. 卫气　　B. 营气　　C. 元气　　D. 宗气　　E. 清气
〔答案〕A

〔考点分析〕卫气的特性是"慓疾滑利"，即是说卫气的活动能力特别强，流动很迅速。故应选 A。

18. 与血的生成关系最密切的脏腑是
    A. 心肺　　B. 肝脾　　C. 脾胃　　D. 肺肾　　E. 肝肾
〔答案〕C

〔考点分析〕脾胃为气血化生之源：血液主要来源于水谷精微，而水谷精微之化生，则主要靠中焦脾胃的消化和吸收。故应选 C。

19. 散于体表和孔窍，并能渗注于血脉之中的物质是
    A. 津　　B. 血　　C. 液　　D. 营气　　E. 卫气
〔答案〕A

〔考点分析〕性质较清稀，流动性较大，布散于体表皮肤、肌肉和孔窍，并能渗注于血脉，起滋润作用的，称为津。性质较稠厚，流动性较小，灌注于骨节、脏腑、脑、髓等组织，并起濡润作用的，称为液。故应选 A。

20. "夺血者无汗"的生理基础是
    A. 气为血帅　　B. 血为气母　　C. 汗为心液
    D. 津血同源　　E. 以上均非
〔答案〕D

〔考点分析〕《灵枢·营卫生会》有"夺血者无汗，夺汗者无血"之说，这即是"津血同源"理论在临床上的实际应用。故应选择 D。

21. 气机失调，下降不及时，可形成
    A. 气闭　　B. 气陷　　C. 气逆　　D. 气脱　　E. 气滞
〔答案〕C

〔考点分析〕气的上升太过或下降不及时，称作气逆。气的上升不及或下降太过时，称作"气陷"；气不能内守而外逸时，称作"气脱"；气不能外达而郁结于内时，称作"气郁"或"气结"，甚则发展可致"气闭"。故应选 C。

B 型题

答题说明：A、B、C、D、E 是备选答案，用数字标明的则是考题。回答时应注意：如考题只与答案 A 有关，则应在题后注明是 A，如考题只与答案 B 有关，则应在题后注明是 B，依此类推，每一道考题只能选择一个备选答案，但每一个备选答案可被几道题重复选用。

A. 气能生血 　　B. 津血同源 　　C. 气能行血

D. 气能行津 　　E. 津能载气

1. 对于血虚患者的治疗，常在补血的同时补气，其理论根据是

2. "吐下之余，定无完气"，其理论根据是

3. 某些水肿患者，可用宣降肺气的方法治疗，其理论根据是

4. "亡血家不可发汗"，其理论根据是

〔答案〕1. A　2. E　3. D　4. B

〔考点分析〕1. 血液的生成和气的功能活动密切相关，气能生血。因此，治疗血虚病人，常兼用补气药物。故应选择 A。2. 气在体内要依附于津液，津液能载气。如果汗、吐、下太过，使津液受损，则气在体内无所依附而散失。故应选择 E。3. 津液的输布及其化为汗、尿排出体外，全赖气的升降出入运动，气行则水行。故对某些水肿患者，可用宣降肺气的方法治疗之。因此，应选择 D。4. 血和津液之间存在着密切关系，有"津血同源"的说法。因此，古代医家提出"亡血家不可发汗"。故应选择 B。

A. 气的推动作用 　　B. 气的温煦作用 　　C. 气的固摄作用

D. 气的防御作用 　　E. 气的气化作用

5. 血液能正常运行于脉内而不溢出脉外，主要是通过

6. 具有防止血、津液等液态物质无故流失作用的是

7. 饮食物化为气、血、津液等要依赖于

8. 人体的正常生长发育过程，主要通过

〔答案〕5. C　6. C　7. E　8. A

〔考点分析〕气的固摄作用，主要是对血、津液等液态物质具有防止其无故流失的作用。血液的正常运行于脉内而不溢出脉外，主要是靠脾气的固摄作用，即"脾统血"之功能。故 5 应选 C，6 应选 C。7. 所谓"气化作用"是指通过气的运动而产生的各种变化。具体地说，是指精、气、血、津液各自的新陈代谢及相互转化，故应选 E。8. 人体的正常生长发育过程，主要是通过气的推动作用，故应选 A。

A. 宗气 　　B. 营气 　　C. 卫气 　　D. 元气 　　E. 中气

9. 有调节体温功能的是

10. 与呼吸功能有关的是

〔答案〕9. C 10. A

〔考点分析〕9. 卫气可以调节控制腠理的开合、汗液的排泄，以维持体温的相对恒定。宗气走息道以行呼吸。故应选C。10. 凡语言、声音、呼吸的强弱，都与宗气的盛衰有关。故应选A。

A. 胃气　　B. 宗气　　C. 营气　　D. 卫气　　E. 元气

11. 对脏腑的功能活动起激发、推动作用的气是

12. 能"主司汗孔开合"的气是

〔答案〕11. E 12. D

〔考点分析〕11. 元气具有推动人体的生长和发育，激发和温煦各个脏腑、经络等组织器官的生理活动。故应选择E。12. 卫气可以调节控制腠理的开合、汗液的排泄，以维持体温的相对恒定。故应选择D

A. 润泽肌肤　　B. 灌注关节　　C. 温养脏腑

D. 充养脑髓　　E. 调节神志

13. 津的生理作用是

14. 卫气的生理作用是

〔答案〕13. A 14. C

〔考点分析〕13.《灵枢·决气》："腠理发泄，汗出溱溱，是谓津。……谷入气满，淖泽注于骨，骨属屈伸，泄泽，补益脑髓，皮肤润泽，是谓液。"因此津主要起滋润肌肤的作用。故应选A。14. 卫气的生理功能之一是温养脏腑、肌肉、皮毛。故应选C。

A. 精　　B. 气　　C. 血　　D. 津　　E. 液

15. 中医学把一切精微物质统称为

16. 中医学把机体内不断运动着的具有很强活力的精微物质称为

〔答案〕15. A 16. B

〔考点分析〕15. 中医学把一切精微物质统称为精，故应选A。16. 在精中气具有活力很强的不断运动的特性，所以，气是机体内不断运动着的具有很强活力的精微物质。故应选择B。

A. 润泽肌肤　　B. 化生血液　　C. 温煦内脏

D. 充养脑髓　　E. 化生神志

17. 液的生理功能是

18. 营气的生理作用是

〔答案〕17. D 18. B

〔考点分析〕17. 津较清稀，流动性较大，布散于体表皮肤、肌肉和孔窍，并能

渗注于血脉，起滋润作用。液性质较稠厚，流动性较小，灌注于骨节、脏腑、脑、髓等组织，并起濡润的作用。故应选择 D。18. 营气的生理功能，主要有营养全身和化生血液两个方面。因此选 B。

A. 胃气　　B. 宗气　　C. 营气　　D. 卫气　　E. 元气

19. "走息道以行呼吸，贯心脉以行气血"的是

20. "受纳腐熟水谷"，配合脾之运化功能的是

〔答案〕19. B　20. A

〔考点分析〕19. 宗气的循行和功能是"走息道以行呼吸，贯心脉以行气血"。故选 B。20. 胃气具有受纳腐熟水谷的作用。故选 A。

X 型题

答题说明：每道考题都有 A、B、C、D、E 五个备选答案，从中选择 2 个或 2 个以上答案。

1. 与血液运行关系密切的内脏为

A. 心　　B. 肝　　C. 脾　　D. 肺　　E. 肾

〔答案〕A B C D

〔考点分析〕心主血；肝藏血，主疏泄；脾统血；肺朝百脉，故选 A、B、C、D。

2. 气的功能包括

A. 推动作用　　B. 温煦作用　　C. 固摄作用

D. 防御作用　　E. 气化作用

〔答案〕A B C D E

〔考点分析〕五个作用均是气的功能活动。

3. 与津液代谢关系密切的脏腑为

A. 心　　B. 肺　　C. 脾　　D. 肝　　E. 肾

〔答案〕B C E

〔考点分析〕肺主宣发肃降，通调水道；脾主运化，运化水湿；肾主水。故选 B、C、E。

问答题

1. "精气"说的出处源自哪里？

"精气"说是战国后期稷下道家首先提出来的，最有代表性的是《管子》一书。宋研、尹文等人认为，宇宙的本源即"精气"，宇宙万物都是由"精气"产生

的，它是极微细的，是构成万物最细微的物质。例如《管子·内业》篇说："凡物之精，此（比）则为生。下生五谷，上为列星；流于天地之间，谓之鬼神；藏于胸中，谓之圣人。是故民（名）气，杲乎如登于天，杳乎如入于渊，淖乎平如在于海，卒（率）乎如在于已（己）。是故此气也，不可止以力，而可安以德；不可呼以声，而可迎以音（意）。"这段话说明，人微言轻物质的精气，结合起来就能产生万物。五谷、星辰，甚至鬼神，都是精气的产物，情藏于胸中就成为圣人。由于它运流不息，充满天空、深渊、高山、大海，所以叫作"气"。这种认为宇宙万物由"气"构成的"精气"说，反映我国古代认识宇宙的朴素唯物主义思想。

2. 古代哲学"精气"说对中医学有什么影响？

古代哲学"精气"说提出后，渗透到医学领域中来，促使了《黄帝内经》理论体系的形成。《黄帝内经》不仅认为万物由气构成，因为气的聚合有不同的形式，而有不同的名称，而且认为人也是由"气"组合而成的。因为这种"气"具有无限的生命力，人之所以有生命，也就是构成人体的"气"具有生命力的表现。例如：《黄帝内经》中论述人体生命力的强弱，生命的寿夭，就在于元的盛衰存亡：新陈代谢的生化过程，谓之气化；生命的现象，本源于气机的升降出入等等，都反映出气既是构成人体的基本物质，又是人体的生命动力。这充分说明《黄帝内经》理论是建立在"精气"学说的基础之上的。另一方面，正由于古代"精气"说的渗入，从而使中医学摆脱了当时鬼神的统治，走向唯物论，沿着唯物主义的道路向前发展。所以，古代哲学的"精气说"对中医学理论体系的形成及其发展具有决定性意义。

3. 元气与精气在本质上有何异同？

历史上首先提出"元气"学说的是，是东汉哲学家王充所著的《论衡》一书。元气和精气在本质上基本上一致的，二者均是自然界原始的基础物质，是构成万物极微细的物质，它们运流不息，不生不灭，永恒存在。所不同的是，"精气"是元气中的精微部分，为人所禀受。

4. 精的含义是什么？生理功能如何？

精是构成人体的基本物质，也是人体各种机能活动的物质基础，《素问·金匮真言论》说："夫精者，身之本也"。《灵枢·经脉》篇又说："人始生，先成精"。

对于中医学"精"的概念，概括历代诸医家的认识有两个：一是广义的概念，系泛指构成人体和维持生命活动的基本物质。从来源上分先天之精与后天之精；从功能上分脏腑之精和生殖之精。先天之精来源于父母，后天之精来源于饮食水谷。即饮食物经消化吸收后，变成水谷的精微物质，进入人体血液中，营养五脏，灌溉六腑，从而保证了人体继续生长发育，以维持人体生命活动，由于这种水谷之精微，是由脾胃与其他脏腑协作所化生，所以称其为"后天之精"。后天之精输布到各脏腑，成为各脏腑活动的物质基础，故又称为"脏腑之精"。它包含血、津液等物质，这些又能滋养生殖之精。二是狭义的概念，指"肾"所藏的生殖之精。此精禀受于父母，是构成人体具有生命活力的原始物质。即《灵枢·决气》篇所说"两神相搏，合而成形，常先身生，是谓精"。因它来源于先天，并有繁殖后代的作用，所以称"先天之精"或"生殖之精"。

5. 中医学气的含义和功能是什么？

《素问·宝命全形论》说；"人以天地之气生。天地合气命之曰人。"《六节脏象论》说："气和而生，津液相成，神乃自生。"《灵枢·决气》篇更具体指出"上焦开发，宣五谷味，熏肤、充身、泽毛、若雾露之溉，是谓气"。气的概念有两方面含义，一是指构成人体和维持人体生命活动的精微物质。即气极其细微，运动能力较强的物质。如水谷之气，呼吸之气等，由于其来源和分布部位之不同，故有着不同的名称，如元气、宗气、营气、卫气等；二是指脏腑组织的机能活动，如五脏之气、六腑之气、经络之气等等。精微之气正是通过脏腑组织的功能活动而表现其存在的。精和气同是人体生命活动的物质基础，彼此能相互化生，故中医学认为"精能化气，气能生精。"气在生命活动中，具有十分重要的作用，人体的生长、发育、衰老、死亡和疾病的发生发展都与气的盛衰、运动变化有关。《难经·八难》说："气者，人之根本也，根绝则茎叶枯矣。"概括气的生理作用，可包括以下六个方面，即推动作用，温煦作用，防御作用，固摄作用，气化作用和营养作用。

6. 气的推动作用和固摄作用是互相矛盾的吗？

气的推动作用，人体的生长发育、各脏腑经络的生理活动，血液的循行，津液的输布，均靠气的激发和推动。若气虚则动力不足，人的生长发育就会迟缓，脏腑经络的功能就会减退、或血行滞缓，或水液不化，津液不布，痰湿内生等病变。气的固摄作用，主要是指气对腹腔脏器、体内的某些物质、某些代谢产物等，有固摄控制与调节作用。可表现于多方面，如：气可固摄脏器的位置相对稳定，一旦气虚，固摄减弱，则脏器位置便会下移。其病理机制是"中气下陷"，如常见的子宫、胃、肾等脏器下垂、脱肛等。另外，表现在气能统摄血液，使血不溢于脉管之外；固摄肾精不致遗泄；控制汗与尿有节制的排泄等。若气虚不固，血失统摄则溢出脉外而导致出血诸证；精不固摄则滑精、遗精、早泄；汗、尿无制则自汗不止，或小便失禁等。推动与固摄相辅相成，可以保证血和津液的运行与输布正常。

7. 如何理解"气主煦之"？

人体的体温是相对恒定的，它不会因外界温度的变动而发生明显的变化，体温相对恒定的维持依赖于产热过程与散热过程之间的相对平衡。这种维持体温保持一定恒定是气的温煦作用。具体讲这是由于阳气的温煦作用维持的。《难经·二十二难》说："气主煦之。"《灵枢·本脏》篇说："卫气者，所以温分肉，……"就是指气的温煦作用。如果阳气不足，气的温煦作用减退，则会出现畏寒，肢冷等阳虚表现。

8. 如何理解"正气存内，邪不可干"？

在人的生命活动中，危害人体的因素不可胜数，而且经常存于周围环境之中。即使是维持正常生命活动的因素，如日光、空气、水等等，在某种情况下，亦可因异常变化而成为危害人体的因素。但在多数情况下人体的防御机能都能有效地防止侵害，或者在体内截拦与围剿了这些不利因素，从而保证人体的健康。这种防御侵害维护健康的功能，中医学也认为是气的作用。如气能护卫肌表、防御外邪的入侵。《素问·刺法论》说："正气存内，邪不可干"。这里所说的"邪"即是危害人体的因素，"正气"即是机体的防御作用。另外如邪已侵害机体，则气又能与其作斗争，或驱邪外出、或围剿消灭于内，使之恢复健康，故《灵枢·刺节真邪》篇说："虚邪之入于身也深，有所结，气归之，有所结，深中骨，气因于骨。"这里所说的"产气归之""气因于骨"都是指正气聚积于邪气入侵之处，发挥其抗御和消灭外邪之作用。临床常见的正气足邪气盛之实证，之所以病情表现比较剧烈和明显，正说明正气有抗御邪气侵犯的重要作用。

9. 气的气化作用和气的营养作用有何不同？

气的气化作用，是指组成人体的物质，精、气、血、津液等相互转化，都是气运动变化的结果，实际上是体内新陈代谢的生理生化过程，即物质的转化与能量转化的过程。这个复杂的过程，中医学认为是由气在起作用。王冰注《素问·阴阳应象大论》说："气化则精生，味和则形长。"这是指精气之间的相互化生，从而维持了人体的生长变化。有时中医学的"气化"概念也局限于指膀胱排尿作用，即《素问·灵兰秘典论》说："膀胱者，州都之官、津液藏焉，气化则能出矣。"气的营养作用，主要是指饮食水谷中比较富有营养的物质——"营气"，也就是水谷精微之气，能营运于血脉之中，成为血液的组成部分而运达周身，发挥其营养作用。所以《素问·痹论》说："营者，水谷之精气也，和调于五脏、洒陈于六腑，乃能入于脉也，故循脉上下，贯五脏、络六腑也。"

10. 如何理解"清者为营，浊者为卫；营行脉中，卫行脉外"？

清浊是指气的性质，正如唐宗海所说："清浊以刚柔言，阴气柔为清，阳气刚悍为浊。"营气的主要功能是濡养，其性当柔和，而卫气的主要功能是卫外，其性当刚悍。营气柔和，行于经脉之中，卫气刚悍，不能行于脉中而在脉外；营卫在运行中具有阴阳相随、内外相贯而偕行的关系，二者一阴一阳，一内一外，相互依赖，相辅相成。

11. 元气就是真气吗？

元气，又称原气、真气、真元之气。"元气"最早见于《难经·三十六难》

的"命门者，诸神精之所舍，原气之所系也"。多数学者认为元气禀受于先天，由先天之精所化生，藏之于肾，但又必须依赖后天之精气的不断滋养，才能不断地发挥其作用。所以《灵枢·刺节真邪》篇说："真气者，所受于天，与谷气并而充身者也。"它经三焦通达全身。周身脏腑组织器官得到元气的激发和推动，从而发挥各自的功能，维持人体的正常生命活动，五脏六腑之气的产生也要根于元气的资助。因此，元气愈是充沛，脏腑功能就愈旺盛，身体也就健康少病。反之，如先天禀赋不足，或久病损伤元气，则脏腑气衰，体弱多病，所以治疗时注意培补元气。

12. 如何理解"宗气不下，脉中之血，凝而留止"？

宗气，是由自然界吸入之清气和由脾胃消化吸收得来的水谷之精气结合而成。宗气形成于肺而积于胸中，能助肺司呼吸、助心以行血。因此，凡呼吸、声音的强弱以及气血的循行，都与宗气有关，《灵枢·邪客》篇说："故宗气积于胸中，出于喉咙，以贯心脉，而行呼吸焉。"《刺节真邪论》又说："宗气不下，脉中之血，凝而留止。"这不仅说明了宗气有推动呼吸和运行营血的功能，同时也指出了宗气不足，则会引起血脉凝滞等病变。

13. 营气和卫气都是水谷精微所化生的精气吗？

营气、卫气都是水谷精微所化生的精气，《素问·痹论》说："营者，水谷之精气也。"《灵枢·营卫生会》篇又说；"谷入于胃，以传于肺，五脏六腑皆以受气，其清者为营，浊者为卫，营在脉中，卫在脉外。"指出营气、卫气都源于中焦饮食水谷所化生。其中柔和精纯的部分与血液共同运行于脉中，是血液化生和组成的重要成分，并有营养全身之作用，故称"营气"。也就是《灵枢·邪客》所说："营气者，泌其津液，注之于脉，化以为血，以荣四末，内注五脏六腑。卫气的作用与营气不同。"《素问·痹论》说："卫者，水谷之悍气也，其气慓疾滑利，不能入于脉也，故循皮肤之中，分肉之间，熏于肓膜，散于胸腹……"综上所述，营卫之气，化源于中焦，皆为水谷之精气，而营为"清"者，其性柔和，行于脉中，化生血液营养周身，卫为"浊"者，其性慓悍滑利、行于脉外，循皮肤分肉之间，有"温分肉、充皮肤、肥腠理、司开合"（《灵枢·本藏》）等卫外作用。

14. 如何理解卫气"根源于下焦、滋养于中焦、开发于上焦"？

根据历代各家之说，一般认为卫气为肾中阳气所化生，本源于先天，故有"卫出下焦"之说，又有认为卫气行于脉外，循皮肤分肉之间，其敷布又与上焦肺的宣发功能有关，故《中藏经》又说"卫出上焦"，又因卫气是由水谷之精微所化，故称"滋养于中焦"。根据卫气的产生、滋养、敷布和生理作用，与上、中，下三焦密不可分。故综合以上论述，总结出卫气的形成和功能"根源于下焦、滋养于中焦、开发于上焦"。

15. 气的升降出入如何通过脏腑的生理功能体现出来？

气的升降出入，也叫"气机"，是气在人体内运动的最基本形式。人体脏腑、经络、腠理、官窍等都是气升降出入的场所，故《素问·六微旨大论》说："升降出入，无器不有"。气机的升降规律，主要体现于脏腑的各种机能活动和各种物质的代谢运动。人体是一个统一的整体，一般来说，心肺在上，在上者宜；肝肾在下，在下者宜升。脾胃居中，为上下升降之枢纽。肺气清肃下降，肝气条达升发，从而使气机调畅、气血上下通达；脾气主升（升清）、胃气主降（降浊）、共同维持饮食物的消化、吸收和输布、排泄。心为火、位于上，心火须下济肾水而使肾水不寒，肾为水，位于下，肾水须上滋心阴，而使心阳不能独亢，这种水火（心肾）上下互济的关系中医学称之为"心肾相交"，或叫"水火既济"。气机的运动是维持生命活动的根本。所以《素问·六微旨大论》说："出入废则神机化灭，升降息则气立孤危，故非出入则无以生长壮老已，非升降则无以生长化收藏"。就是说气的升降出入运动，存在于整个生命活动的始终，若一旦气机运动停止，生命活动也就终止。

16. 与血液的生成关系密切的脏腑功能有哪些？

中医学认为血液的化生主要与脾胃和肾有着密切的关系。脾胃是气血化生之源，脾胃消化和吸收的水谷精微物质，经过变化而成为血液。《灵枢·决气》说："中焦受气取汁，变化而赤，是谓血。"《灵枢·客邪》又说"营气者，泌其津液，注之于脉，化以为血"。另外，中医学还认为精血之间可以互相化生。肾主藏精，主骨生髓，精髓可以化生为血。如《张氏医通》说："精不泄，归精于肝而化清血。"所以病理上血虚与精亏常常是相互影响的。关于血液的生成，尽管中医学理论由于当时科学水平所限，不可能从微观上阐述的十分深刻和具体，但从脾胃所吸收之营养物质，可以变化生成血液、精血又可以互化来看，与现代医学对血液生成的认识是有共同之处的。

17. 与血液的运行关系密切的脏腑功能有哪些？

中医学认为血液之所以能昼夜不停，几十年如一日地在脉管中奔流不息，主要是靠心气的推动。心脏和血管在结构和机能上是密不可分的。心脏连着血管，血管连着心脏，组成了无端的循环途径。如心气虚弱不足，推动血液运行无力，则血流缓弱，甚或血滞脉中。另外血液正常循行于脉中而不溢出脉外，以及根据全身生理活动的需要而调节其血量的供应，还要靠脾与肝的作用。脾气有统摄血液，使之不溢于脉外的作用，所以当脾气虚时，不仅影响血液的化生，而且也往往影响其循行，使血失统摄，溢出于脉管之外，临床可见各种出血证。如崩漏、便血、皮下出血等。脾气的这种功能，习惯叫作"脾统血"。在不同功能活动的情况下，各脏腑组织器官，所需血量有所不同，这种有机的调节，主要是由肝来主管。所谓"肝藏血", 是指肝具有贮藏血液, 调节血量, 防止出血的功能。故王冰注《黄帝内经》说 "肝藏血, 心行之, 人动则血运于诸经, 人静则血归于肝脏。" 所以血液能循环流行全身, 不是与心气的推动以及肝气的疏泄和藏血有关; 而且还与脾气的统摄、肺的朝百脉有密切相关的。

18. 如何理解"唾为肾之液"?

"唾为肾之液", 张隐庵在《黄帝内经素问集注》说 "肾络上贯膈入肺, 上循喉咙挟舌本, 舌下廉泉玉英, 上液之道也, 故肾为唾"。从引文所述, 唾, 似指舌下腺所分泌之唾液, 为肾所主。生理情况下唾液有滑润口腔, 湿润食物及清洁口腔等功能。但病变时也会发生异常。如肝肾阴虚, 唾无所化则口干舌干, 入夜尤甚。另外《灵枢·五癃津液别》篇说;"中热则胃中消谷, 消谷则虫上下作, 肠胃充郭, 故胃缓, 胃缓则气逆, 故唾出。"说明胃中有热, 则虫动荡于肠胃之间, 气上逆故导致唾液增多。从临床观察, 有些则是胃排空有饥饿感时, 出现的逆蠕动, 而造成口腔分泌液增加, 唾而不止, 尤其青少年较多见。当然亦可因肾虚水泛而见多唾或唾液清冷。

19. 如何理解"涎为脾之液"?

涎出于口, 口为脾之窍, 故曰"涎为脾之液", 且常与唾合称涎唾或唾液, 有人认为涎是腮腺分泌液, 有其一定道理。但如果说涎是口腔分泌液的总称似更合适。因脾开窍于口, 胃与脾相互协作, 脾胃功能正常, 水湿得以运化, 则津充液足而口中和, 不燥不淡, 食则能辨五味。若脾胃虚寒, 水液不化, 冷涎上逆则口淡乏味, 泛恶涎多; 若胃火炽盛, 热灼津伤则口燥涎少; 若胃有停食、虫积或湿热蕴结, 则常见口角涎液自流, 入睡尤甚, 小儿更为常见。

20. 临床治疗血虚证时常于补血药中配以益气药物的理论依据是什么?

源于气能生血。血液的物质基础是精, 而促使精化为血液, 则有赖于气的作用。如, 脾气旺盛健运, 则化生血的功能亦强, 心血和肝血充盈, 表现于外则面色红润、视物清晰。若脾气虚不能运化水谷, 则化血无源, 而导致心血虚或肝血虚, 表现于外则面色不华、两目无神、视物昏花、气短乏力、心悸等。所以说"气旺则血充, 气虚则血少。"故在临床治疗血虚证时常于补血药中配以益气药物, 其道理就是"气能生血"。

21. 临床治疗血瘀证时常配以益气或行气药物的理论依据是什么?

源于气能行血。气的推动是血液循行的动力。故《血证论·阴阳水火血气论》中说;"运血者, 即是气。"具体体现在心气的推动, 肺气的敷布, 肝气的疏泄等方面。在病理上, 气的功能障碍, 如气虚或气滞、气逆, 也常可引起血行不利, 甚或见血瘀、血涌于上等。如心气虚, 心阳不振, 鼓动无力, 可出现心血瘀阻、左胸刺痛；肝气郁结气机不畅，可导致肝经血瘀、两胁刺痛，甚或癥瘕积聚，或妇女经闭腹痛。若肝气上逆，则血随气涌面红目赤，头晕头胀等。所以临床治疗血瘀证时不但采用活血化瘀之法，更应辨其不同的病因而分别并用补气、行气、破气、降逆等药物以达治本之目的，才能获得满意疗效。

22. "气能摄血"指的是什么?

气能摄血，主要指脾气对血液的统摄作用，使其正常循行于脉管中而不溢出于脉外，即是"气生成于血中，而固护于外"，如脾气虚，统摄功能失常，则血溢脉外，可导致出血证。如皮下出血（亦称"肌衄"）、子宫出血、大便下血等。所以治疗因气虚而导致的出血证时，当以补气摄血为主，气盛统摄有权，血可自止。

23. 如何理解"血为气之母""血为气之府"?

《血证论·阴阳水火血气论》说："守气者，即是血"，《灵枢·营卫生会》说："营行脉中"，即指营气存在于血脉之中。气之所以能行血，因血能载气，若气不附藏于血中则气将涣散不收而无所归。气附存于血中，血以载气并不断为气的功能活动提供水谷精微，使其不断得到营养补充，故血盛则气旺，血虚则气衰，血脱气亦脱，即血病气亦病。临床血虚病人多有气短、乏力懒言等症。若失血过多气随血脱。卫气不固于肌表而津液外泄，可见大汗淋漓不止，若血液瘀阻常可导致气机不畅，如跌仆损伤、伤及血络而出血，血瘀于内，导致胸闷，便结等。治疗时除采用活血化瘀外还应酌情加入一定行气的药物。方可达到治疗的目的。

24. 如何理解"营卫不和"?

营卫是营气和卫气的合称。出自《灵枢·终始》《灵枢·营卫生会》等篇。营卫两气同出一源，皆为水谷精气化生。营行脉中，具有营养周身的作用；卫行脉外，具有温养脏腑，护卫肌表的功能。营主内守而属阴，卫主护卫而属阳，一阴一阳，互为其用。营卫之气的运行，阴阳相随，外内相贯。故营卫之间必须协调，不失其常，才能发挥其正常的生理功能。"营卫不和"是指营不内守，卫外不固，营卫失于和谐。一般指表证自汗的病机而言。源自《伤寒论·辨太阳病脉证并治》，亦见于《医宗金鉴·订正伤寒论注》。《伤寒论》中营卫不和主要有两种情况：一是卫强营弱。卫气受风邪轻度遏郁，营外泄而不内守，又称荣弱卫强。临床可出现恶寒发热，无汗或汗多，昼不精而夜不寐以及抗御外邪能力低下等病症。这是太阳中风证的主要病机。二是卫弱营强。卫气虚弱，肌表不固，营不内守而外泄。

25. 怎样体会"夺血者无汗，夺汗者无血"?

"夺血者无汗、夺汗者无血"出自《灵枢·营卫生会》篇。《灵枢·决气》篇说："营气者，泌其津液，注之于脉，化以为血"。汗与血存在的形式不同，其化生过程亦不相同，但都化源于津液，津液在体内有滋养濡润的作用，又是血液的组成成分，属阴精之范畴。若由皮肤排出则谓汗。所以称"血汗同源"。关于血与津液的关系，《灵枢·决气》篇说："中焦受气取汁，变化而赤，是谓血"。即中焦水谷化生的津液（汁），从中焦进入肺脉与经脉中运行的血液融合，又通过心脉的化赤作用变成红色为血液。《灵枢·痈疽》篇也说："肠胃受谷……，中焦出气如露。上注溪谷而渗孙脉，津液和调，变化而赤为血。"即中焦化生的水谷精微通过三焦的蒸化，与输布于肌肉腠理之中的津液，由孙络渗入于脉中，与经脉中运行的血液化合，又在心脏的化赤作用下变成红色的血液，从经文所述，血与津液皆为中焦水谷所化生，津液和调变而为血，而血中之"液"若渗出脉外则为津液，津液渗出皮毛则为汗。三者密不可分，为同源所化，"血汗同源"，只是一个存在于体内，一个排泄于体外而已。临床上若血虚，必耗伤津液，若再用汗法治之，则必更伤其血与津液，重伤其阴；同样若汗出过多已伤其津液，则不可动用放血之法，若用之则会更伤其津液，亦会使阴大伤。在临床上，若遇新产妇外感风寒之患者，不可轻易用汗法，若汗出不当伤其津液，必会招致伤阴动风。又如临床若见高热大汗患者，亦不可轻易用放血法以泻其热，若泻之不当伤其津血，亦可招致伤阴动风。

第四章　经络

【目的要求】

1. 掌握经络的概念及经络系统的组成。
2. 掌握十二经脉的名称、走向与交接规律、分布规律、表里关系及流注次序。
3. 了解十二经脉的循行部位。
4. 掌握奇经八脉的含义、循行部位及生理功能。
5. 了解经别、别络、经筋、皮部的含义及生理功能。
6. 熟悉经络的生理功能及经络学说的应用。

【学习纲要】

第一节　经络的概念及经络系统的组成

一、经络的概念

经络：是运行全身气血、联络脏腑器官的特殊系统。

经：路径　主干　纵行　深部

络：网络　分支　纵横交错　浅表

二、经络系统的组成

分为经脉、络脉、经筋、皮部。

经脉 {
十二正经——人体内规则循行的十二条经脉，内属脏腑，外络肢节。
奇经八脉——十二经脉以外的八条重要经脉。
十二经别——十二经脉别行分出的十二条重要支脉。
}

络脉 {
别络：较大的和主要的络脉。
孙络：细小的络脉。
浮络：浮现于体表的络脉。
}

连属组织 {
经筋——人体筋肉连络、附属于十二经脉的体系。
皮部——十二经脉及其所属络脉在皮表的分区。
}

第二节　十二经脉

一、名称

（一）脏为阴，腑为阳

（二）上肢为手经，下肢为足经。

（三）肢体内侧为阴经，外侧为阳经。

表2　十二经脉在四肢部的分布规律

阴经（属脏）	阳经（属腑）	循行部位（阴经行于内侧，阳经行于外侧）	
手太阴肺经	手阳明大肠经		前缘
手厥阴心包经	手少阳三焦经	上肢	中线
手少阴心经	手太阳小肠经		后缘
足太阴脾经	足阳明胃经		前缘
足厥阴肝经	足少阳胆经	下肢	中线
足少阴肾经	足太阳膀胱经		后缘

二、循行和分布规律

（一）走向交接规律

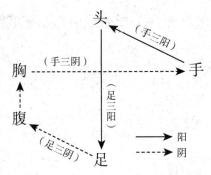

图3　十二经脉走向交接规律图

（二）体表分布规律

　　1. 四肢部位

　　　　见上表。

　　2. 头面部

　　　➢ 阳明经：面部、额部。

　　　➢ 少阳经：头侧。

　　　➢ 太阳经：头顶、头后、面颊。

　　3. 躯干部

　　　　手三阴：腋下。

手三阳：肩胛。

足三阴：腹部。

$$足三阳\begin{cases}足阳明：腹部。\\足少阳：身侧。\\足太阳：背部。\end{cases}$$

（三）表里关系

➢ 循行于四肢部的阴阳表里两经内外相对称。

➢ 循行于内脏部的阴阳表里两经相属络。

（四）流注次序（见下图）

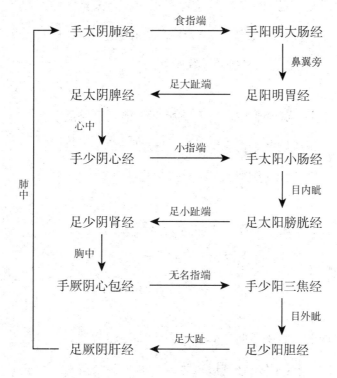

图 4　十二经脉流注次序图

三、循行部位

见十二经脉循行部位图。

第三节　奇经八脉

一、奇经八脉概念

奇经八脉，是与十二经脉有别的八条经脉。

二、奇经八脉的循行特点

➤ 走向分布不像十二经脉规则。

➤ 一般与脏腑无直接属络。

➤ 一般与脏腑无表里关系。

三、奇经八脉的生理功能

➤ 进一步密切十二经脉之间的联系。

➤ 调节十二经气血。

➤ 与奇恒之腑关系密切。

四、奇经八脉的循行部位和功能特点

（一）督脉

循行特点：起于胞中，行于背部正中，上头。

功能特点 { "阳脉之海"，总督一身之阳经。
与脑、髓和肾关系密切。

（二）任脉

循行特点：起于胞中，行于胸腹部正中，至目眶下。

功能特点 { "阴脉之海"，总任一身之阴经。
"任主胞胎"，女子胞胎儿孕育。

（三）冲脉

循行特点：起于胞中，上至头，下至足。

功能特点 { "十二经脉之海"，调节十二经气血。
"冲为血海"，女子胞月经的排泄。

（四）带脉

循行特点：起于季胁，斜向下行，绕腰腹一周。

功能特点 { 约束纵行经脉。
固护胞胎。

第四节　经别、别络、经筋、皮部

一、十二经别

（一）基本概念

十二经别，是十二经脉中分出的重要支脉，为别行的正经。

（二）循行特点

离：离开十二经脉（多在肘膝以上）。

入：入于体腔深部（向心性）。

出：浅出于体表（多在颈项部）。

合：阴经的经别合入相表里阳经经别，分别注入六阳经脉。

（三）生理功能

➤ 加强十二经脉相为表里的两条经脉在体内的联系。

➤ 加强了体表与体内、四肢与躯干的向心性联系。

➤ 加强了十二经脉与头面的联系。

➤ 扩大了十二经脉的分布范围。

➤ 加强了足经与心脏的联系。

二、十五别络

（一）基本概念

十五别络，是指从经脉中分出的较大的络脉。

十五别络构成：十二经脉各一，督脉、任脉各一，再加脾之大络。

（二）循行特点

➤ 阴经的别络入于阳经。

➤ 阳经的别络入于阴经。

（三）生理功能

➤ 加强十二经脉表里两经在体表的联系。

➤ 统率全身络脉。

➤ 渗灌气血。

三、十二经筋

十二经筋：指十二经脉聚结于筋肉关节的体系。

主要功能：联结筋肉关节，主司关节运动。

四、十二皮部

十二皮部：十二经脉在皮肤的分区。

理论意义 $\begin{cases} \text{生理：输送气血，滋养皮毛，抗御外邪。} \\ \text{临床：内病外治。} \end{cases}$

第五节　经络的生理功能

一、沟通、联络脏腑组织器官

➤ 脏腑同外周肢节的联系。

➤ 脏腑与官窍之间的联系。

➤ 脏腑与脏腑之间的联系。

➤ 经脉与经脉之间的联系。

二、输送气血

经络输送气血，滋养脏腑组织器官。

三、感应传导作用

感应：感觉和反应。如针刺穴位时的"得气"。

传导：得气感应循经脉向远端放射。

四、调节机能平衡

经络能输送气血，协调阴阳，补虚泻实，故能调节平衡。

第六节　经络学说的应用

一、阐释病理变化

➢ 体表受邪，循经传之于内。如外邪袭表犯肺。

➢ 内脏有病，循经传之于外。如心火见口舌生疮。

➢ 脏腑有病，循经互相传变。如心火移热于小肠。

二、指导临床诊断

（一）循经诊断

$$
如头痛
\begin{cases}
痛在前额：阳明头痛。\\
痛在两侧：少阳头痛。\\
痛在头后：太阳头痛。\\
痛在巅顶：厥阴头痛。
\end{cases}
$$

（二）腧穴诊断

➢ 肾病在肾俞穴有压痛。

➢ 肠痈在阑尾穴有压痛。

三、指导临床治疗

（一）为针灸、按摩等疗法的理论基础

辨证论治，循经取穴，疏通经络，扶正祛邪，协调阴阳。

（二）药物归经理论

$$
如头痛
\begin{cases}
阳明头痛：白芷\\
少阳头痛：柴胡\\
太阳头痛：羌活\\
厥阴头痛：吴茱萸、藁本
\end{cases}
$$

（三）某些特殊治疗

耳针、电针、穴位埋线、穴位结扎等。

【知识点拨】

1. 经脉

可分为正经和奇经两类。正经有十二，即手足三阴经和手足三阳经，合称"十二经脉"，是气血运行的主要通道。

2. 正经

即手足三阳经和手足三阴经。

3. 络脉

是经脉的分支，有别络、浮络和孙络之分。

4. 阳脉之海

督脉具有总督一身阳经的功能，故又称"阳脉之海"。

5. 任主胞胎

任脉起于胞中，与女子妊娠有关，故称"任主胞胎"。

6. 血海

冲脉与妇女月经有密切关系，故又称"血海"。

7. 经别

即从十二经脉分出，深入躯体深部，循行于胸、腹及头部的重要支脉.

8. 经筋

是十二经脉连属的筋肉体系，其功能活动有赖于经络气血的濡养，并受十二经脉的调节，所以也划分为十二个系统，称为"十二经筋"

9. 皮部

是指体表的皮肤按经络的分布部位分区.

10. 奇经八脉

是督脉、任脉、带脉、冲脉、阳跷脉、阴跷脉、阴维脉、阳维脉的总称，是经络系统的重要组成部分。因其有别于十二正经，故名奇经。

11. 六合

即十二经脉表里相合关系。十二经脉通过经别和别络互相沟通，组合成六对，称为六合。

12. 诸阳之会

指人体的头部。因手三阳经止于头面，足三阳经起于头面，手三阳经与足三阳经在头面部交接，所以说"头为诸阳之会"。

13. 皮部

指体表的皮肤按经络的分布部位分区。十二经脉及其所属的络脉，在体表有一定的分布范围与之相应，全身的皮肤也就划分为十二个部分，称为十二皮部。

14. 任主胞胎

任脉起于胞中，与女子经、胎、产的关系密切，故"任脉通而月事以时下"，并有"任主胞胎"之说。

15. 十五别络

十二经脉与任督二脉各有一别络，再加上脾之大络，合为十五别络。

16. 一源三歧

督、任、冲三脉皆起于胞中，同出于会阴，然后别道而行，分布于腰背胸腹等处，所以称此三脉为"一源三歧"。

【难点解析】

1. 十二经脉的命名原则。

十二经脉对称地分布于人体的左右两侧，分别循行于上肢或下肢的内侧或外侧，而每一条经脉又分别隶属于一个脏或一个腑。因此，十二经脉的名称，即是结合了阴阳、手足及脏腑等三方面要素而命名的。命名原则如下：①上为手，下为足：行于上肢者为手经，行于下肢者为足经。②内为阴，外为阳：四肢内侧前中后依次为太阴、厥阴、少阴；四肢外侧前中后依次为阳明、少阳、太阳。③脏为阴，腑为阳：阴经属脏，阳经属腑。

2. 十二经脉的流注次序规律，十二经脉循行过程中的重要交接点。

十二经脉是气血运行的主要通道。十二经脉分布于人体之内外，经脉中的气血运行是循环贯注的。经脉所运行之气血，自手太阴肺经开始，逐经依次相传至足厥阴肝经，再复注于手太阴肺经，首尾相贯，如环无端。其流注次序及重要交接点见第 185 页图 4。

3. 奇经八脉的基本概念及与十二经脉的异同。

奇经八脉与十二经脉均为经络系统的组成部分。奇经八脉，又称"奇经"，是指在十二经脉之外"别道而行"的八条经脉而言，包括督脉、任脉、冲脉、带脉、阴跷、阳跷、阴维、阳维在内。奇者，异也。由于奇经八脉在循行上和与内脏的联系上均有别于十二经脉，故称其为"奇经"。

奇经八脉与十二经脉区别是：①其分布和走向不像十二经脉那样规则；奇经八脉的分布不像十二经脉遍布全身，如人体之上肢无奇经八脉的分布；其走向，除带脉横行围腰腹一周、冲脉有一分支向下行走外，其余诸脉都是从下肢或少腹部向上行走。②同五脏六腑无直接络属关系，但与奇恒之腑和部分脏腑有一定的联系；③奇经八脉之间无表里相配之关系。

【名词解释】

1. 经络学说
经络学说是研究人体经络的生理功能，病理变化以及它们的相互关系的学说。

2. 经络
经脉和络脉的总称。人体运行气血、联络脏腑、沟通内外、贯穿上下的径路。经，有路径的含义，为直行的主干；络，有网络的含义，为经脉所分出的小支。经络纵横交错，遍布于全身。

3. 经络系统组成
经络系统是由经脉、络脉及它们的附属部分组成。

4. 络脉组成
络脉由十五别络、孙络和浮络组成。

5. 别络
十二正经、督脉、任脉都各有一支别络，另外加上脾之大络共组成十五条别络。

6. 浮络
浮络是循行与人体浅表部位而常浮现的络脉。

7. 孙络
孙络是最细小的络脉。

8. 皮部
是指体表的皮肤按经络的分布部位分区。也称十二皮部。

9. 十二经脉名称
包括手太阴肺经、手厥阴心包经、手少阴心经、手阳明大肠经、手少阳三焦经、手太阳小肠经、足阳明胃经、足少阳胆经、足太阳膀胱经、足太阴脾经、足厥阴肝经、足少阴肾经。

10. 十二经脉走向、交接规律

手三阴经从胸走手，交于手三阳经；手三阳经从手头，交于足三阳经；足三阳经从头走足，交于足三阴经；足三阴经从足走腹（胸），交于手三阴经。

11. 十二经脉表里关系

十二经脉通过经别和别络相互联系，组合成六对表里相合关系。

12. 奇经八脉

奇经八脉是督脉、任脉、冲脉、带脉、阴跷脉、阳跷脉、阴维脉、阳维脉的总称。

13. 阳脉之海

督脉行于背部正中，多次与手足三阳经及阳维脉交会，能总督一身之阳经，故又称为"阳脉之海"。

14. 阴脉之海

任脉循行于腹面正中线，多次与手足三阴及阴维脉交会，总人一身之阴经，故又称"阴脉之海"。

15. 十二经脉之海

冲脉调配气血，藏血最盛，循环分布最广，能渗灌三阴三阳诸经，故称"经脉之海"。

【考点练习】

A 型题

答题说明：每道题下面都 A、B、C、D、E 五个备选答案，在答题时，只允许从中选择一个最合适的答案。

1. 在头面部，手太阳经主要分布在
   A. 头项　　B. 头后　　C. 侧头部　　D. 面颊部　　E. 额部
   〔答案〕B
   〔考点分析〕头面部主要分布的是手足阳经。其中，手、足阳明经行于面部、额部；手、足少阳经行于头侧部；手、足太阳经行于面颊、头顶及头后部。

2. 十二经脉中足太阴脾经在肢体的循行是

A. 下肢外侧中线　　B. 下肢内侧中线　　C. 下肢内侧后线

D. 下肢外侧前线　　E. 下肢内侧前线

〔答案〕E

〔考点分析〕足三阴经在肢体的循行排列次序是：足太阴脾经在下肢内侧前线，足厥阴肝经在下肢内侧中线，足少阴肾经在下肢内侧后线，故应选 A。

3. 足厥阴肝经与手太阴肺经两经交会的部位是

A. 胸部　　B. 胸胁　　C. 肝中　　D. 肺中　　E. 腹部

〔答案〕D

〔考点分析〕足厥阴肝经是十二经脉中最后一条经脉，故称厥阴。厥者，尽义，足厥阴肝经有一分支从肝分出，穿过膈肌，向上注入肺，交于手太阴肺经，故答案应选 D。

4. 十二经脉中手厥阴心包经在何处交于何经

A. 在足大趾端交于足太阴脾经　　B. 在小指端交于手太阳小肠经

C. 在无名指端交于手少阳三焦经　　D. 在足小趾端交于足少阴肾经

E. 在鼻翼旁交于足阳明胃经

〔答案〕C

〔考点分析〕在十二经脉中手厥阴心包经在无名指端交于手少阳三焦经，故应选 C。

5. 足厥阴肝经在何处交于何经

A. 在足小趾端交于足少阴肾经　　B. 在足大趾端交于足太阴脾经

C. 在无名指端交于手少阳三焦经　　D. 在目外眦交于足少阳胆经

E. 以上都不是

〔答案〕E

〔考点分析〕十二经脉分布在人体内外，经脉中的气血循环贯注，如环无端，从肺经开始，依此传至肝经，再从肝经向上注入肺，交于手太阴肺经。故应选择 E。

6. 除……外，为经络的生理功能

A. 沟通表里上下，联络脏腑器官　　B. 加强十二经脉与头面的联系

C. 通行气血、濡养脏腑组织　　D. 感应传导作用

E. 调节机能平衡

〔答案〕B

〔考点分析〕所谓"经络的生理功能"是指整个经络系统的功能，主要表现在沟

通表里上下，联系脏腑器官；通行气血，濡养脏腑组织；感应传导；以及调节人体各部分机能四个方面，即本题的 A、C、D、E。"加强十二经脉与头面的联系"是经别特有的作用，不能代表经络系统的生理功能。故正确答案是 B。

7. 足的三条阳经的走向是

A. 从手走头　　B. 从头走足　　C. 从头走手

D. 从足走头　　E. 从足走腹

〔答案〕B

〔考点分析〕《灵枢·逆顺肥瘦》说："手之三阴，从脏走手；手之三阳，从手走头；足之三阳，从头走足；足之三阴，从足走腹。"故选 B。

8. 主司妇女带下的经脉是

A. 冲脉　　B. 任脉　　C. 带脉　　D. 督脉　　E. 以上均非

〔答案〕C

〔考点分析〕带脉的主要功能之一为主司女子带下。

9. 足太阳膀胱经在何处与足少阴肾经相交

A. 手小指端　　B. 足小趾端　　C. 手无名指端

D. 足次趾端　　E. 足大趾端

〔答案〕B

〔考点分析〕足太阳膀胱经分支沿足背外侧缘至于小趾外侧端，交于足少阴肾经，故应选 B。

10. 起于胞中的奇经是

A. 阴维脉、阴跷脉　　B. 阳维脉、阳跷脉　　C. 冲脉、任脉、督脉

D. 任脉、督脉、带脉　　E. 任脉、冲脉、带脉

〔答案〕C

〔考点分析〕带脉起于季胁，阴维脉、阳维脉起于下肢，阴跷脉、阳跷脉起于足踝下，只有督脉、任脉、冲脉三条奇经起于胞中。故应选 C。

11. 奇经的功能之一是

A. 加强十二经脉中相为表里的两条经脉在体内的联系

B. 加强十二经脉中相为表里的两条经脉在肢体的联系

C. 进一步密切了十二经脉之间的联系

D. 能约束纵行诸经

E. 维络诸阴经、阳经

〔答案〕C

〔考点分析〕奇经八脉包括冲、任、督、带、阴维、阳维、阴跷、阳跷八条经脉；

它们纵横交叉于十二正经之间，进一步密切了十二经脉之间的联系。故应选 C。

12. 以下哪种说法是错误的

　　A. 脑为髓海　　　　　　B. 冲脉为血海　　　　　C. 任脉为阳脉之海

　　D. 冲脉为十二经之海　　E. 胃为水谷之海

〔答案〕C

〔考点分析〕任脉行于腹部、胸部正中线，在其循行过程中，多次与手足三阴经及阴维脉交会，能总任一身之阴经，故称为"阴脉之海"。本题称任脉为阳脉之海，显然是错误的，故应选 C。

13. "阳脉之海"是指

　　A. 阳跷脉　　　B. 督脉　　　C. 阳维脉　　　D. 任脉　　　E. 冲脉

〔答案〕B

〔考点分析〕督，有总管、统率的意思。督脉行于背部正中，多次与手足三阳经及阳维脉交会，能总督一身之阳经，故称之为"阳脉之海"。故应选 B。

14. 奇经的功能之一是

　　A. 加强十二经脉中相为表里的两条经脉在体内的联系

　　B. 加强十二经脉中相为表里的两条经脉在肢体的联系

　　C. 进一步密切了十二经脉之间的联系

　　D. 能约束纵行诸经

　　E. 维络诸阴经、阳经

〔答案〕C

〔考点分析〕奇经八脉包括冲、任、督、带、阴维、阳维、阴跷、阳跷八条经脉；它们纵横交叉于十二正经之间，进一步密切了十二经脉之间的联系。故应选 C。

15. 在经络系统中，具有加强十二经脉中相为表里的两条经脉之间在肢体联系作用的是

　　A. 十五别络　　　B. 奇经八脉　　　C. 十二经别

　　D. 十二经筋　　　E. 十二皮部

〔答案〕A

〔考点分析〕别络是从经脉分出的支脉，大多分布于体表。由于十二经脉的别络都是从四肢以下分出，表里两经的别络相互络属，而络属的部位大多在四肢。因此，别络加强了十二经脉中相为表里的两条经脉之间在肢体的联系。故应选择 A。

16. 十二经脉的功能活动反应于体表的部位是

　　A. 孙络　　　B. 十二经筋　　　C. 十二皮部　　　D. 十五别络　　　E. 浮络

〔答案〕C

〔考点分析〕十二经脉及其所属络脉，在体表有一定的分布范围，与之相应，全身之皮肤也可分为十二个部分，称之为皮部。因此，皮部是十二经脉之气的散布所在。故应选择 C。

B 型题

答题说明：A、B、C、D、E 是备选答案，用数字标明的则是考题。回答时应注意：如考题只与答案 A 有关，则应在题后注明是 A，如考题只与答案 B 有关，则应在题后注明是 B，依此类推，每一道考题只能选择一个备选答案，但每一个备选答案可被几道题重复选用。

A. 冲脉　　B. 任脉　　　C. 督脉　　　D. 带脉　　　E. 阳维脉

1. 十二经脉之海是指
2. 约束纵行诸脉的是
〔答案〕1. A　2. D
〔考点分析〕1. 冲脉为十二经脉之海，故选 A。2. 带脉可以约束纵行的诸经，故选 D。

A. 足少阴肾经　　　　B. 足厥阴肝经　　　　C. 足阳明胃经

D. 足太阳膀胱经　　　E. 足太阴脾经

3. 分布于下肢内侧后缘的是
4. 分布于下肢外侧后缘的是
〔答案〕3. A　4. D
〔考点分析〕3. 足三阴经在肢体的循行排列次序是：足太阴脾经在下肢内侧前线，足厥阴肝经在下肢内侧中线，足少阴肾经在下肢内侧后线，故应选 A。4. 足三阳经行于下肢外侧，其排列次序是：足阳明胃经在下肢外侧前线，足少阳胆经在下肢外侧中线，足太阳膀胱经在下肢外侧后线，故应选 D。

A. 面额部　　B. 头侧部　　　C. 头顶部　　　D. 后头部　　　E. 面颊部

5. 少阳经行于
6. 阳明经行于
〔答案〕5. B　6. A
〔考点分析〕头面部主要分布的是手足阳经。其中，手、足阳明经行于面部、额部；手、足少阳经行于头侧部；手、足太阳经行于面颊、头顶及头后部。

A. 冲脉　　B. 任脉　　　C. 督脉　　　D. 带脉　　　E. 阴维脉

7. 称"阴脉之海"的是
8. 称"血海"的是

〔答案〕7. B 8. A

〔考点分析〕7. 任脉循行于腹面正中线，其脉多次与足三阴经及阴维脉交会，能总任阴经之间的相互联系，故对阴经气血起着调节作用。故又称之为"阴脉之海"。故选 B。8. 冲脉起于胞中，有促进生殖之功能，并同妇女的月经有着密切的联系，故称其为"血海"，故选 A。

A. 从胸走手 　　B. 从手走头 　　C. 从头走足

D. 从足走腹 　　E. 从腹走胸

9. 手三阳经的循行路线是

10. 足三阳经的循行路线是

〔答案〕9. B　10. C

〔考点分析〕《灵枢·逆顺肥瘦》说："手之三阴，从脏走手；手之三阳，从手走头；足之三阳，从头走足；足之三阴，从足走腹。"

X 型题

答题说明：每道考题都有A、B、C、D、E五个备选答案，从中选择2个或2个以上答案。

1. 起源于胞中的奇经八脉有

A. 任脉 　　B. 阴维脉 　　C. 带脉 　　D. 督脉 　　E. 冲脉

〔答案〕A D E

〔考点分析〕督脉、任脉、冲脉三条奇经均起于胞中，故选A、D、E。

2. 经络系统中的经脉包括的内容是

A. 十二经别 　　B. 奇经八脉 　　C. 十二正经

D. 十五别络 　　E. 十二经筋

〔答案〕A B C

〔考点分析〕经络系统中，经脉包括正经、奇经和经别三类。故选A、B、C。

3. 别络主要的生理功能有

A. 调节十二经气血 　　B. 加强十二经脉中表里经脉之间在肢体的联系

C. 对其他络脉有统率作用 　　D. 渗灌气血以濡养全身

E. 主司关节运动

〔答案〕B C D

〔考点分析〕别络的生理功能为：1. 加强十二经脉中表里经脉之间在肢体的联系；2. 对其他络脉有统率作用；3. 渗灌气血以涵养全身。故选B、C、D。

问答题

1. 如何理解经络的含义?

经络,是经脉和络脉的总称。《医学入门》说:"经者,径也,经之支派者为络。"经,与径通义。即是气血循行之路径。经脉是经络系统的纵行干线。络,即网络,是经脉的大小分支,纵横交错,遍布全身内外上下。所以说,经络是运行全身气血、联络脏腑肢节、沟通上下内外,调节体内各部分的通路。络脉与经脉都是体内营运气血,联系内外上下的重要组织系统。然二者有所区别,一是络小经大,经脉是主干,络脉是分支,二是络浅经深,络脉浅而可见,经脉一般深而不可见。如《灵枢·经脉》指出:"经脉十二者,伏行分肉之间,深而不见……诸脉之浮而常见者,皆络脉也。"

2. 关于经络实质的研究情况如何?

从古书记载来看,经络是人体内部客观存在的结构,是有物质基础的。根据《素问》和《灵枢》中一些有关经络的形态、循行分布、生理功能以及病理现象等方面的资料记载,可以综合出中医的经络是一个含义很广的概念。似乎包括了现代医学中的脉管系统、神经系统、神经体液调节系统的部分形态和生理功能及病理现象。所以目前有人说经络不存在一个单独性实体,但它又是客观存在,其实质就是整个人体,是人体所有器官功能活动与病理变化的综合表现。关于经络实质的研究,目前虽有进一步的发展,各种论点或假说(如经络波导等假说)相应产生,但要真正阐明经络的本质,并获得广大学者之公认,尚须进行长期深入的研究和探讨。

3. 经络系统是由哪些部分组成的?

经络系统是由经脉和络脉组成的。其中经脉分为十二正经、十二经别和奇经八脉三类,为经络系统的主要部分。十二正经包括手足三阴经和手足三阳经,是人体气血运行的主要通道;十二经别是从十二经脉别出的经脉,具有加十二经脉中相为表里的两经之间联系的作用;奇经八脉包括督、任、冲、带、阴维、阳维、阴跷、阳跷,具有统率、联络和调节十二经脉气血的作用。络脉有别络、浮络、孙络之别。别络较大,共有十五。其中十二经与任、督二脉各有一支别络,再加脾之大络,合称"十五别络",其主要功能是加强互为表里的两条经脉之间在体表的联系和渗灌气血的作用。浮络是循行于人浅表部为而常浮现的络脉。孙络是络脉最细小的络脉。具有"通荣卫""溢奇邪"的作用。另外,经络系统还包括十二经筋和十二皮部。十二经筋,是十二经脉连属于筋肉的体系,具有联缀四肢百骸,主司关节运动的作用。十二皮部,是指十二经脉的功能活动所反映于体表皮肤的分布部位,也是经络之气的散布所在。

4. 应用经络学说是如何说明人体的生理功能的?

《灵枢·本脏》篇说:"经脉者,所以行血气而营阴阳、濡筋骨、利关节者也。"经络系统遍布全身,气、血、津液主要靠经络为运行途径,才输布人体各部,发挥其濡养、温煦等作用。脏腑之间,脏腑与人体其他各部分之间,也是通过经络维护其密切联系,使其各自发挥正常功能。经络本身的功能活动称为"经气",主要表现经络的反应性及传导作用,针刺治疗时的所谓"得气",是"经气"功能活动的表现。

5. 应用经络学说是如何解释人体的病理现象的?

外邪侵犯人体,是通过经络由表入里,损及内脏,脏腑病变,也可通过经络影响到人体的其他部分。如《素问·缪刺论》说:"邪之客于形也,必先舍于皮毛,留而不去,入舍于孙脉;留而不去,入舍于络脉;留而不去,入舍于经脉,内连五脏,散于肠胃,阴阳俱感,五脏乃伤,此邪之从皮毛而入,极于五脏之次也。"某些脏腑发生病变,邪气循着本经的途径影响所联系的部位和器官。如肝火上炎则火邪伤目,出现目赤红肿疼痛,又肝火灼伤肺阴,则干咳少痰,或痰中带血;若心血瘀阻则连及肩背作痛,是因心的经脉不利,血瘀不行而致,若心火下移可影响小肠,出现尿赤灼痛;若肾虚水湿不化,上凌于心,则心悸怔忡、尿少身肿等等。另外脏腑的病变还可通过经络传于体表,在体表相应部位有压痛、充血或肿物等改变。这种变化常可用以帮助诊断有关内脏的病变。

6. 应用经络学说是如何指导临床诊断和治疗?

经络学说之所以能指导临床诊断和治疗疾病,是在于经络的循行部位有一定的规律,经络与内脏有一定的联系,各经的病证特点以及经络之间互相密切联系,故可作为依据。比较常用的是,根据病变部位结合经络的循行规律,辨别与诊断证候的,称为"分经辨证";根据经络生理病理特点,进行治疗选穴用药的,称为"循经取穴"与"分经用药"。例如:额颅、面颊、牙齿、口唇、喉咙等部位是足阳明胃经和手阳明大肠经循行部位。因此,前额头痛、风火牙痛,咽部红肿等疾病可以诊断为阳明经病证。再根据病证的虚实寒热加以施治。如针刺治疗可用"循经取穴"方法,选刺颊车、下关、足三里、内庭等足阳明胃经的穴位,若采用"分经取穴"方法,则可选刺合谷、商阳等大肠经穴位。若用于药物治疗,可根据药物的性味、归经、功用等,选用清散阳明风火的葛根、升麻、白芷、防风等药物;清泄阳明实热,可选用石膏、知母、芦根等药物;足阳明经属胃络大肠,也可使用大黄、芒硝等荡涤肠胃热结的药物。目前广泛用于临床外科各种手术的针刺麻醉术,也是在经络学说理论的指导下发展起来的,同时又把中医经络学说的理论研究更加深入的向前发展一步。

7. 何谓"引经报使"和"归经"？归经学说对临床有何意义？

引经报使指某些药物能引导其他药物的药力到达病变部位或某一经脉，起"向导"的作用。故称引经报使。如少阳经病用柴胡为引，下肢病用牛膝为引等。归经是指某种药物对某些脏腑及其经络的病变起着主要的或特殊的治疗作用。说明了药物作用所在，表明用药治病的适应范围，体现了药物对机体各部位病变的选择性作用。归经是药物性能重要标志。归经学说对临床的意义是：一便于临床辨证用药。根据疾病不同表现，通过辨证诊断出病变所在脏腑经络部位按照归经来选择针对性强的药物治疗。二对功效相似的药物便于区别应用。三通过药物归经的主次，可以帮助识别药物作用的重点。又以归经为线索，可以探索某些药物的潜在功能。

第五章　病因与发病

【目的要求】

1. 掌握六淫的概念，六淫致病的一般特点。
2. 掌握风、寒、暑、湿、燥、火六淫病邪各自的性质及致病特点。
3. 掌握疠气病邪的含义及致病特点。
4. 掌握七情内伤、的基本概念及致病特点。
5. 掌握饮食不节、劳逸损伤的致病特点及病理表现。
6. 掌握痰饮、瘀血的概念、形成原因及其致病特点。
7. 掌握正气与邪气的概念及在发病中的作用。
8. 了解内外环境与发病的关系。
9. 了解其他致病因素。

【学习纲要】

第一节　病因

概说

（一）病因的基本概念

病因，导致疾病发生的原因。泛指各种致病因素。

（二）病因学的形成与分类

《黄帝内经》分为阴阳两类。

《金匮》分为三个途径。

《三因极一病证方论》"三因学说"。

现代病因分类 {外感性致病因素 / 内伤性致病因素 / 继发性与其他致病因素

（三）病因学特点

辨证求因：即根据症状和体征来推求病因。

一、外感性致病因素

（一）六淫

概说

①六淫的基本概念

六淫：风、寒、暑、湿、燥、火六种外感病邪的总称。

六气：风、寒、暑、湿、燥、火六种正常的气候变化。

内生五邪：疾病过程中体内所出现的风、寒、湿、燥、火五种病理变化。

②六淫的致病特点

外感性：体外入侵。多从皮毛、口鼻而入。

季节与地域性：多与季节气候、居处环境有关。

相兼性：可以相兼致病。

转化性：致病后，病机可发生转化。

1. 风邪

春季主气，四季均见。

（1）风为阳邪，其性开泄，易袭阳位。

$$\text{阳邪}\begin{cases}\text{春季主气}\\\text{善行而数变}\end{cases}$$

其性开泄：腠理疏松，汗出，恶风。

易袭阳位：易侵犯体表和上半部，如头痛。

（2）风性善行而数变

善行：风邪为病，其病位具有游走不定的特点。

如风痹（行痹）：关节呈游走性疼痛。

数变：风邪为病，起病急，病情变化无常。

如风疹：皮肤瘙痒起风团，发作无常。

（3）风为百病之长

长：为首，重要。

致病广泛：如风邪为病，四季均见，感冒可统称为"伤风"。

诸邪先导：为其他邪气的先导，如风寒、风热等。

2. 寒邪

冬季主气，其他季节亦可见到。

（1）寒为阴邪，易伤阳气

$$\text{阴邪}\begin{cases}\text{冬季主气}\\\text{寒本为阴}\end{cases}$$

易伤阳气 {
　寒伤肌表——伤寒：恶寒。
　寒邪直中于里——中寒：如寒邪直中脾胃见脘腹冷痛。
}

（2）寒性凝滞

　　凝滞：寒凝血滞，气血不通，不通则痛。

　　如寒痹（痛痹）：关节疼痛剧烈，遇寒则重。

（3）寒性收引

　　收引：收缩和牵引。

　　寒伤肌表，毛窍闭塞：恶寒，无汗，发热。

　　寒客血脉关节：肢体屈伸不利，冷厥不仁。

3. 暑邪

夏季主气，具有明显季节性，只发生在夏至以后，暑邪纯属外邪。

（1）暑为阳邪，其性炎热

阴邪 {
　夏季主气
　火热所化
}

　　炎热：高热，心烦。

（2）暑性升散，耗气伤津

　　升散：腠理开泄，汗大出。

汗出过多 {
　伤津：口渴，尿短赤。
　耗气 {
　　倦怠乏力。
　　突然昏倒，不省人事。
　}
}

（3）暑多夹湿

　　暑季炎热多雨，热蒸湿动，湿热弥漫。

　　➤ 暑热：高热，心烦。

　　➤ 夹湿：身重胸闷，呕恶便溏。

4. 湿邪

长夏主气，阴雨连绵，湿气最重。

（1）湿为阴邪，易阻遏气机，损伤阳气

阴邪 {
　长夏为至阴
　湿为水化
}

　　阻遏脾胃气机，导致升降运化失常。

{
　脾失健运：纳呆，腹胀。
　胃失和降：恶心，呕吐。
}

损伤脾的阳气，导致水湿不运：腹泻，水肿。

（2）湿性重浊

重：湿邪为病，症状具有沉重的特点。

- 湿阻于头：头重如裹。
- 湿阻四肢——湿痹（着痹）：关节疼痛、沉重。

浊：湿邪为病，导致分泌物和排泄物秽浊不清。

- 在表：肌肤疮疡，流脓淌水。
- 在下：小便浑浊，下痢脓血，女子带下过多。

（3）湿性黏滞

黏滞：黏腻阻滞。

- 症状：肌肤黏腻，小便不利，大便不爽。
- 病程：病程长，缠绵难愈。

5. 燥邪

秋季主气，气候干燥。

温燥：感夏火之余气——初秋。

凉燥：感近冬之寒气——深秋。

（1）燥性干涩，易伤津液

干，干燥：口鼻干燥，咽干口渴，小便短少，大便干结。

涩，涩滞：皮肤干涩，毛发不荣。

（2）燥易伤肺

肺为娇脏，性喜清润，外燥可通过口鼻直接伤肺。

肺燥失润：干咳少痰，痰少而黏，痰中带血。

6. 火（热）邪

（1）火（热）为阳邪，其性炎上

炎，炎热：高热，恶热。

上，多见上部症状：如咽喉肿痛。

（2）火（热）易耗气伤津

火热之邪迫津外泄：汗大出。

汗出过多
- 伤津：口渴，尿少，便干。
- 耗气：倦怠，乏力。

（3）火（热）易生风动血

生风——热极生风：高热，神昏，四肢抽搐，颈项强直，角弓反张。

动血——热迫血妄行：吐血，衄血，发斑等。

（4）火（热）易致肿疡

火热之邪可聚结于局部，腐肉成脓——疮疡：红、肿、热、痛、脓。

（二）瘟疫邪气

1. 瘟疫邪气的概念

瘟疫邪气：指一类具有强烈传染性的外感病邪。

2. 瘟疫邪气的致病特点

➢ 发病急骤，病情重笃。

➢ 传染性强，易于流行。

➢ 一气一病，病状相似。

➢ 体外入侵，多从口鼻而入。

二、内伤性致病因素

（一）七情内伤

1. 七情内伤的概念

七情：指喜、怒、忧、思、悲、恐、惊七种情志变化。

七情内伤是指突然的、强烈的或长期持久的情志刺激，超过人体所能调节的范围，使人体气机紊乱，脏腑气血阴阳失调，导致疾病的发生。

2. 七情与内脏气血的关系

➢ 不同的情志活动，分属于不同的脏腑。

➢ 不同的情志刺激，伤及相应的脏腑。

➢ 脏腑功能失常，可导致情志异常。

3. 七情的致病特点

（1）直接伤及内脏

主要影响心、肝、脾三脏。

（2）影响脏腑气机

➢ 怒则气上——→肝气亢逆　血随气涌：头胀头痛，面红易怒。

血随气逆：呕血，昏厥。

➢ 喜则气缓——→心气涣散：失神，狂乱。

➢ 悲则气消——→肺气耗伤：气短乏力。

➢ 思则气结——→脾气呆滞：纳呆，腹胀。

➢ 惊则气乱——→心气紊乱：惊慌失措。

➢ 恐则气下——→肾气不固：二便失禁。

（3）情志刺激，影响病情

（二）饮食失宜

    1. 饮食不节

        过饥：营养不足，气虚血少，正气虚损，易患他病。

$$过饱\begin{cases}成人：肠胃损伤，消化不良。\\[2mm]小儿：可成疳积，手足心热，面黄肌瘦，大便不调。\end{cases}$$

    2. 饮食不洁

      ➢ 肠胃疾病：恶心呕吐，腹痛腹泻。

      ➢ 寄生虫：蛔虫、蛲虫、绦虫等。

      ➢ 食物中毒：高热、呕吐、腹泻、腹痛等。

    3. 饮食偏嗜

$$偏寒偏热\begin{cases}偏寒：损伤脾阳。\\[2mm]偏热：导致胃热。\end{cases}$$

        偏嗜肥甘：湿热内生。

        偏嗜五味：五味分属五脏，久食可导致脏腑功能失衡、营养失衡。

（三）劳逸失度

    1. 过劳

      ➢ 劳力过度：损伤筋骨，腰肌劳损，久之气耗。

      ➢ 劳神过度：损伤心脾，心血虚耗，脾失健运。

      ➢ 房事过度：损伤肾精，早衰，生殖机能障碍。

    2. 过逸

        脏腑虚弱：气血不畅，动则心慌，气短，汗出。

三、病理产物形成的致病因素

（一）痰饮

    1. 痰饮的概念

        痰饮：痰和饮都是水液代谢障碍所形成的病理产物。

        有形之痰：有形质可见，如咯吐之痰。

        无形之痰：无形质可见，但有痰的症状和体征，如痰迷心窍之痰。

    2. 痰饮的形成

      ➢ 肺失宣降，水道失于通调。

      ➢ 脾失健运，水湿不运。

      ➢ 肾失气化，水津不布。

      ➢ 膀胱气化不利。

      ➢ 三焦水道不畅。

3. 痰饮的病机特点
   ➢ 阻碍气血的运行。
   ➢ 症状复杂，变化多端。
   ➢ 病程长，缠绵难愈。
4. 常见痰饮病证
   （1）常见痰的病证
   　　➢ 痰阻于肺：咳喘吐痰。
   　　➢ 痰迷心窍：神昏，痴呆，举止失常。
   　　➢ 痰火扰心：狂躁。
   　　➢ 痰浊阻滞心脉：胸闷，心痛。
   　　➢ 痰浊上犯于头：眩晕，昏冒。
   　　➢ 痰在经络筋骨：瘰疬，痰核，阴疽流注，半身不遂。
   （2）饮的常见病
   　　➢ 悬饮：饮停胸胁，胸胁胀满，咳唾引痛。
   　　➢ 支饮：饮停胸膈，咳喘倚息，不能平卧。
   　　➢ 痰饮：饮停胃肠，肠鸣漉漉。
   　　➢ 溢饮：饮泛肌肤，皮肤水肿。

（二）瘀血

1. 瘀血的概念
   指血液运行障碍或离经之血未散所形成的病理产物。
2. 瘀血的形成原因
   （1）气虚
   　　如心气虚——→心血瘀阻；
   　　　　脾气虚——→脾不统血：发斑。
   （2）气滞
   　　如"气行则血行，气滞则血瘀。"
   （3）血寒
   　　如寒凝血滞；经脉拘挛。
   （4）血热
   　　如血热津伤——→血液黏稠；
   　　　　热迫血妄行——→发斑。
   （5）外伤
   　　跌打损伤均可导致血液瘀阻。
3. 瘀血的共同病证特点
   ➢ 疼痛：刺痛。部位固定，拒按，昼轻夜重。
   ➢ 肿块：固定不移。癥积。

> ➤ 出血：血色紫暗，或有块。

> ➤ 望诊：紫绀，唇甲青紫，舌暗瘀斑，肌肤甲错。

> ➤ 脉诊：脉涩、结代。

4. 常见瘀血病证

瘀血停滞的部位不同，表现不同。

> ➤ 瘀阻于心：胸闷，心悸，胸痛。

> ➤ 瘀血攻心：发狂。

> ➤ 瘀阻于肺：胸痛，咯痰带血。

> ➤ 瘀阻于胃肠：呕血，大便色黑如漆。

> ➤ 瘀阻于胞宫：月经不调，痛经。

> ➤ 瘀阻于四肢：肢体溃烂，可成脱骨疽。

第二节　发病

一、邪正与发病

（一）正气、邪气的基本概念

正气：人体正常的生理功能和抗病康复的能力。

邪气：泛指各种致病因素。

（二）正气、邪气在发病中的作用

1. 正气虚是疾病发生的内在依据。

正气虚是疾病发生的内因，一般起主导作用。

"正气存内，邪不可干"，"邪之所凑，其气必虚"。

2. 邪气是疾病发生的重要条件。

邪气是疾病发生的外因，在某些特殊情况下也可起主导作用。如致病力强的温疫邪气。

二、影响发病的主要因素

（一）环境因素

1. 气候因素

多表现为时令病——季节性流行病。

2. 地域因素

多表现为地方疾病，如瘿病——地方性甲状腺肿。

3. 生活工作环境

可表现为职业病，如尘肺。

4. 社会环境

可表现为心身疾病——社会心理因素导致的躯体疾病，如高血压、冠心病。

（二）体质因素

胖人多阳虚，多痰、多湿；瘦人多阴虚，多气、多火。

（三）精神因素

不良的精神、情志因素可损伤人体正气，导致疾病的发生。

三、发病的类型

（一）卒发：感邪即发。

（二）徐发：感邪后徐缓发病。

（三）伏发：感邪后病邪在机体潜伏一段时间，或在诱因作用下过时而发病。

（四）继发：在原发病基础上继而发生新病。

（五）复发：在诱因作用下，疾病再度发作或反复发作。

【知识点拨】

1. 病因

即致病因素，又称为病原（古作"病源"）、病邪等，泛指能破坏人体相对平衡状态而导致疾病的原因。

2. 辨证求因

即以疾病的临床表现为依据，通过对疾病症状和体征的综合分析来推求致病因素，这种方法又叫作"审证求因"。

3. 六气

指风、寒、暑、湿、燥、热（火）六种正常的自然界气候。

4. 六淫

即风、寒、暑、湿、燥、热（火）六种外感病邪的统称。

5. 疠气

泛指具有强烈传染性的外邪。又称为"疫气""疫疠之气""戾气""异气""杂气""乖戾之气"等。

6. 风胜则动

言风善动不居，其性动摇不定，故《素问·阴阳应象大论》说："风胜则动。"其致病特点为肢体异常运动，如破伤风之四肢抽搐，角弓反张，直视上吊等。

7. 寒则气收

即寒性收缩牵引，具有收引拘急之特性。故《素问·举痛论》说："寒则气收。"寒邪侵袭人体，可使气机收敛，腠理闭塞，经脉收缩而挛急。

8. 湿胜则阳微

是因为湿为阴邪，湿胜即阴胜，阴胜则阳病，故湿邪为害，易伤阳气，故有"湿胜则阳微"之说。

9. 壮火

即病理之火。火热阳邪过盛，机能亢奋，易于消蚀人体正气；加之火热之邪迫津外泄，气随津泄，使气更加耗伤，故曰"壮火食气"。

10. 七情内伤

是由于突然、剧烈或长期持久的情志刺激，超过人体的生理调节范围，引起喜、怒、忧、思、悲、恐、惊七情的异常变化，使气机紊乱，脏腑损伤，阴阳失调而导致疾病的发生。

11. 饮食失宜

即不合理的膳食，包括饮食不节、饮食不洁、饮食偏嗜等。

12. 食复

在疾病过程中，饮食不节还可能使病情复发或迁延，称之为"食复"。

13. 过劳

指过度劳累，又称劳伤、劳倦，包括劳力过度、劳神过度和房劳过度三个方面。

14. 药邪

是指用药不当而导致疾病的致病因素。

15. 先天因素

指人未出生前因父母体质或胎儿发育过程中形成的致病因素，包括遗传因素、胎传因素。

16. 卒发

又称"感而即发"或"顿发"。指机体感邪后立即发病。多见于新感外邪、疫疠邪气致病、情志异常、中毒、外伤等。

17. 伏而后发

又称"伏邪发病"。指机体感受某些病邪后，病邪潜伏于体内某些部位，经过一段时间之后，或在一定的诱因作用下而发病。如破伤风、狂犬病等。

18. 徐发

又称缓发。指徐缓发病。徐发与致病邪气的性质、体质因素等有关。如外感湿邪，其性黏滞，故发病缓，病程长。

19. 继发

是指在原有疾病的基础上继发新的病变。继发病变以原发病为前提，二者之间有密切的病理联系。如疟疾日久继发"疟母"等。

【难点解析】

1. 辨证求因的概念。

中医学认识病因，除了解某些直接致病的病因外，还根据各种病证的临床表现为依据来推求病因，从而为临床治疗提供依据。这种从症状和体征推求病因的方法，称之为"辨证求因"，又称"审证求因"。"辨证求因"是中医病因学的主要特点。

2. 六淫的概念。

若气候异常变化，六气发生大过或不及，或非其时而有其气，或气候变化急骤，超越了人体的适应能力，或当人体正气不足，抗病能力下降时，六气才能成为致病因素，侵犯人体而发病。此时的六气便称为"六淫"又称为"六邪"，是属于外感病的一类致病因素。

3. 六淫与六气的区别。

六气是指风、寒、暑、湿、燥、火六种正常的自然界气候。在正常情况下，六气是万物生长的条件，人类在长期的进化过程中，对六气已具有了适应能力，故六气对人体是无害的。六淫，即风、寒、暑、湿、燥、火六种外感病邪的统称。当气候变化异常，六气发生太过或不及，或非其时而有其气（如春天应温而反寒，秋天应凉而反热等）以及气候变化过于急骤（如暴冷、暴热等），在人体的正气不足，抵抗力下降之时，六气才能成为致病因素，侵犯人体而发生疾病。在这种情况下，反常的六气便称为六淫。

4. 风为百病之长。

"风为百病之长"属于风邪的性质和致病特点之一。风虽为春季主气，但一年四季皆有之。而风邪引发的外感病虽以春季为多，但又不局限于春季，其他季节也可发生。风邪侵袭人体，多从肌腠皮毛而人。又因风邪具有开泄的特性，侵袭人体，最易使肌腠皮毛疏松，毛窍开张，使机体抵抗力下降，为其他邪气的侵入提供了有利的条件，由之而引发风邪兼有其他邪气的一类外感病。如风寒、风热、风湿。因此，中医学认为，风邪是引发外感病的一种最为重要的致病因素，是其他外邪致病的先导，故曰"风者，百病之始也"，"风者，百病之长也"。

5. 寒性凝滞与收引的区别。

寒性凝滞。"凝滞"即凝结阻滞不通之意。寒邪侵袭，阳气受损，气血失温而凝结阻潘不通，不通则痛，故有寒性凝滞，主痛之说。如寒邪伤人多见有头痛、腰痛、关节疼痛，且遇寒加重。

寒性收引。"收引"即收缩牵引之意。寒邪侵袭，可使人体气机收敛，腠理、经络、筋脉收缩而挛急。如寒伤肌表，卫阳被遏，毛窍腠理闭塞，可见恶寒发热，无汗；若寒伤经络关节，可使关节屈伸不利；寒伤血脉，血脉挛缩，可见到脉紧等。

6. 寒邪伤阳气与湿邪伤阳气的区别。

寒为阴邪，易伤阳气。寒是阴气盛的表现，故属于阴。阴盛则寒，阳被阴制，呈现出一派机体失温的变化，故称阴盛则阳病。所以当外寒侵袭人体肌表时，卫阳被遏，可见到恶寒之症；若寒邪直中脾胃，可见脘腹冷痛，呕吐，腹泻等症状；若伤及心肾阳气，可见形寒肢冷，蜷卧喜温，下利清谷，脉微细等症状。

湿为阴邪，易阻遏气机，损伤阳气：湿性类水，故为阴邪。水湿之邪，侵入人体，易留滞于脏腑经络，阻遏气机的升降，脏腑经络阻滞，气机不畅，故常见到胸闷脘痞，胀满等症状。外感湿邪，最易损伤脾阳，导致脾阳不振，水湿内停，易见腹泻，水肿等症状。

7. 六淫、疠气、七情内伤的区别。

疠气，是指一类具有强烈传染性的病邪。故又有"瘟疫""疫毒""异气""戾气"等名称。疠气致病具有发病急骤，病情重，症状相似、传染性强，易于流行等特点。六淫邪气与疠气同属于外感致病因素范围，在发病途径上，皆从口鼻，肌表皮毛传入人体。两者的不同之处，则在疠气致病有强烈的传染性，易于在人群中大面积的流行。六淫邪气传染性则不明显。

中医学认为七情在一般情况下属于正常的精神活动，并不会使人致病。只有突然强烈或长期持久的情志刺激超过了人体所能调节的范围，使人体气机紊乱，脏腑阴阳气血失调，才能导致疾病的发生，此时的七情，才能成为致病因素。七情内伤致病不同于六淫和疠气，六淫之邪和疠气主要从口鼻或皮毛侵入机体，而七情则是直接影响有关的内脏而发病，故又称其为"内伤七情"，是导致内伤杂病的主要致病因素之一。

8. 有形之痰与无形之痰的概念区别。

痰饮，是由于机体津液代谢失常所形成的病理产物。痰饮一般分为有形与无形两类：

（1）有形之痰饮：指视之可见，触之可及或闻之有声的痰饮。

（2）无形之痰饮：指某些因痰饮而引起的疾病或症状。由于其临床虽见痰饮之常见症状，如头目眩晕、恶心呕吐、心悸气短、神昏或癫狂等，但看不到有排出的实质性痰饮，而此类病证如按痰饮进行治疗，又能收到同样的疗效，故称其为无形的痰饮。

9. 瘀血与血瘀的区别。

瘀血：指体内血液不能正常循行所形成的病理产物，能继发新的病变，属于病因学概念。血瘀：指血液运行不畅或血液瘀滞不通的病理状态，属于病机学概念。

10. 瘀血的病症特点。

瘀血具有共同的病证特点是：

（1）疼痛：瘀血所致疼痛的多为刺痛，痛处固定不移，拒按，夜间痛势尤甚。

（2）肿块：瘀血阻滞经脉、组织、脏腑，或外伤可形成肿块，肿块在体内一般固定不移，在体表局部可见青紫肿胀。

（3）出血：瘀血阻滞，经脉瘀塞不通，血涌络破则导致出血，血色紫暗，或夹有血块。

（4）望诊特点：瘀血积留既久，新血不生，肌肤经脉失于濡养和充盈，故面色唇舌紫暗，舌上或有瘀点、瘀斑。或见面色黧黑，肌肤甲错。

（5）脉诊特点：瘀血阻滞，血脉失充，流行不畅，多见涩或结代脉。

【名词解释】

1. 病因

病因，指各种导致疾病的原因，主要有外感六淫、内伤七情、饮食劳倦，外伤等。

2. 辨证求因

中医认识病因，除了了解作为致病因素的客观条件外，主要以疾病的临床表现为依据，通过分析疾病的症状、体征来推求病因，为治疗用药提供依据。

3. 三因学说

宋代陈无择在《三因极一病证方论》总结提出"三因"学说，将病因分为三类：外所因指六淫；内所因指七情；不内外因指饮食不当、劳倦过度、慢性传染病、外伤、虫兽伤、溺水等其他病因。

4. 六淫

六淫是风、寒、暑、湿、燥、火六种外感病邪的总称。六气太过或不及，非其时而有其气，或气候变化过于急骤，均可使机体不能适应而致病。太过、不及或非时之六气称之为六淫。

5. 六气

六气是自然界风、热（暑）、湿、火、燥、寒六种正常气候。

6. 外感疾病

六淫、疠气等致病因素自外侵袭人体而发病。因邪自外来，又多先伤人体肌表，故名外感疾病。

7. 内生"五邪"

内生"五邪"指类似风、寒、湿、燥、火六淫外邪致病的病理现象。由于病起于内，故分别称为"内风""内寒""内湿""内燥""内火"等，统称为内生"五邪"。

8. 风性善行

善行是指风邪致病时，病位游移，行无定处。

9. 风性数变

数变是指风邪致病具有变化无常，发病急，变化快的特点。

10. 风性主动

出现振颤和不自主运动，如震颤、痉挛、头晕目眩等风邪侵袭的症状和体征。

11. 风为百病之长

风为百病之长，是外感病因中主要的致病因素，常为外邪致病的先导，其他邪气多附于风侵犯人体，如风寒、风湿、风火等。

12. 外寒

外寒是指外感之寒邪。

13. 内寒

阳气不足或阴寒偏盛而致的里寒。由于阳虚，温煦、推动和兴奋的功能减退，因而出现肢冷畏寒，面色白、精神不振、舌淡、脉搏无力等阴寒相对偏胜的表现。内寒和脾、肾两脏关系最密切。

14. 寒性凝滞

寒邪侵袭人体，阻滞凝结气血，使之运行不畅，导致各种痛症。

15. 寒性收引

寒则气收，导致肌肉腠理收缩，筋脉牵引拘急，出现痉挛，僵硬。

16. 暑性升散

暑为阳邪，具有向上向外升散的特性，暑易伤津耗气，所以暑邪伤人，可导致腠理开泄而多汗，则口渴引饮，口干舌燥，尿短赤。气随汗脱，出现气短，疲乏，甚则突然昏厥，不省人事。

17. 暑多夹湿

夏季是炎热多雨的季节，故常见暑湿相兼为病。

18. 外湿

外湿常因气候潮湿，水湿侵浸或淋雨，久住湿地而感受。

19. 内湿

内生之湿邪多由脾失健运导致水液代谢受阻的病理状态。

20. 湿邪重浊

重表现为疲惫，头身重着，四肢酸重。浊被认为排泄物和分泌物秽浊不清。

21. 湿性黏滞

表现为两方面：一方面，湿邪致病的症状有黏腻阻滞的表现，如大便黏腻，小便难出。另一方面，湿邪致病病程长，迁延难愈或反复发作，可见关节重痛，湿疹，湿热病。

22. 湿性趋下

湿邪致病多始于下部，像白带过多，淋浊，泄泻，下痢。

23. 外燥

燥邪致病多是由于气候干燥。燥邪又细分为温燥和凉燥。燥邪常从口鼻入而侵袭肺卫，出现外部症状。

24. 温燥

温燥多出现在初秋有夏热之余气，与燥邪结合而形成。

25. 凉燥

凉燥多出现在深秋有近冬之寒气，与燥邪相合而形成。

26. 内燥

体内津液耗伤而干燥少津。与外燥相对而言。多由于大汗或热性病后期，或慢性病晚期，津液耗伤所致。此外，瘀血内停妨碍津液输布，也可导致内燥。

27. 燥性干涩，易伤津液

燥邪致病，易出现伤津干涩的症状和体征。

28. 燥易伤肺

肺为娇脏，喜湿恶燥。肺外合皮毛，开窍于鼻。燥邪从口鼻及皮肤侵入人体，故其最易伤肺。

29. 火易炎上

火邪致病的症状多出现在人体上部，如头面部。

30. 火易生风

热邪入体，耗伤肝阴，筋脉失养，导致肝风内动，高热，抽搐，两目上视，颈项强直，角弓反张。

31. 火易动血

热邪侵入血分，迫血妄行，可见各种出血症状，如吐血，衄血，尿血，皮肤发斑。

32. 火邪易致肿疡

热邪侵入血分，聚于局部，肉腐血败，则形成痈疡，局部红肿热痛，甚至化脓溃疡。

33. 火易扰心神

心主血脉，心藏神。热邪致病最易扰动心神。轻症可见烦躁，失眠；重症可见燥扰不宁，神昏谵语。

34. 疠气

又名戾气、疫气、异气、杂气。具有强烈传染性病邪的统称。

35. 七情

七情，指人的喜、怒、忧、思、悲、恐、惊七种情志活动。是人体对客观事物和现象所作出的七种不同情志反映。

36. 七情内伤

当突然的、强烈的、长期持久的情志刺激远远超出人体的适应性和耐受性，造成脏腑气血功能紊乱，这种情志刺激将会成为内伤病的致病因素。

37. 七情致病

七情致病直接影响相应的脏器。七情主要影响脏气的功能以伤及五脏，正如《素问·举痛论》所述："怒则（肝）气上，喜则（心）气缓，悲则（肺）气消，恐则（肾）气下，惊则气乱，思则（脾）气结"。七情不仅致病而且能使病情加重。

38. 饮食不节

饮食不节，包括饥饱失常，饮食不洁和偏嗜。

39. 过劳

过劳，指过度劳累。包括劳力过度，劳神过度和房劳过度三个方面。

40. 劳力过度

劳力过度，指体力劳动过度，《素问·举痛论》所说"劳则气耗"。

41. 劳神过度

劳神易伤心脾，引起心血不足及脾气虚弱，造成心悸，健忘，失眠，多梦，厌食，腹胀，便溏等等病症。

42. 房劳过度

房劳过度，指房事过度，可消耗肾精，出现腰膝酸软，头晕耳鸣，精神萎靡，男子遗精早泄，女子月经不调，白带过多。

43. 过度安逸

过度安逸是过度安闲，不参加劳动，又不运动。导致气血循环不畅，肢体软弱无力，脾胃功能减弱。出现精神不振，食少乏力，心悸气短，发胖臃肿。也会减弱机体的抗病能力而易致他病。

44. 外伤

外伤包括枪伤、金刃伤、跌打损伤、持重努伤、挤压伤、烧烫伤、冻伤和虫兽伤。

45. 痰饮

痰饮，指水液代谢障碍形成的病理产物。中医认为稠浊的为痰，清稀的为饮。

46. 有形之痰

有形之痰，指形质可见，喉中闻之有声的痰。

47. 无形之痰

无形之痰，指不同情况下形成的痰饮贮留，比如会出现头昏眼花，胸闷，烦躁，皮下结节，滑脉的表现。

48. 痰饮（狭义）

狭义的痰饮，以其人素盛今瘦，饮留肠间，使肠鸣腹满而言。

49. 悬饮

由饮流胁下，导致咳唾涎沫，痛引胁下，称之为悬饮。

50. 溢饮

由水饮溢于四肢所致，出现排汗困难，身体疼重，称之为溢饮。

51. 瘀血

瘀血，由于血行涩滞不畅，或未消残存的瘀血停滞于局部，溢出脉外所致的病理性产物。

52. 瘀血形成

瘀血形成的两种方式。一方面，由于气虚，气滞，血寒，血热等，使血行不畅，造成瘀血。另一方面，由于外伤或其他原因使血溢出脉外而凝结形成瘀血。

53. 瘀血表现

可以总结为：刺痛，肿块，出血（血色紫暗夹有血块），面色、口唇、爪甲青紫，舌紫暗有瘀斑、瘀点，或舌下络脉曲张，脉结代或细涩。

54. 发病机理

正气不足是疾病发生的内在根据，邪气侵袭是疾病发生的重要条件。

【考点练习】

A 型题

答题说明：每道题下面都 A、B、C、D、E 五个备选答案，在答题时，只允许从中选择一个最合适的答案。

1. 以下哪项不属于六淫之风邪的性质和致病特点

    A. 其性开泄   B. 耗气伤津   C. 善行而数变

    D. 为百病之长   E. 易袭人体之阳位

  〔答案〕B

〔考点分析〕风为阳邪，其性开泄，风邪袭人，使腠理开，微有汗，但不会造成耗气伤津。应选择 B。

2. 易袭人体阳位的邪气是

A. 风　　B. 寒　　C. 暑　　D. 湿　　E. 燥

〔答案〕A

〔考点分析〕风邪具有升发，善动不居，向上向外的特性，所以风邪侵袭人体，常易伤及人体的头面、阳经和肌表，故应选 A。

3. 常为其他外邪之先导而致病的邪气是

A. 疠气　　B. 风邪　　C. 火邪　　D. 寒邪　　E. 湿邪

〔答案〕B

〔考点分析〕风为百病之长，风邪为六淫病邪中的主要致病因素，凡寒、湿、燥、热诸邪多依附于风而侵犯人体，如外感风寒、风热、风湿等。故应选择 B。

4. 湿邪的性质和致病特点，下面哪一项不确切

A. 湿性重浊　　B. 湿性凝滞　　　　C. 湿为阴邪，阻遏气机，损伤阳气

D. 湿性黏滞　　E. 湿性趋下，易袭阴位

〔答案〕B

〔考点分析〕湿邪的性质和致病特点主要有四个方面，即：湿性重浊；湿为阴邪，易阻遏气机，损伤阳气；湿性黏滞；湿性趋下。而"凝滞"则属于寒邪的致病特点。故应选 B。

5. 暑邪伤人，可见到气短、乏力症状，这是由于

A. 暑为阳邪，其性炎热　　B. 暑邪伤人，损伤脾胃，纳食减少

C. 暑多夹湿，阻遏气机　　D. 暑性升散，伤津耗气

E. 以上都不是

〔答案〕D

〔考点分析〕暑为阳邪，其性升散，腠理开泄，则汗出，汗出过多则伤津耗气，而见气短，乏力等症状，故应选 D。

6. 湿邪致病，病程长，缠绵难愈，这是由于

A. 湿为阴邪，阻遏气机　　B. 湿邪伤阳　　C. 湿性黏滞

D. 湿性重浊　　　　　　　E. 湿性趋下

〔答案〕C

〔考点分析〕湿性黏滞主要表现在两个方面：一是指湿病症状多黏滞不爽；二是指湿邪为病多缠绵难愈，病程较长，且多易反复发作。故应选 C。

7. 所谓"六淫"指的是

　　A. 风、寒、暑、湿、燥、火　　　B. 六种正常的气候变化

　　C. 六气　　　　　　　　　　　　D. 六种不同的气候变化

　　E. 六种外感病邪的统称

　　〔答案〕E

　　〔考点分析〕六淫，是六种外感病邪的统称。故答案是 E。

8. 疫疠的发生与流行，下列因素中，哪项提法是不确切的

　　A. 气候的反常变化　　　B. 社会因素　　　C. 预防隔离工作

　　D. 精神状态　　　　　　E. 环境条件

　　〔答案〕D

　　〔考点分析〕疫疠的发生与流行，多与气候因素、环境条件、预防隔离、社会因素等有关。而精神状态是情绪的过激变化对人体的影响，是个体性的。与疫疠流行无关，故应选 D。

9. 七情致病首先影响的是

　　A. 脏腑　　B. 气机　　C. 血液　　D. 经脉　　E. 气血

　　〔答案〕A

　　〔考点分析〕"百病皆生于气"，当突然强烈或长期持久的情志刺激超过了人体所能调节的范围，就会首先使人体气机紊乱，进而导致脏腑阴阳气血失调，最终导致疾病的发生，故选 A。

10. 易袭人体阴位的邪气是

　　A. 风　　B. 寒　　C. 暑　　D. 湿　　E. 燥

　　〔答案〕D

　　〔考点分析〕湿为阴邪，其性类水，故湿邪致病多见人体下部的症状，如下肢浮肿、淋浊，带下等病症，多由湿邪下注所致。故有湿性趋于下，易袭人体阴位之说。所以应选 D。

11. 最易引起气血凝滞的邪气是

　　A. 风　　B. 寒　　C. 湿　　D. 燥　　E. 火

　　〔答案〕B

　　〔考点分析〕寒性凝滞，易导致经脉气血凝结阻滞。故应选择 B。

12. 下列各项中，不可能为内生邪气的是

　　A. 风邪　　B. 寒邪　　C. 暑邪　　D. 湿邪　　E. 火邪

　　〔答案〕C

　　〔考点分析〕暑纯属外邪，无"内暑"之说。故应选 C。

13. 最易伤肺的邪气是

　　A. 湿邪　　B. 风邪　　C. 燥邪　　D. 暑邪　　E. 寒邪

　　〔答案〕C

　　〔考点分析〕肺为娇脏，喜清肃濡润，既不耐湿，更不耐燥，湿则饮停，燥则津伤。且肺主呼吸，与大气相通，又外合皮毛，故燥邪伤人，最易损伤肺脏阴津。故选 C。

14. 易伤脾的情志因素是

　　A. 喜　　B. 怒　　C. 思　　D. 悲　　E. 恐

　　〔答案〕C

　　〔考点分析〕思则气结，过思则伤脾，故选 C。

15. 大怒、暴怒可以导致

　　A. 气结　　B. 气下　　C. 气上　　D. 气滞　　E. 气散

　　〔答案〕C

　　〔考点分析〕怒则气上，大怒可以导致气机逆上。故应选 C。

16. 过度悲伤可以导致

　　A. 气上　　B. 气下　　C. 气缓　　D. 气结　　E. 气消

　　〔答案〕E

　　〔考点分析〕悲则气消，过度悲伤可以导致气的消散或功能减退。故应选择 E。

17. 最易耗气伤津的邪气是

　　A. 风邪　　B. 燥邪　　C. 湿邪　　D. 暑邪　　E. 寒邪

　　〔答案〕D

　　〔考点分析〕暑性升散，易伤津耗气，故选 D。

18. 既属病因，又属病理产物的是

　　A. 寒邪　　B. 暑邪　　C. 燥邪　　D. 瘀血　　E. 以上均非

　　〔答案〕D

　　〔考点分析〕瘀血为病理产物性病因。故应选择 D

19. 性质"重浊"的邪气是

　　A. 寒邪　　B. 暑邪　　C. 燥邪　　D. 火邪　　E. 湿邪

　　〔答案〕E

　　〔考点分析〕湿性重浊而趋下，故应选择 E。

20. 不属于火邪致病特点的是

    A. 易于动血   B. 耗伤阴津   C. 易于生风

    D. 其性上炎   E. 善行数变

〔答案〕E

〔考点分析〕善行数变是风邪的致病特点，故应选择E。

21. 产生"薄厥"的病因多是由于

    A. 过度恐怖，恐则气下   B. 过度喜笑，喜则气缓

    C. 过度愤怒，怒则气上   D. 过度悲哀，悲则气消

    E. 过度思虑，思则气结

〔答案〕C

〔考点分析〕过度愤怒，使肝气逆乱，血随气逆，并走于上，可见面红目赤，甚则突然昏倒，不省人事，即产生薄厥。故应选择C。

22. 饮食偏嗜中，下列哪种表述不确切

    A. 味过于苦，脾气不濡，胃气乃厚   B. 味过于酸，肝气以津，脾气乃绝

    C. 多食咸，则脉凝泣而变色   D. 多食苦，则骨痛而发落

    E. 多食辛，则脉急而爪枯

〔答案〕D

〔考点分析〕长期嗜食某种食物，会使相应的脏腑功能失调。例如，多食苦，可使心气偏盛，导致过分克制肺金，使肺气受损而皮槁毛拔。备选答案D所列述的症状是不确切的，故应选D。

23. 导致"心无所倚，神无所归，虑无所定，惊慌失措"的情志致病因素指的是

    A. 喜   B. 怒   C. 思   D. 惊   E. 悲

〔答案〕D

〔考点分析〕惊则气乱，是指突然受惊，可导致心无所倚，神无所归，虑无所定，惊慌失措。故本题应选D。

24. 七情致病最先伤及的是

    A. 心   B. 肺   C. 肝   D. 脾   E. 肾

〔答案〕A

〔考点分析〕七情致病虽可伤及相应的脏腑，但主要先作用于心。因为，人的精神意识思维情志变化等功能活动，虽可分属于五脏，但主要归属于心主神明的生理功能，故称心为"五脏六腑之大主"。所以，本题应选A。

25. 七情内伤致病，可直接伤及内脏，最易伤及的是

    A. 心、脾、肺   B. 心、肺、肝   C. 肺、脾、肾

D. 肝、脾、肾　　　E. 心、肝、脾

〔答案〕E

〔考点分析〕七情致病直接伤及内脏是七情致病的特点之一。临床上不同的情志刺激，可对各脏有不同的影响。由于心主血、藏神，肝藏血主疏泄，脾主运化而位于中焦，是气机升降之枢纽，又为气血生化之源，故情志所伤的病证，以心、肝、脾三脏气血失调最为多见。故应选 E。

26. 瘀血病证所出现的疼痛之特征是

A. 游定性疼痛　　　B. 胀痛　　　C. 绞痛

D. 酸痛　　　　　　E. 刺痛

〔答案〕E

〔考点分析〕疼痛是临床常见症状，由于引起疼痛的原因不同，其疼痛的性质也不相同。瘀血致疼痛为刺痛，位置固定，拒按。故应选择 E。

27. 下述各项不属于气虚出血的特点的是

A. 出血多见于身体的下部　　　B. 血色淡、质清稀　　　C. 伴有气虚症状

D. 出血伴有刺痛拒按　　　　　E. 出血时间较长

〔答案〕D

〔考点分析〕气虚所致出血，多具有出血时间较长，血色浅淡质清稀，身体下部出血，以及伴有气虚的其他症状等特点，而出血伴有刺痛、拒按，属于血瘀引起的出血。故应选择 D。

28. "久卧" 所伤的是

A. 气　　B. 血　　C. 肉　　D. 精　　E. 筋

〔答案〕A

〔考点分析〕《黄帝内经》有 "久卧伤气"。

B 型题

答题说明：A、B、C、D、E 是备选答案，用数字标明的则是考题。回答时应注意：如考题只与答案 A 有关，则应在题后注明是 A，如考题只与答案 B 有关，则应在题后注明是 B，依此类推，每一道考题只能选择一个备选答案，但每一个备选答案可被几道题重复选用。

A. 气上　　B. 气下　　C. 气缓　　D. 气结　　E. 气消

1. 情志为病，过喜对气机的影响是

2. 情志为病，过悲对气机的影响是

〔答案〕1. C　2. E

〔考点分析〕情志对气机的影响包括，怒则气上，喜则气缓，悲则气消，恐则气下，惊则气乱，思则气结，忧则气闭。

A. 易伤阳气，使气机升降失常　　B. 使气机收敛，故无汗
C. 多易伤肺　　　　　　　　　　D. 易生风动血
E. 易于引起流行

3. 寒邪的性质和致病特点是
4. 湿邪的性质和致病特点是
5. 火热邪气的性质和致病特点是

〔答案〕3. B　4. A　5. D

〔考点分析〕3. 寒邪的性质及致病特点之一是"寒性收引"。寒邪侵袭人体，可使气机收敛，毛窍腠理闭塞，故寒邪伤人则无汗。因此，正确答案是 B。4. 湿邪的性质和致病特点之一为"湿为阴邪，易阻遏气机，损伤阳气"，从而使气机升降失常。故正确答案是 A。5. 火热邪气的性质和致病特点之一为"火易生风动血"。故正确答案是 D。

A. 风　　B. 寒　　C. 暑　　D. 湿　　E. 燥

6. 易侵犯上部的病邪是
7. 易侵犯下部的病邪是

〔答案〕6. A　7. D

〔考点分析〕6. 风为阳邪，其性开泄，易袭阳位，故应选 A。7. 湿性趋下，易袭阴位，故应选择 D。

A. 咳喘咯痰　　　B. 恶心呕吐　　　C. 咽中梗阻，如有异物
D. 肠鸣沥沥有声　　E. 咳喘倚息、不能平卧

8. 痰阻于肺可见的症状是
9. 饮停胸膈可见的症状是

〔答案〕8. A　9. E

〔考点分析〕8. 痰阻于肺，可见咳喘咯痰；痰停于胃，可见恶心呕吐，痞满不舒；痰气凝结咽喉，则可致，吞之不下，吐之不出，故应选 A。9. 饮在肠间，每致肠鸣沥沥有声、腹满食少；饮停胸膈，则常见咳喘倚息、不能平卧。故应选择 E。

A. 开泄　　B. 收引　　C. 上炎　　D. 黏滞　　E. 干涩

10. 寒邪的特性是
11. 湿邪的特性是

〔答案〕10. B　11. D

〔考点分析〕10. 寒邪的性质是主凝滞，主收引，故应选择 B。11. 湿邪的性质是重浊、黏腻、趋下。故应选择 D。

A. 寒　　B. 风　　C. 燥　　D. 湿　　E. 火

12. 致病令皮肤瘙痒，发无定处的病邪是

13. 致病易于困脾，影响运化的病邪是

〔答案〕12. B　13. D

〔考点分析〕12. 风性善行而数变，风邪致病具有变幻无常和发病迅速的特点，故选 B。13. 湿性黏滞，易阻遏气机，影响脾胃运化，故选 D。

A. 汗出恶风　　B. 下利清谷，小便清长　　C. 皮肤干涩

D. 狂躁妄动　　E. 大便黏滞，小便混浊

14. 火热之邪致病可见的症状是

15. 湿邪致病可见的症状是

〔答案〕14. D　15. E

〔考点分析〕14. 火（热）为阳邪，其性炎上，易扰心神，轻则烦躁失眠，重则狂躁妄动、神昏谵语。故应选择 D。15. 湿性重浊，湿邪为病，可出现各种分泌物、排泄物秽浊的症状，如面垢眵多，大便溏泄不爽，小便浑浊，妇女白带多，其质黏稠，气味腥秽，或湿疮浸淫，分泌物秽浊黏腻，舌苔垢腻，皆为湿性秽浊特性之反映。故应选择 E。

A. 喘咳咯痰　　B. 胸闷心悸　　C. 恶心呕吐

D. 半身不遂　　E. 眩晕昏冒

16. "痰阻于胃"可见的是

17. "痰阻经络"可见的是

〔答案〕16. C　17. D

〔考点分析〕16. 痰停于胃，可见恶心呕吐痰涎、痞满不舒，故选 C；17. 痰阻经络筋骨，则可见肢体麻木，或半身不遂，故选 D。

A. 风　　B. 寒　　C. 暑　　D. 火　　E. 燥

18. 易耗气伤津，又多夹湿的邪气是

19. 易伤津耗气，又易生风动血的邪气是

〔答案〕18. C　19. D

〔考点分析〕18. 暑性升散，易伤津耗气，暑多夹湿，故选 C。19. 火易耗气伤津，易生风动血，故选 D。

A. 开泄　　B. 火热　　C. 炎上　　D. 黏滞　　E. 凝滞

20. "暑为阳邪"其性

21. "火为阳邪" 其性

〔答案〕20. C　21. D

〔考点分析〕20. 暑为阳邪，其性炎热，故应选 C。21. 火（热）为阳邪，其性炎上，故应选择 D。

X 型题

答题说明：每道考题都有 A、B、C、D、E 五个备选答案，从中选择 2 个或 2 个以上答案。

1. 瘀血形成的原因

A. 血寒　　B. 气滞　　C. 气虚　　D. 血热　　E. 外伤

〔答案〕A B C D E

〔考点分析〕瘀血形成可由气虚或气滞引起，这主要是由于气血关系中气为血帅，若气虚或气滞，可致推动血液之力减弱或障碍，久之可引发瘀血病证。血寒可使血脉挛缩，血液凝滞；血热则耗伤血中津液，形成瘀血。外伤，可造成血脉受损，离经之血未能消散即为瘀血，故以上五种原因都可致瘀。

2. 湿邪的性质和致病特点是

A. 易阻遏气机　　B. 凝滞主痛　　C. 为阴邪，易伤阳气

D. 易袭阴位　　E. 最易伤肾

〔答案〕A C D

〔考点分析〕湿为阴邪，易伤阳气，尤其是脾阳，因脾主运化水湿，水湿越多，脾的负担就越重，久之则伤损脾阳，故不应选 E。寒主凝滞，气血不通，故又主痛，故不应选 B。

3. 疠气的致病特点是

A. 发病急骤　　B. 病情重，死亡率高　　C. 症状相似，一气一病

D. 传染性强　　E. 易于流行

〔答案〕A B C D E

〔考点分析〕以上均为疠气的致病特点，其特点是与六淫相对而言的。与六淫相比，疠气致病是有这五个特点。

4. 七情的致病特点是

A. 直接伤及内脏

B. 影响脏腑气机

C. 因情志因素所致病证在情志异常时可使原有病情加重或恶化

D. 发病途径多从经络流入，内合于脏腑

E. 病机变化多由血及气

〔答案〕A B C

〔考点分析〕《三因极一病证方论》说："七情，人之常性，动之则先自脏腑郁发，外形于肢体"，指出七情致病的特点是直接伤及内脏，影响脏腑气机，重者，由气及血。故不能选 D 和 E。

问答题

1. 中医病因学说是怎样形成的？

中医病因学说是在长期对人体的生理病理现象的观察，以及长期的临床实践中逐渐形成的。限于历史条件，中医在古代就是靠直观观察各种现象来发现病因的。这种靠直观观察得到的认识，虽然只停留在宏观现象的水平，未免失于笼统，但是在整理这些认识上升到理论时，却能站在朴素的唯物辩证法哲学的高度来进行概括，这应该说是更深刻地认识到事物的本质。在当时的条件下，对一些微观现象虽无法具体了解，但却进行了聪明的想象和推测，例如对疠气、毒气、尸虫、痨虫、蛊毒等等的认识就是如此。中医学对具体的致病因子和病理机制虽然并不十分清楚，但却运用了类似《控制论》中的黑箱方法，从人体与外环境的联系上，综合认识了机体内、外环境对机能状态的影响。它是从机体的反应性出发，概括了多因素对人体的综合作用。中医学不追究什么终极的致病原因，它只是从人体反应状态与生活条件变化及治疗手段等等的因果联系中，总结出某些规律性的认识，这就是所谓"审证求因"。

2. 中医病因学的特点是什么？

中医学的病因学说是在长期临床实践和观察中形成的，是能够指导预防和治疗的科学理论，它是为了便于对人体进行调节控制，而把人体反应状态分为几个基本的类型。中医病因学的特点如下：一是从结果推断原因，以结果概括原因。既然中医学是以感官直接观察宏观现象来发现因果规律的，那么就必然以人体反应状态为中心，把与此有关的一切现象加以概括，由此建立起病因概念。例如，把周身游走不定的疼痛或瘙痒这一临床表现和产生这一表现的一切因素，都用"风"邪这一形象加以概括，这就是"审证求因"或叫"病因辨证"。二强调"内因"的重要性，重视人体的正气。中医学认为"阴平阳秘，精补乃治"，"正气存内，邪不可干"，故在同样条件下，有人发病，有人不病，其原因就在于正气强弱不同。三是病因学说从宏观现象上总结了人类几千年的生活经验和医疗经验，概括了人与体内外环境的一般联系。

3. 如何理解辨证求因？

辨证求因，就是在审察内外的方法基础上，将"四诊"收集到的全面而详细的临床资料（包括评价的自觉症状和体征），运用中医的基本理论，加以分析、综合，求得疾病的本质和症结所在，为临床治疗提供确切的依据。具体来说，在临床上由于人体生理功能活动极为复杂，致病原因多种多样，疾病的表现也是千差万别的，因而产生的病证亦复杂繁多。这就需要我们根据中医基础理论，如脏腑学说，经络学说等，进一步分辨患者当时的机能状态，从而掌握疾病的本质。明确了病因部位，就为临床治疗提供了可靠的依据，从而为采用正确的治则与选取有效的方药奠定了基础。而且还能掌握疾病的转变及预后，及时提出预防措施，制止疾病的发展。

4. 怎样正确理解"千般疢难，不越三条"？

杂病虽然病证多，错综复杂，而归纳其发病途径，约有以下三条：一条为病邪由经络而入脏腑，是邪气由外乘袭于内所致；二条为病邪在肌表四肢，不传于内，而属肌肤血脉相传，上述两条，均由"客气邪风"侵袭所致；三条即不由"客气邪风"的侵袭，而由于房劳过度，以及意外的金刃创伤、毒虫猛兽的咬伤等直接致病。总之，上述三条，在病因学方面都属于外因的范畴。

5. 张仲景的发病学说与陈无择的"三因学说"有何异同？

张仲景的发病学说认为："一者，经络受邪，入脏腑，为内所因也；二者，四肢九窍，血脉相传，壅塞不通，为外皮肤所中也；三者，房室、金刃、虫兽所伤。以此详之，病由都尽。"所以张仲景的发病学说是以经络脏腑分内外，六淫邪气为主要致病原因，以邪正力量的对比决定病位的深浅。因此，它实际上既有对病因的论述，也有对决定病位的因素及发病途径的论述。以上这些方面就构成了张仲景发病学说的特点。

张仲景的发病学说与陈无择的"三因学说"在病因方面都强调了六淫和房室金刃，所不同者：陈无择把七情作为内因，而张仲景却未明确提出定一点；陈无择的"三因学说"以七情为内因，六淫为外因，房室、金刃为不内外因，将三种病因并列起来，而张仲景实际上是以六淫为主要致病原因。

6. 六淫致病的共同特点是什么？

风、寒、暑、湿、燥、火六种正常的四季气候变化称为"六气"。若气候变化太过或不及，均为异常，这六种异常的气候变化，若形成致病因素，便称为"六淫"，这是不正之气，所以又称"六邪"。六淫致病的共同特点是：一与季节和环境有关。如风邪多在春季或四季皆有，寒邪多在冬季或其他季节气温骤降时，暑邪发生于夏季或高温环境；湿邪多在长夏多雨之时或潮湿的环境；燥邪多在秋季或其他季节干燥的环境；火邪多在夏季或四季皆有（六淫皆可化火）。二可单独或夹杂致病。后者如风寒湿痹、湿热泄泻、风热感冒等等。三在病程中可以转化。如在一定条件下，寒邪可郁而化热，暑湿日久可化燥伤阴等等。四其发病途径，多先犯肌表。无论是"从皮毛而入"还是"从口鼻而入"都是从外入侵，即使直中入里，没有表证，也都称"外感病"。

7. 内生五邪与外感六淫有何异同？

内生无邪，是由内脏功能失常而产生的类似六淫邪气致病特点的证候。内生五邪与外来六淫在临床表现上有许多相似之处，例如内湿和外湿都可见到湿阻清阳的困倦身重、胸闷纳呆、呕吐泄泻等症，但其本质是不同的，故以内、外加以区别。其根本区别在于病理上发病机制不同。内生五邪是由于各种原因引起的内脏功能失常而出现的某些特有的症状，属于内伤杂病的病机。在临床表现上，一般都没有表证，以虚证或虚实夹杂为多。外来六淫是外感邪气引起的脏腑功能失常而产生某些特有症状，属外感病机，临床表现上多有表证，而且多属实证。例如，内湿是脾虚湿盛，由脾不运化水湿造成，属虚证或虚实夹杂。而外湿是湿邪困脾，以致脾失健运，属于实证。但是由于外邪可以引动内邪，而且都是通过引起脏腑功能失常才表现出症状，所以有些症候颇为相似，难以严格区别。不过只要能全面地联系起来看问题，抓住本质上的区别，临床上还是可以鉴别的。

8. 如何理解"伤于风者，上称受之；伤于湿者，下先受之"？

《素问·太阴阳明论》的"伤于风者，上称受之；伤于温者，下先受之"，讲的是不同性质的邪气，对人体不同部位的伤犯有一种易感趋向。风为阳邪，其性轻扬，风邪伤害人体，往往上部先受到侵袭；湿为阴邪，其性重浊，所以湿邪易先伤人体下部。正如张介宾所说："风，阳气也，故阳分受之。湿，阴气也，故阴分受之。各从其类也。"反映了"同气相求"的观点。

9. 如何理解"喜怒伤气，寒暑伤形"？

"喜怒伤气，寒暑伤形"，语出《素问·阴阳应象大论》，为中医病因学关于病邪致病特点和规律的概括。喜怒等情志太过使体内气机逆乱，寒暑等六气淫盛损伤外在形体。喜怒代表情志变化，由内而发，太过则影响脏腑气机，导致气机升降失常；寒暑代表六淫邪气，从外侵袭，先伤人的有形躯体。前者形成内伤病，后者形成外感病。

10. 所有的"内寒"或"里寒"都是阳虚引起的吗？

关于"内寒"与"里寒"的概念，自古以来经常混淆，以致造成理解上的不统一，引起理论上和应用上的某些混乱。首先要把"内寒"和"里寒"的概念严格区分开，"内寒"与外寒相对，是病因辨证的概念；"里寒"与表寒相对，是八纲辨证的概念，二者不可混为一谈。内寒是脏腑机能低下而产生的内邪，实质是一种寒性的病理反应，"阳虚则寒"，内脏阳气虚衰，机能减退，以致温煦失职，相对地阴盛，寒从内生。因此，可以说内寒全是由阳虚所引起，故内寒证，也称虚寒证。里寒证的病位虽然也在内，但其概念的内涵要广，它包括了虚实两种情况，就是说除了包括上述的内寒证（虚寒证）以外，还包括了外寒证中由于寒邪直中入里所造成的里寒证（实寒证）。因此，不能说所有的"里寒"都是由阳虚所引起，也有外来的阴寒邪气引起的实证。

11. 阴盛能否引起"内寒"？

一般地说，单纯的阴盛是指阴邪盛的病理反应，所引起的是实证，不是虚证，能够引起里寒证或表寒证，例如寒邪直中脾胃，或寒邪束表等。当然，阴寒之邪可以损伤阳气，久之亦可成虚实夹杂之证。但是，根据阴阳学说也可作另一种解释，阳虚可以导致相对阴盛，这种相对的"阴盛"当然可以引发内寒。不过，从根本上来说，还是由于阳虚所造成。

12. 风邪的性质致病特点有哪些？

风邪的性质致病特点表现在：第一，风为百病之长。风邪是外感病的先导，寒、湿、燥、热等邪，往往都依附于风而侵犯人体，所以临床上风邪为患很多。第二，风为阳邪，其性开泄。因其轻扬升散，有向上向外的趋势，所以易伤人上部，易犯肌表。肺为五脏之华盖，伤于肺则肺气不宣，故见鼻塞流涕，咽痒咳嗽。风阳上扰清空，则头晕头痛，或目赤涩痛。风邪犯表则营卫失和，腠理开泄，症见汗出、恶风、发热或身痒身痛。第三，风性善行数变。因其善行，故表现为病位游走不定，变幻无常，如"行痹""荨麻疹""风疹"等，或痛无定处，或瘙痒此伏彼起。此由卫气与风邪相搏，游行于肌肤肢节经络之间所致。因其数变，故表现为发病急、变化快，如"中风卒倒"和某些急性热病，往往都兼夹风邪，所以才起病急骤，变化多端。第四，风性主动。因其动摇不定，故表现为四肢抽搐、角弓反张，直视上吊等症状。这是由于邪伤营血，筋脉失养，以致肝风内动，如"流脑""乙脑"等等，多属热极生风。若风阳上扰或血虚而筋脉失养，则表现为眩晕、卒倒、半身不遂、舌强舌歪或舌颤、或振掉、痉挛等等，例如"脑血管意外""电解质紊乱"等病。这属于肝阳化风或血虚生风。总之都有风邪动摇的表现。

13. 寒邪的性质致病特点有哪些？

寒邪的性质致病特点表现在：第一，寒为阴邪，易伤阳气。由于寒邪束表，卫阳郁遏，所以恶寒、发热、无汗。若寒邪直中，伤及脾胃，则运纳升降失常，以致吐泻清稀、脘腹冷痛；脾肺受寒，则宣降运化失职，表现为咳喘气短，痰涎清稀或有水肿；寒伤脾肾，则温运气化失职，表现为畏寒肢冷、腰脊冷痛、尿清便溏、水肿腹水等症。第二，寒性凝滞。由于寒凝气血，"不通则痛"。若寒客肌表、凝滞经脉，则头身肢节剧痛，或冷厥不仁；直中入里，气机阻滞，则胸、脘、腹冷痛或绞痛。第三，寒性收引。若寒客经络关节，则筋脉收缩拘急，以致拘挛抽痛，屈伸不利。若寒侵肌表，则毛窍收缩，卫阳闭郁，因而发热恶寒无汗，头身拘紧而痛，血脉亦收引而见紧脉。

14. 暑邪的性质致病特点有哪些?

暑邪的性质致病特点表现在:第一,暑为阳邪,其性炎热。因阳盛,故使人大热;热迫津液外泄则大汗;引水自救则大渴,阳热鼓动,气血沸涌则脉洪大,但暑热耗气也可能脉虚或重按无力,气血上涌则面红耳赤;热扰心神则心烦闷乱;心移热于小肠则尿短赤。第二,暑邪升散,耗气伤津。因阳邪升散则腠理开泄,汗大泄,气亦散,故伤津耗气,表现为口干喜饮、气短乏力。甚则气津暴脱,以致卒倒神昏、肢冷汗出、脉亦微弱。第三,暑多夹湿。除有心烦、口渴等症外,尚多夹湿。暑湿困脾,运化失职,放可见纳呆、呕恶、便溏、尿少。湿阻清阳则胸闷、肢倦、苔腻、脉濡。暑湿内闭气机,则闷乱神昏、身热肢冷。

15. 湿邪的性质致病特点有哪些?

湿邪的性质致病特点表现在:第一,湿为阴邪,易阻遏气机,损伤阳气。湿性类水,故为阴邪。水湿之邪,侵入人体,易留滞于脏腑经络,阻遏气机的升降,脏腑经络阻滞,气机不畅,故常见到胸闷脘痞,胀满、使人困倦、乏力、肢体酸困沉重、头重如裹。外感湿邪,最易损伤脾阳,导致脾阳不振,水湿内停,易见腹泻、水肿、胸闷、腹胀、脘痞、里急后重等症状。第二,湿性重浊。重,指湿邪为病,多有重着沉重的感觉,如头重如裹,周身困重,四肢酸沉等。浊,即秽浊。指湿邪致病,可使分泌物或排泄物秽浊不清,如湿病面垢多眵,便溏肠垢、下痢黏液脓血,小便浑浊,妇女黄白带下、脓痰浊涕等。再如疮疡、湿疹、水泡等脓水秽浊。第三,湿性黏滞。主要表现在两个方面:一是指分泌物或排泄物多表现为涩滞不爽,如大便里急后重,小便涩滞不畅、身热不扬,病程迁延,缠绵难愈等。二是指湿邪为病多缠绵难愈,病程长,易反复等。第四,湿性趋下,易袭阴位。湿邪为病,多见于下部,如下痢、带下、下肢水肿等。

16. 燥邪的性质致病特点有哪些?

燥邪的性质致病特点表现在:第一,燥性干涩,易伤津液。燥为敛肃之气,其性干涩,致病最易耗伤津液,造成阴津亏虚,机体失其滋润而呈现出干燥之象。由于津伤阴亏,失于濡润,故口、鼻、咽、眼等五官七窍以及皮肤都干涩,毛发干枯不荣。津液不足,故尿少便干。第二,燥易伤肺。燥为秋季主气,与肺相应,燥邪伤人,多从口鼻而人,肺为娇脏,故易伤肺,肺津损伤,宣降失常,清窍不润,而表现为发热恶风,无汗少尿;肺津受伤,则干咳少痰或无痰,或痰黏不爽难咯,或吐白沫,咽干而痛,胸痛咯血。津血不足则苔干脉细。

17. 火热邪气的性质致病特点有哪些?

火热邪气的性质致病特点表现在:第一,火热为阳邪,其性炎上。火热之性,燔灼焚焰，升腾上炎，故为阳邪。阳热之邪气伤人，多见有高热、汗出、恶热、脉洪数等症状。由于火性炎上，最易侵犯血分，灼伤阴血，发为血热或动血之症，以及扰乱神明，致病常可见到面赤舌红，牙龈肿痛，咽喉红肿等头面部的症状，以及心烦失眠、神昏谵语、狂躁等火扰神明之症，故称为"火热与心相应"。第二，火易耗气伤津。火热邪气致病，可使机能活动过于旺盛，而消耗人体正气。同时，消灼阴津，迫津外泄而使阴津受损。所以，临床上除见有高热外，常伴有口渴喜饮、大便干结、尿短赤，以及精神萎靡等气津损伤的症状。第三，火易生风动血。火热之邪，劫耗阴液，燔灼肝经，筋脉失养，以致热极生风，表现为高热，神昏抽搐，目睛上视，角弓反张等证。火热邪气，灼伤脉络，迫血妄行、则发生各种出血如吐血、衄血、尿血、便血等。第四，火易致肿疡。火热邪气迫血妄行，气血壅塞，火热腐蚀血脉则发为痈肿疮疡，表现为局部红、肿、热、痛。

18. 为什么说"故风者，百病之始也"?

提出"风者，百病之始也"，其理由主要有以下两个方面。由于风邪为六淫之首，是外邪致病的主要因素，凡寒、湿、燥、热诸邪多依附于风而侵犯人体，也就是说，六淫中的其他邪气多兼夹风邪为病，如风寒、风热、风湿等，说明风邪常为外邪致病的先导，故称风为百病之始。张介宾说："凡邪伤卫气，如上文寒暑湿气风者，莫不缘风气以人，故风为百病之始。"而且风善行数变，为病广泛，变化多端，故称风为百病之始。如张志聪说："风者善行而数变，人于肌腠则及经脉，或为热中，或为寒中、或为偏枯、或成积聚、或入腑而生，或入脏而死，邪气淫溢，不可胜论，故曰风者百病之始也"。

19. 如何理解"风胜则动"?

"风胜则动"出自《素问·阴阳应象大论》，是指风邪淫盛侵袭人体则出现肢体筋脉动摇、震颤等。在中医学中风有外风和内风之别。在自然界，风是一种自然现象，风行于地则草木万物为之动摇。将这种现象类比于人体生命活动，外伤于风邪，会出现洒渐恶风，甚至头晕目眩、肢体抽搐等动摇、震颤症状，称为外风。由于脏腑机能失调引起的头晕目眩以至昏厥跌倒、肢体抽搐等动摇、震颤症状归因于风，为与外风区别称为内风。

20. 伤寒的含义及传变次序是怎样的?

伤寒是病名，为外感热病的总称。如《素问·热论》云："今夫热病者，皆伤寒之类。"《难经》曰："伤寒有五，有中风，有伤寒，有湿温，有热病，有温病"。其病因是外感六淫邪气。另有狭义伤寒，是单指因外感六淫之一的寒邪而导致的热病。伤寒的传变是表及里、由阳入阴，是按太阳—阳明—少阳—太阴—少阴—厥阴次序传变的。其时日和各阶段的病证如《素问·热论》云："伤寒一日，巨阳受之，故头项痛、腰脊强。二日，阳明受之，故身热，目痛而鼻干，不得卧。三日，少阳受之，故胸胁痛而耳聋。四日，太阴受之，故腹满而嗌干。五日，少阴受之，故口燥舌干而渴。六日，厥阴受之，故烦满而囊缩"。

21. 温、暑、火、热的概念有何区别？

温为热之渐，热为温之甚，二者仅程度上有不同，没有本质的区别，所以往往温热混称。在温病学中所说的温邪，往往泛指一切温热邪气。暑为夏季的主气，乃火热所化。《素问·五运行大论》说："其在天为热，在地为火……其性为暑。"可见暑即热邪，只是具有明显的季节性。《素问·热论》说："先夏至日者为病温，后夏至日者为病暑。"暑独见于夏季，指夏季炎热的气候，纯属外邪，无内暑之说。火为热之源，热为火之渐，其本质皆为阳盛，所以火热也往往混称，一般不需严格区别。但是"火"可以代表人体阳气，藏于脏腑之内，具有温煦、生化等作用，是人体的正气，《黄帝内经》称为"少火"。只有亢烈之火才成为病邪，《黄帝内经》称"壮火"，即火邪。热只是邪气，没有属于人体正气的说法。这是火与热的主要区别。一般地说，热多属于外感，火则常由内生，但这一点不是绝对的，也有内热和五气化火的说法。

22. 夏季感冒是否叫伤暑？

夏季感冒不叫伤暑。暑为夏季主气，一般地说，夏季外感多见伤暑、中暑、暑湿等病证。但夏季也可见风、寒、湿等邪气，而感冒则是一种以风邪为主的疾患，症见恶风、发热、头痛、鼻塞、流涕或咳嗽等表证，虽可兼夹暑，热、湿等邪气，但与伤暑是不同的。伤暑基本上无表证，所以夏季感冒不叫伤暑。中医辨证是以临床表现为主要依据的，时令季节只供参考，不可拘泥于《黄帝内经》"后夏至日者为病暑"之说。

23. 伤暑与中暑有何不同？

在温病中伤暑之称，似取其伤于暑邪之意，通指一切暑病。为避免概念混乱，讲义所说伤暑证，是指暑伤气津，证见身热多汗、心烦、口渴、气短、乏力、小便短赤等，此乃阳明气分之证，并无卫分表证。《时病论》所说的伤暑，初则寒热无汗，似有表证，实乃湿邪困表之故。伤暑与中暑虽同为伤于暑邪，但不只是轻重的不同，在病机上也有根本的区别。一般说伤暑较轻，中暑较重。中暑在于暑邪卒中人体，内窜心包，以致突然昏倒，不省人事，喘喝汗出。若身热厥冷，便称"暑厥"（属热厥）。亦有轻者，但见头晕恶心，胸闷呕吐等症，这是中暑前兆，由于暑湿秽浊，内阻气机，也较伤暑为重。至于气津暴脱之证，可由伤暑和中暑发展而来，其程度危重。总之，伤暑和中暑之根本区别在于：一为暑伤津气，一为暑窜心包；一个来势缓，一个来势急。

24. 为什么说"气有余便是火"？

气是一种能激发和推动脏腑机能活动的精微物质，它的存在是通过机能活动表现出来的，所以有时也指机能活动。当人体机能亢进时，由于代谢水平提高，会产生过多的热量，同时对人体会产生损害性的消耗，这种热，古人以"火"来形容，所以说"气有余便是火"，这个火是指壮火或叫火邪。因阳气有温煦作用，阳气有余，温热太过而成火，这是必然之理。例如有的运动员在接受大运动量训练最初的一段时间，往往血压升高，出现头痛、失眠、心烦等症，甚至有的口舌生疮，尿短赤，中医辨证即认为是心肝火旺；再如考试前夕，由于紧张地复习功课，往往也会出现心悸、失眠、心烦、急躁等症，这也是心火亢盛的表现，这些都是"气有余便是火"的实例。

25. "壮火"与"少火"的含义各是什么？

有害于人体的亢盛的阳气就叫"壮火"，所以《黄帝内经》说"壮火食气"。反之正常的阳气，在阴精消耗的同时，能使之不断得到补充。也就是正常的机能活动，虽然也消耗一定的物质和能量，但又能产生新的营养物质，不断补充消耗，这样维持动态平衡，而不衰竭。这种有益于人体的阳气，就叫"少火"，所以《黄帝内经》说"少火生气"。可见少火是正气，而壮火是邪气，也称火邪或热邪。

26. 疫疠之气的致病有何特点？

疫疠之气是指传染性很强，伤人毒烈的邪气。也叫"瘟疫""疠气""戾气""毒气""异气""乖戾之气"等等。如天花、白喉、疫毒痢，烂喉痧等等，包括许多现代所谓烈性传染病或感染中毒型的危重病症。在临床上具有发病急骤，病情重笃，症状相似，传染性强，易于流行等致病特点。六淫邪气与疠气同属于外感致病因素范围，在发病途径上，皆从口鼻、肌表皮毛传入人体。两者的不同之处，则在疠气致病有强烈的传染性，易于在人群中大面积的流行。六淫邪气传染性则不明显。

27. 七情何以能致病？

喜、怒、忧、思、悲、恐、惊，这七种正常的对精神刺激的情绪反应就简称"七情"。七情变化与脏腑功能活动有密切的关系，七情分属于五脏，以喜、怒、思、悲、恐为代表，就叫"五志"。在一般情况下，正常的情绪变化不一定致病。但是突然的或剧烈的或长期的精神刺激，使情绪反应过于强烈和持久，便会扰乱气血和脏腑的机能活动，导致阴阳失调而发病。例如暴怒伤肝，会使肝气上逆，导致头晕头痛，胸闷纳呆，胁痛腹胀等症。

28. 七情致病的共同特点有哪些？

七情致病的共同特点可概括为：第一，直接伤及相应的内脏，引起功能紊乱，成为内伤病的主要病因。即喜伤心、怒伤肝、思伤脾、悲忧伤肺、恐惊伤肾等。但并非绝对如此，因为心为五脏六腑之大主，凡情志刺激都与心有关，心神受损可涉及它脏。同时，在情志所伤病证中，尤以心、肝、脾三脏的气血失调最为多见。第二，影响脏腑气机。怒则气上，过度愤怒可使肝气横逆上冲，血随气逆，并走于上，可见面红目赤，甚则呕血，昏厥等症。喜则气缓，暴喜过度，使心气涣散，神不守舍，精神不能集中；甚则失神狂乱。悲则气消，过度悲忧可使肺气郁抑，意志消沉，肺气耗伤，恐则气下，恐惧过度可使肾气不固，气泄于下，二便失禁，或伤精骨痿，思则气结，思虑劳神过度，伤神损脾导致气机郁结，影响脾胃的摄纳运化，出现腹胀便溏，纳呆，惊则气乱，突然受惊，心无所倚，神无所归，虑无所定，惊慌失措。第三，情志异常波动，可使病情加重或迅速恶化。七情属于精神性致病因素，发病必定与明显的精神刺激有关。在整个病程中，情绪的改变，可使病情发生明显的变化。如高血压病患者，常见恼怒而血压迅速升高，甚至突然昏厥，成口眼歪斜，半身不遂。

29. 如何辨证治疗"瘛疭"?

"瘛疭"为病证名称，与抽搐、搐搦、抽风同义。其临床表现为手足时伸时缩，抽动不止。从字义上讲，筋脉拘急而缩，谓之"瘛"；筋脉纵缓而伸，谓之"疭"。"瘛疭"有虚实之分。凡发作频繁，抽搐有力者，多属实；发作缓慢，抽搐无力者，多为虚。瘛疭实证，亦即春温极期之"热盛动风"证；瘛疭虚证，亦即春温后期之"虚风内动"证。实证多兼见壮热、神昏肢厥、舌干绛、脉弦数等，治宜凉肝息风法，方选羚角钩藤汤治之。虚证多兼见心中瘛疭大动形消神倦，甚则时时欲脱、舌干绛或光绛无苔、脉虚等，治宜滋阴息风法，方选三甲复脉汤或大定风珠治之。

30. 为什么说七情与内脏气血密切关系?

七情与内脏的关系是：心主喜，过喜则伤心；肝主怒，过怒则伤肝；脾主思，过思则伤脾；肺主悲、忧，过悲过忧则伤肺，肾主惊、恐，过惊过恐则伤肾。这说明内脏病变可出现相应的情绪反应，而情绪反应过度，又可伤及相关之内脏。既然七情是以脏腑的气血作为其产生的物质基础，那么七情为病则导致脏腑气机的失调。七情内伤与气机紊乱的关系是：怒则气上，肝气升发，血随气涌上逆，可见头晕头痛、目赤耳鸣，甚者昏厥。喜则气缓，血脉弛缓，心气涣散不收，可见乏力，懈怠，注意力不集中等情况。悲则气消，耗伤肺气，气弱消减，意志消沉，可见气短胸闷，乏力懒惰等症。思则气结，伤脾而运化无力，饮食停滞，气机阻滞，可见纳呆痞塞，胸闷胀满等症。恐则气下，伤肾而肾气不固，气陷于下，可见二便失禁等情况以及悬心空虚之感。惊则气乱，伤肾而志不能藏，意向不定，心肾不交，则心无所依，神无所附，可见慌乱失措等情况。

31. 为什么七情内伤常见心、肝、脾三脏病证?

心、肝、脾三脏证候为多的原因在于三脏与情志关系密切。所以，七情内伤影响于心，则神不守舍而失眠健忘，心烦怔忡，神不精明可见哭笑无常，癫狂神昏等。伤及肝脏，则肝失疏泄，出现抑郁烦躁，胸闷胁胀，太息梗噎等症；气血不畅，可见少腹乳房胀痛或结块，月经不调等等。影响于脾，则健运失职，食少腹胀，纳呆便溏，血虚闭经或见崩漏；胃气上逆则噫气呕恶，脘痞胀痛等等。由于脏腑互相关联，也可见到心肝火旺，心脾两亏，肝脾不和等等。总之，七情是内伤杂病的主要病因之一。

32. 为什么说"百病生于气"？

"百病生于气"是说多种疾病都是由于气机的失调而发生，换言之，即各种致病因素只有在造成气机失调的情况下才会发生疾病。张介宾说："气之在人，和则为正气，不和则为邪气。凡表里虚实，逆顺缓急，无不因气而至，故百病皆生于气"。周学海亦说："不浊诸痛，即百病皆生于气之不畅也"。由此可见，由于正气上有抗御外邪的作用，气机和畅是人体生理功能正常的表现，所以一旦外邪伤人，或七情、劳倦等内伤，必定首先伤气而导致气机不和，然后发生多种病证，故曰："百病生于气"。

33. 饮食不当何以能致病？

饮食致病的原因不外三种情况：第一，饮食不节，饥饱无度。饮食太过和不及都会伤及脾胃，造成食积停滞，饮、湿、热等邪气。若饥渴过久，则断绝气血生化之源，便会产生虚弱之证。第二，饮食不洁。食用腐败有毒食物，不但伤及脾胃，出现恶心吐泻腹痛等症，而且扰乱气血，使人中毒，甚至可能危及生命。第三，饮食偏嗜。嗜好太过，可能导致营养不全，缺乏某些必要的营养，而且可能伤及脾胃以外的其他脏腑。如《素问·生气通天论》说："味过于酸，肝气乃津，脾气乃绝；味过于咸，大骨气劳，短肌，心气抑……"

34. 劳逸过度何以能致病？

劳逸过度致病不外两种情况：第一，劳则气耗，逸则气滞，皆伤脾胃。过劳伤气，脾气不足则纳呆、食少、神疲、乏力。逸则气滞，饮食不消，则脘腹闷胀或疼痛。第二，房劳伤肾。肾精不足，肾气亦亏，可见腰酸膝软、遗精阳痿、月经不调、带下绵绵等。第三，劳神伤心与脾，导致心血不足，脾气虚弱而形成心脾两虚证，可见失眠，健忘，多梦，食欲不振，脘腹胀满等。此外《素问·宣明五气》篇说："久视伤血，久卧伤气，久坐伤肉，久立伤骨；久行伤筋"，指出了劳伤致病的几种情况，基本上符合实际，说明了五劳不只伤及脾、肾，也可伤及五脏而致病。

35. 如何理解"味过于酸，肝气以津，脾气乃绝；味过于咸，大骨气劳，短肌，心气抑；味过于苦，心气喘满，色黑，肾气不衡；味过于甘，脾气不濡，胃气乃厚；味过于辛，筋脉沮弛，精神乃央"。

"味过于酸，肝气以津，脾气乃绝；"中的"以"，犹乃也。"津"，溢也，有过盛之意。"绝"，衰竭。意为过食酸味，则导致肝气偏亢，马莳说："味过于酸，则肝气津淫，而木盛土亏，脾气从滋而绝矣。"张琦注："肝性升散，酸入肝而主敛，肝气过敛，津液停停瘀，则木气转郁，必乘脾土也。"可见酸入肝，过食酸味，致使肝气偏亢（或者肝气抑郁），肝气偏亢则横逆侮脾，脾受肝乘，精气受伤，久则可致脾气衰竭。

"味过于咸，大骨气劳，短肌，心气抑。"意为过食咸味，就会使腰间脊骨之气受伤，肌肉瘦消、萎缩，心气抑郁不伸。"大骨"，腰高之骨，即腰间脊骨。"气劳"，骨气受伤。"短肌"，肌肉瘦削、萎缩。"抑"，抑郁。张志聪说："过食咸则伤肾，故骨气劳伤。水邪盛则侮土，故肌肉短缩。水上凌心，故心气抑郁也。"由此可见，咸入肾，过食咸味则肾气受伤；肾伤精衰骨气失养，则腰间脊骨之气受伤；邪盛反侮脾土，脾气受伤，肌肉失养，则肌肉瘦削、萎缩；邪上凌于心，心气受伤，则心气抑郁不伸。

"味过于苦，心气喘满，色黑，肾气不衡。"说的是，过食苦味，会使心气受伤而心跳急促，心中烦闷，肾水偏盛而面见黑色。"喘"，此指心跳急促。"满"，通懑，烦闷也。"衡"，平也。上述诸症产生的机理是，苦入心，过食苦味则伤心，心气受伤，则心跳急促而心中烦闷。黑为水色，火不足则水气乘之，故反见黑色。心火虚衰而肾水偏盛，故言"肾气不衡"。

"味过于甘"是说，过食甘味，会使脾气湿盛，胃气胀满。"濡"，湿也。"厚"，张介宾说："胀满之谓。"甘入脾，过食甘味则伤脾，脾，脾伤运化失司，水液停聚则湿盛；湿盛阻胃，胃气郁滞则胀满。

"味过于辛，筋脉沮弛，精神乃央。""沮"，败坏。"央"，通殃，有颓废、萎靡不振之意。意思是说，过食辛味，会使筋败坏，精神颓废、萎靡。张介宾说："辛入肺，过于辛则肺气乘肝，肝主筋，故筋脉沮弛；辛散气，则精神耗伤，故曰乃央。"张志聪说："金气偏盛，则肝气受伤，故筋脉懈也。辛甚则燥，津液不能相成，而精神乃受其殃也。"由此可见，上述诸症的机理是：辛入肺，过食辛味则肺气偏盛，肺气偏盛则乘肝木，肝木被乘则肝气受伤，肝伤筋脉失养，故筋脉败坏；辛能散气燥液，辛味太过则精气受伤，神气失养，故精神颓废、萎靡。

36. "五劳""七伤"及"六极"各自的含义是什么？

"五劳"，包括"久视伤血，久卧伤气，久坐伤肉，久立伤骨，久行伤筋"等；"七伤"、除《诸病源候论》有"大饱伤脾，大怒气逆伤肝，强力举重、久坐湿地伤肾，形寒饮冷伤肺，忧愁思虑伤心，风雨寒暑伤形，大恐惧不节伤志"等外，该书《虚劳篇》内有"食伤""忧伤""饮伤""房室伤""饥伤""劳伤""经络营卫气伤"等七伤，亦应参考。"六极"，极者有极度虚衰之意，分为"气极"，极者有极度虚衰之意，分为"气极""血极""筋极""肌极""精极"等六极。总之，"五劳""七伤""六极"，为古代对疾病分类和计算的一种方法，有一定的临床参考价值。

37. 在临床上如何辨别痰饮的形成?

痰和饮都是水液代谢障碍所形成的病理产物,痰饮的形成,多是由于肺、脾、肾、三焦等脏腑气化功能失常,水液代谢障碍,导致水液停滞于内而成。痰饮为病十分广泛,古人有"百病多由痰作祟","怪病从痰治","无痰不作眩"等说法,由此可见痰饮为病的一般特点,它不仅指有形之痰,也包括了无形之痰。概括起来,临床表现有如下的特点:咳痰量多,喉中痰鸣;胀满水肿,肠鸣食减;胸闷,呕恶,眩晕,心悸;苔厚腻脉弦滑。临床上具备第一项或其他任意两项指标,一般即可诊断为痰饮。

38. 痰饮的临床表现有何特点?

痰饮形成后,由于停滞的部位不同,临床表现也不同,可表现为多种复杂的证候。一般来讲,饮多停积于肠胃,胸胁和肌肤;痰则随气升降流行,内而脏腑,外而筋骨皮肉,影响气血运行和脏腑气机的升降,以致形成多种病证。痰滞在肺,可见喘咳咯痰;痰阻于心,可见胸闷心悸;痰迷心窍,可见神昏,痴呆;痰停于胃,可见恶心呕吐,胃脘痞满;痰在经络筋骨,可致痰核瘰疬,肢体麻木,或半身不遂,或发为阴疽流注等。痰浊上犯于头,可见眩晕,昏冒;痰气凝结咽喉,可见咽中如梗,吞之不下,咯之不出之症。饮亦是停滞的部位不同,临床表现也不同。饮的病证特点是:饮在肠间,则腹鸣沥沥有声;饮在胸胁,则胸胁胀满,咳唾引痛;饮在胸膈,则胸闷、咳喘,不能平卧,其形如肿;饮溢肌肤,肌肤水肿、无汗、身体痛重。另外,舌苔滑腻,脉象弦或滑等,都可作为判断痰饮病证的重要依据。

39. 饮证有何临床特点?

痰和饮均是因脏腑功能失调,水液输布障碍,水湿内聚而生成。痰为质地稠厚,常停聚于脏腑、经络、肌腠之间而致病;饮为质地清稀,常滞于脏腑肌腠之间而致病。饮证多因脏腑机能衰退或障碍,以致水饮内生。表现为咳嗽气喘、胸闷、痰液清稀色白量多、喉中痰鸣、倚息不得平卧等属饮停于肺;甚则水气凌心,见心悸、下肢浮肿等症状;或见脘痞腹胀,水声漉漉、泛吐清水、食欲减退等为饮停于胃肠之象;或见胸胁胀闷作痛,咳喘牵引胁痛为饮停于胸胁的症状;苔白滑、脉弦均为水饮内盛之象。

40. 瘀血的成因有几方面?

血运不畅,阻滞于经脉或脏腑内,或离经之血积存体内尚未消散,均称为瘀血。瘀血是病理产物,又是一种致病因素。瘀血形成的原因,主要有两个方面:一是由于气虚、气滞、血寒、血热等原因,痰、湿等邪气阻络,血液或凝涩或壅塞,造成血液运行不畅,凝滞、壅塞而成。二是由于外伤脉络,血不归经;气虚失摄或血热妄行等原因，造成血液离经，积存在体内而生成。

41. 瘀血证候有何特点？

瘀血的病证特点，则因瘀阻部位和形成瘀血的原因不同，其证候也错综复杂。如瘀阻于心，可见心悸，胸闷心痛，口唇指甲青紫；瘀痰阻于肺，可见胸痛咳血；瘀阻于胃肠，可见呕血，大便色黑如漆；瘀阻于肝，可见胁痛痞块。瘀血的病证虽然繁多，但归纳起来其临床表现有以下几个共同特点：①疼痛。以刺痛，痛处固定不移，拒按，夜间疼痛加重为特点。②肿块。外伤可见肌肤局部青紫或青黄肿胀；瘀积体内，久聚不散，可形成癥积，较硬或有压痛，按之固定不移。③出血。血色紫暗并伴有血块。④望诊：久瘀面色黧黑，肌肤甲错，毛发不荣。舌质紫暗，或见有瘀点、瘀斑。⑤脉诊：多见脉细涩，沉弦或结代。

42. 瘀血的现代研究概况如何？

现代医学从微循环、血液流变学、血液动力学及免疫学等方面探讨了活血化瘀的作用机制，了解了部分瘀血导致血瘀的病理过程。其病理机制是在一定的内、外因作用下，由于神经体液调节功能障碍，造成心脏、血管、血液发生组织学、生理学、生物化学和生物物理学的改变，从而使血流缓慢或停滞，或离开血管产生瘀积，血液由动态变为静态。病理生理上则表现为血液循环障碍和受累组织的损害，细胞的炎症、水肿、糜烂、坏死、硬化、增生等继发性改变。所以，"血瘀"的病理应包括血液停积、血流不畅等血循环障碍的发生、发展及其继发变化的全部病理过程。

43. 中医学认为血得热则行，为什么火、热邪气也能造成"瘀血"？

阳热正气能温煦血脉，推动血液运行。而火，热邪气，属阳邪，其所以能形成瘀血，一方面系火热之邪能煎熬津液而伤阴，从而使营阴受损，以致血脉凝涩；另一方面，又能使气血沸涌，迫血妄行。以上两方面导致血液壅塞或伤及脉络，溢于脉外，而成瘀血。

44. 怎样理解"正气存内，邪不可干"，"邪之所凑，其气必虚"？

"正气存内，邪不可干"，出自《素问·刺法论》，意思是体内存在旺盛的正气，邪气就不容易侵犯，"邪之所凑，其气必虚"，出自《素问·评热病论》，意思是说邪气之所以侵犯人体，必定是由于正气之虚弱。两句话是从正反两方面来说明同一个问题，即一般地说，正气强就不易得病，正气弱就容易得病。在这里正气是起决定作用的。从发病学角度讲，正是这样，同样的环境条件，正气强者几乎不得病，而正气弱者经常生病，这是人所共知的事实。但是，不能把问题绝对化，不能认为只要一得病，就都是正气虚，事实上临床遇见的实证是相当多的，治疗上是不能补正气的。这里所谓正气强弱，只是相对而言。正气弱的人，保养得好，"避其毒气"，也可以不病，但不病也不等于身体强壮，只是以较弱的正气对更弱的邪气来说，还算"正气存内，邪不可干"。在这里，要把邪正相对的强弱与辨证上的虚实分开，不可混为一谈。这里讲的是发病，而临床辨证主要是根据临床表现来判定虚实。如有时对于强大的邪气，正气就显得相对虚弱，而这种"邪之所凑，其气必虚"，并非"精气夺则虚"的虚证。

45. 为什么说体质是决定正气强弱的条件?

体质往往代表正气，体质的差异又与先天禀赋有关。《灵枢·寿夭刚柔》篇说："人之生也，有刚有柔，有弱有强，有短有长，有阴有阳。"刚柔是性格上的差异，强弱短长是体格上的不同，阴阳是指机体反应性上的差异，当然也可以概括全部属性上的个体差异。有些阳虚体质的患者，无论感受何种邪气，都容易邪从寒化，表现为恶寒较重，不容易发烧;反之阳盛或阴虚体质的人，容易邪从热化，感受寒邪也化热很快，恶寒的症状很快就消失了，进入发热恶热的高热期。这种反应性上的个体差异，也与禀赋有一定关系。至于遗传性疾病，更是明显地与禀赋有关了。体质也与后天的营养和锻炼有很大关系，注意后天的调摄，弱者可以变强，病后加强营养和锻炼，也可促进正气恢复，加速痊愈。否则任意自戕，强者可以变弱，病者更要加重。简朴而平衡的合理膳食，坚持不懈的体育锻炼，是增强体质的有效办法。汉代名医华佗说："人体欲得劳动，但不当使极耳"，这是说"过犹不及"，无论是饮食营养还是体育运动，过度和不足，结果是一样地有害于身体。不过"流水不腐，户枢不蠹"，运动锻炼是主要的，因为"生命在于运动"。

46. 为什么说精神状态可以决定正气强弱?

精神状态对正气的影响更是很大的。俗语云："欲得百年无病苦，莫教一息有愁容"，这是经验之谈。事实上忧愁思虑恼怒，可令寝食俱废，久之必然生病。其原因在于干扰了正常的调节机能，适应能力下降，防御机能也减弱，也就是正气受损伤了。故《灵枢·百病始生》篇说："喜怒不节，则伤脏，脏伤则病起于阴也"。这是举一反三的说法，不注意调节喜怒等等思想情绪的变化，就会使五脏功能紊乱，发病则属于内伤，故曰病起于阴。历史故事"范进中举""三气周瑜"等等都说明了精神因素对人体有很大影响，作为医生，不注意患者思想面貌和精神状态，就不容易取得满意的疗效。

47. 为什么说生活习惯也是决定正气强弱的条件?

生活环境和习惯对人体也有很大影响。例如不良生活习惯，生活无规律，饮食偏嗜，作息无常以及个人和环境卫生不佳等等，都会损害人体健康。再如北方寒冷干燥，人体多腠理致密，不易出汗，外感寒邪常用麻黄，桂枝等发汗峻剂;南方炎热潮湿，人多腠理疏松，易出汗，用药多清淡，偏于化湿利湿，牧区以乳、肉食为主，体质多肥壮，痰热较盛;东南鱼盐之地，人体多瘦弱阴虚。《素问·异法方宜论》说："东方之域，天地之所始生也，鱼盐之地，海滨傍水，其民食鱼而嗜咸，……其民皆黑色疏理，其病皆为痈疡。"等，这是对环境、习惯影响体质情况的粗略的统计学概括。

48. 疾病发展过程中为什么会有"从化"现象？

"从化"出自《医宗金鉴·卷六辨太阳病脉证并治全篇》。病邪侵入机体，能随人之体质差异而发生性质的改变。例如，同为感受湿邪，阳热之体得之，则往往从阳化热，即湿郁而化热，形成湿热之病；阴寒之体得之，则往往从阴化寒，即湿从寒化，成为寒湿之病。"从化"，是人体发病后，病邪随着患者体质的不同而发生的与其原属性相反的变化。这是使很多疾病产生始同终异，或疾病的开始不同，但在发展过程中，出现相似症状并可以通过类似的方药来治愈的根本原因。"从化"现象，无论在外感病还是内伤病中均可发生，如由寒转热，由热化寒，病燥转湿，病湿化燥等等。

49. "从化"发生的原因是什么？

从化，是指外邪入侵人体之后，疾病的演变随着人体脏腑，气血阴阳偏倾盛衰的差异，而发生病证性质的变化的现象。临床所见，当外邪侵入人体发生疾病后，由于体质的差异，其中一部分病人的病证表现，自始至终保持其发病之时的属性；而另一部分病人则在疾病发展的某个阶段，其病证的病性，与原来的属性完全相反，出现由寒化热、由热化寒、由燥化湿、由湿化燥等现象。当邪气的属性与病人的体质有着寒与热、燥与湿、阴与阳等根本对立的情况时，便会出现"从化"现象。"从化"的一般规律是：素体阴虚阳亢者，机能活动相对亢奋，受邪后多从热化；素体阳虚阴盛者，机能活动相对不足，受邪后多从寒化；素体津亏血耗者，易致邪从燥化；气虚湿盛者，受邪后多从湿化。

50. 产生"从化"的条件是什么？

"从化"是病势与质势不相一致矛盾斗争的产物，一般阳盛之体，感受了阴寒之邪，或阴盛之体，感受了阳热邪气，在体质和病邪之间，产生了根本矛盾的情况下，"从化"现象才突显出来，如果离开了这个条件，就不会出现明显的"从化"现象。如伤寒化热，是在病人体质阳热的基础上产生的；湿热化燥，是在病人体质阴虚血热的基础上产生的；湿热化寒，是在病人体质气虚阴寒的基础上产生的。温热夹湿的从燥化或从湿化，也都与病人体质的燥湿有关。

51. 所有的疾病都会产生"从化"吗？

在疾病发生发展的过程中，不是所有的疾病都发生"从化"，如在温热病中，有按卫、气、营、血次第相传的；在湿热病中也有相当多的患者是沿着上、中、下三焦相传的，自始至终一直是湿热。不产生"从化"的原因，是病人体质的阴阳、寒热没有过大的偏颇，因此，基本上是病势在疾病发展过程中起作用，故"从化"现象不突出，正因为如此，在病邪传变时，基本上不受体质的左右，也就不会出现明显的"从化"现象，在临床表现上，正常质者，感受寒邪则为寒病，感受湿邪则为湿病。

52. 产生"直中"的原因是什么？

外感病伤寒和温热病中，都存在有"直中"现象，伤湿、伤燥，也常有直入于里的胃肠道病症。病邪可以不经表证阶段而直入于里，这种病理变化的产生也与体质密切相关，主要是因为病邪与体质之间在阴阳、寒热、燥湿等的属性上基本上一致所致。由于病邪的性质与患者体质的性质相一致，从而就为病邪入里创造了有利的条件，如温热病邪可以直如气分，直入营分，甚或直入血分。伤寒邪气可以不经三阳直中三阴而为里寒证。感湿也会直入于里而成伤湿吐泻。感受燥邪也可直入于里而形成燥咳无痰，大便干结等症。在这类"直中"病证中，由于体质和病邪之间在阴阳燥湿等属性方面具有一致性。

53. 合病、并病与直中的含义各是什么？

合病、并病和直中是六经发病的三种特殊形式。凡二经或三经证候同时出现者，称为合病，即太阳阳明合病，太阳少阳合病、三阳合病等即是。凡一经证候未罢，又出现了另一经的证候者，谓之并病。换言之，并病是两经证候表现有先后次第之分，也即邪气传经，传而未尽者。如太阳阳明并病、太阳少阳并病等。应当注意的是，在《伤寒论》中，合病和并病二词，只在三阳病证中出现过。三阴病虽也有两经同病者，但并没有使用合并和并病等词语。所谓直中，是指病邪不经三阳，直接侵犯三阴而发病。凡是发生直中者，多因素体阳气虚衰，抗邪无力，因而才使病邪得以长驱直入。所以直中往往病情较重，甚至病情险恶。故有"老怕伤寒少怕痨""伤寒专死下虚人"的说法。

54. "逆传"与"内陷"有何不同？

"逆传"是与"顺传"相对而言，即凡不是按一般（由上焦到中焦、下焦，由卫气而到营血）顺序传变的就叫"逆传"。如风温邪犯肺卫，突然出现营分的心包证，叶天士名之为"逆传心包"。逆传以邪盛毒重为主，或素体心营阴虚，不传阳明而入心营。内陷，是指邪气过盛，正气受伤不能抗拒毒邪的情况下，热毒深入，病情加剧。如温热斑疹的发斑期，误用攻下而斑疹忽隐，气急腹胀，肢冷脉伏，就叫"斑毒内陷"。内陷以误治正伤为主，或病久邪实正虚，多在阳明发生，故它除误治邪陷外，主顺传阳明，营阴先伤，邪由气分胃肠进入营血的，也叫"内陷营血"。

55. 如何辨治"内闭外脱"？

"内闭外脱"顾名思义，是指邪热郁遏于内，气阴虚脱于外的一种危证险候。

一般可出现于风温、春温等疾病中。"内闭外脱"亦可进一步释为热闭心包证与亡阳或亡脱证并见之危候。该证大多因邪盛正虚，或汗下太过，阴液骤损而致。其临床表现既见邪热闭阻心包，则身灼热，神昏谵语或昏愦不语，同时又见以下症状：阳气虚衰，神气失养，则神衰倦卧；气阴两伤，正气欲脱，则汗多气短，脉细无力；阳气暴脱，则汗出淋漓，四肢厥逆，脉微欲绝。此证宜固脱救逆为先，继则清心开窍为治，亦可两法合并应用，以扶正祛邪，开闭固脱。开闭者，方选安宫牛黄丸或紫雪丹、至宝丹；固脱者，方选生脉散或参附汤治之。固脱法用药务必及时快速，并须做到适可而止。一旦阳回逆止，即根据具体证候辨证论治。

第六章　病机

【目的要求】

1. 熟悉病机的概念及其层次。
2. 掌握邪正盛衰病机与疾病的虚实变化及转归。
3. 掌握阴阳失调病机、气血失常病机、津液代谢失常病机的概念和内容。
4. 掌握内生"五邪"病机的含义和内容。
5. 了解脏腑病机的概念和内容、形成原因及病理表现。

【学习纲要】

第一节　基本病机

一、邪正盛衰

邪正盛衰，是指疾病过程中邪正斗争产生的盛衰变化。

（一）邪正盛衰与虚实的关系

邪正盛衰决定虚实的变化。"邪气盛则实，精气夺则虚。"

　　1. 实

　　　　实，是以邪气盛为主的病理变化。

　　　　邪气盛，正气亦不虚，邪正斗争剧烈，病理产物蓄积。

　　　　如：高热，疼痛拒按，痰饮，食积，二便不通。

　　2. 虚

　　　　虚，是以正气虚为主的病理变化

　　　　正气虚，邪气亦不盛，脏腑功能低下。

　　　　如：倦怠乏力，心悸失眠，五心烦热，畏寒肢冷。

　　3. 虚实错杂

　　　　既有正气虚损，又有邪气较盛，或病理产物蓄积的病理变化。

　　　　（1）实中夹虚

　　　　　　如实热──→伤津；高热──→口渴，尿少。

　　　　（2）虚中夹实

　　　　　　如脾气虚──→水肿。

（3）虚实并重

4. 虚实转化

（1）由实转虚：如实热——→气阴两虚。

（2）因虚致实：实际上多为虚实错杂。如脾气虚导致水肿。

5. 虚实真假

（1）真实假虚

"大实有羸状"，本质为实，却见某些假虚之象。

多由于实邪积聚阻碍经络气血的运行所致。

如热结肠胃，大便不通，反见神情默默，手足不温。

（2）真虚假实

"至虚有盛候"，本质为虚，却见某些假实之象。

多由于脏腑虚弱，运化无力所致。

如脾气虚反见腹胀腹痛。

（二）邪正盛衰与疾病转归

➢ 正盛邪退（好转）

➢ 邪盛正衰（恶化）

➢ 邪正相持（疾病迁延）

➢ 正虚邪恋（后遗症）

➢ 邪去正虚（易复发）

二、阴阳失调

（一）阴阳偏胜

1. 阳偏胜

阳气偏胜，机能亢奋的实热性病理变化。

感受温热邪气 ⎫
　　　　　　　⎪　　　　⎧阳胜则热——实热：高热。
寒邪入里化热 ⎬阳偏盛 ⎨
　　　　　　　⎪　　　　⎩阳胜则阴病：口渴、尿少。
情志化火　　 ⎭

2. 阴偏胜

阴气偏胜，机能障碍的实寒性病理变化。

感受阴寒邪气 ⎫
　　　　　　　⎪阴偏胜 ⎧阴胜则寒——实寒：形寒肢冷。
　　　　　　　⎬　　　 ⎨
过食生冷　　 ⎭　　　 ⎩阴胜则阳病：溲清便溏。

（二）阴阳偏衰

1. 阳偏衰

阳气偏衰、机能减退的虚寒性病理变化。

先天不足
后天失养 ｝阳偏衰 ｛ 阳虚则寒——虚寒：畏寒肢冷，溲清便溏
久病劳伤 ｝　　　　　｛ 阳虚以脾、肾阳虚为主。

2. 阴偏衰

阴气偏衰、阴虚阳亢的虚热性病理变化。

邪热伤阴
情志化火伤阴 ｝阴偏衰 ｛ 阴虚则热——虚热：低热颧红、盗汗。
久病伤阴 ｝　　　　　｛ 阴虚以肺、肝、肾为主。

（三）阴阳互损

1. 阴损及阳

阴虚导致了阳虚，形成了以阴虚为主的阴阳两虚。

➤ 阴虚症状为主：五心烦热，颧红盗汗。

➤ 兼有阳虚之象：溲清便溏。

2. 阳损及阴

阳虚导致了阴虚，形成了以阳虚为主的阴阳两虚。

➤ 阳虚症状为主：畏寒肢冷，溲清便溏。

➤ 兼有阴虚之象：口干舌燥，舌红少苔。

（四）阴阳格拒

1. 阴盛格阳

阴寒盛极于内，格拒阳气浮越于外的"真寒假热"性病理变化。

➤ 阴盛于内——内真寒：四肢厥冷，面色苍白。

➤ 格阳于外——外假热：身热（欲衣被），口渴（不欲饮）面红（戴阳：面红如妆，游移不定）。

2. 阳盛格阴

阳热盛极于内，格拒阴气浮越于外的真热假寒性病理变化。

➤ 阳盛于内——内真热：身大热，口渴。

➤ 格阴于外——外假寒：四肢厥冷（不欲衣被），脉伏（沉数有力）。

（五）阴阳亡失

1. 亡阳

阳气突然大量亡失，人体机能衰竭的病理状态。

邪气过盛
汗吐泻太过 ｝亡阳：面色苍白，全身冷汗，手足厥冷，脉微欲绝。
失血过多

2. 亡阴

阴气突然大量亡失，人体机能衰竭的病理状态。

邪热伤阴 ⎫
久病耗伤 ⎬ 亡阴：汗热而黏，喘咳烦躁，意识模糊。
吐泻太过伤阴 ⎭

三、气血失常

（一）气的失常

1. 气虚

气虚即气的虚损不足，指脏腑功能减退的病理变化。

先天不足 ⎫　　　⎧ 功能障碍：倦怠乏力。
后天失养 ⎬ 气虚 ⎨ 血行不利：瘀血。
久病劳伤 ⎭　　　⎩ 水湿不运：痰饮水肿。

2. 气机失调

（1）气滞

气机阻滞不畅的病理变化。

情志刺激 ⎫　　　⎧ 气血不畅：胀满疼痛
　　　　　⎬ 气滞 ⎨ 血行不利：瘀血。
瘀血、痰食阻滞 ⎭　⎩ 水湿不运：痰饮水肿。

（2）气逆

脏腑之气逆上的病理变化。

情志刺激 ⎫　　　⎧ 肝气亢逆：头胀头痛，面红易怒。
饮食不节 ⎬ 气逆 ⎨ 胃气上逆：恶心，呕吐，嗳气，呃逆。
痰浊阻滞 ⎭　　　⎩ 肺气上逆：气喘，胸闷。

（3）气陷

气机不升反而下陷的病理变化。

多由脾气虚转化而来。

➢ 清气不升：眩晕，倦怠。

➢ 中气下陷：内脏下垂，如胃、肾等。

（4）气闭

气机突然闭阻不通的病理变化。

情志刺激 ⎫
触冒秽浊之气 ⎬ 气闭：突然昏倒不省人事。
邪热过胜 ⎭

(5) 气脱

阳气突然大量脱失，人体机能衰竭的病理变化。

见亡阳。

（二）血的失常

1. 血虚

血液虚亏，营养功能减退的病理变化。

生血不足 ⎫　　　⎧ 心血亏虚：心悸，失眠，健忘，多梦。
失血过多 ⎬ 血虚 ⎨ 肝血亏虚：两目干涩，月经量少，手足发麻，
久病耗伤 ⎭　　　⎩ 肢节屈伸不利。

2. 血瘀

血液瘀阻不畅的病理变化。

见瘀血。

3. 血热

血分有热，血行加速的病理变化，甚则迫血妄行。

邪热入血 ⎫　　　⎧ 血分有热：发热夜甚。
情志化火 ⎬ 血热 ⎨ 热迫血妄行：吐血，衄血，发斑。
　　　　　⎭　　　⎩

（三）气血关系失调

1. 气滞血瘀

气机阻滞导致血液瘀阻的病理变化。

2. 气不摄血

气虚统血失常，导致出血的病理变化。见脾不统血。

3. 气随血脱

突然大量出血，导致阳气暴脱的病理变化。见亡阳、气脱。

4. 气血两虚

气虚血少，营养不足，功能减退的病理变化。见气虚、血虚。

5. 气血不荣经脉

气血虚亏，筋脉和肌肤失养的病理变化。

➢ 筋脉失养：肢体麻木，甚至不用。

➢ 肌肤失养：肌肤甲错、瘙痒。

四、津液代谢失常

（一）津液虚亏

指津液不足，滋养濡润功能减退。

燥热伤津　　　　　　　　　　　　津亏：口鼻干燥，咽干口渴，小便少，
汗、吐、泻太过 ｝津液虚亏 ｛大便干。
久病耗伤　　　　　　　　　　　　液耗：形瘦肉脱，面容枯槁。

（二）津液输布和排泄障碍

见痰饮。

（三）津液与气血关系失调

➤ 水停气阻：津液停积导致气机阻滞。
➤ 气随液脱：津液大量丢失导致阳气暴脱亡失的病理状态。
➤ 津枯血燥：津液枯竭耗伤血液，导致血燥生风的病理状态。
➤ 津亏血瘀：津液亏虚导致血液瘀阻的病理变化。

第二节　内生"五邪"病机

概念：指疾病过程中脏腑功能失调所出现的风、寒、湿、燥、火五种病理变化。

与"六淫"的区别：

➤ 范畴不同：六淫：病因学说
　　　　　　　内生五邪：病机学说
➤ 途径不同：外感六淫病发于外
　　　　　　　内生五邪病生于内

一、风气内动

又称"内风"，疾病过程中脏腑阴阳气血失调所导致的以动摇不定为特点的病理变化。

（一）肝阳化风

情志刺激 ｝肝肾阴虚，筋脉失养：肢麻振颤，口眼㖞斜，眩晕欲扑，
久病耗伤 ｛半身不遂。

（二）热极生风

邪热过盛，耗伤会阴肝血：筋脉失养，痉挛抽搐，高热神昏。

（三）阴虚风动

热病后期 ｝阴液亏虚，筋脉失养：筋挛肉瞤，手足蠕动。
久病耗伤 ｛

（四）血虚风动

生血不足
失血过多 }筋脉失养，血液虚亏：筋肉跳动，手足拘挛不伸。
久病耗伤

（五）血燥生风

　　津枯血燥——肌肤失养：肌肤甲错，搔痒。

二、寒从中生

疾病过程中或阴盛或阳虚所出现的寒性病理变化，见阳偏衰。

三、湿浊内生

疾病过程中，水液代谢障碍所形成的病理变化。

见痰饮。

四、津伤化燥

疾病过程中，津液虚亏，滋养功能减退的病理变化。

五、火热内生

疾病过程中，或阳盛或阴虚所出现的热性病理变化。

阳气过盛化火
邪郁化火
情志化火 }火热内生{
阴虚火旺

心火上炎：口舌生疮，心烦尿赤。
肝火亢盛：面红目赤，急躁易怒。
胃火亢盛：牙龈肿痛，口臭喜冷，消谷善肌。

【知识点拨】

1. 阴阳互损

是指在阴或阳任何一方虚损的前提下，损及到另一方，形成阴阳两虚的病理。属于阴阳互根互用关系失常的病理表现。包括阴损及阳和阳损及阴。

2. 虚中夹实

属于虚实错杂病机之一。指以正虚为主，兼有痰饮、水湿、瘀血、结石、宿食等实邪或复感外邪的病变。如脾虚夹湿等。

3. 实中夹虚

属于虚实错杂病机之一。指以邪实为主，兼有正气不足的病变。如实热伤津等。

4. 因虚致实

属于虚实转化病机之一。指先有正气不足，因推动、气化无力，内生痰饮、水湿、瘀血等病理产物积聚于体内，转化为以邪实为主的一类病机。

5. 由实转虚

属于虚实转化病机之一。指先有实邪为病，继而耗伤正气，以致邪气虽去而正气大伤，转化为以正虚为主的一类病机。

6. 正虚邪恋

属于疾病转归之一。指疾病后期，正气已虚而邪气未尽，正气一时无力尽邪，邪气留恋不去，病势缠绵的一种转归。这种转归常常是许多急性病转为慢性病变，或反复发作，或留下后遗症的主要原因之一。

7. 阳盛则热

即阳偏盛。是指机体在疾病过程中表现以阳气偏盛，机能亢奋，但阴液未衰的实热性病理变化。如壮热面赤、烦躁、口渴、脉数等。

8. 阴盛则寒

即阴偏盛。是指机体在疾病过程中表现以阴气偏盛，机能障碍或减退，或阴寒性病理产物积聚，但阳气未衰的实寒性病变。如形寒肢冷、水肿、身体蜷缩等。

9. "阳胜则阴病"

即阳胜则伤阴。阳偏胜的病变必然导致不同程度的阴液耗损，出现口干舌燥、小便短少、大便干结等，但其矛盾的主要方面仍是以阳胜为主的实热病变。

10. "阴胜则阳病"

即阴胜则伤阳。阴偏胜的病变必然导致不同程度的阳气耗损，出现面白、小便清、四肢不温等寒盛伤阳的症状。但其矛盾的主要方面仍是以阴盛为主的实寒病变。

11. 阴盛格阳

也称格阳。指阴寒邪气过盛，壅阻于内，排斥阳气于外，使阴阳之气不相交通，相互格拒所表现的真寒假热病变。其表现除四肢厥冷、下利清谷、小便清长等之外，还可见自觉身热但欲衣被、口渴欲饮但喜热饮等假热症状。

12. 阳盛格阴

也称格阴。指阳热邪气过盛，深伏于里，阳气被遏，闭郁于内而不外达，阴阳之气不相交通，互相格拒所表现的真热假寒病变。其表现除面红、烦渴饮冷、烦躁、气粗等之外，还可见手足厥冷等假寒症状。

【难点解析】

1. 邪正盛衰与虚实的关系。

《素问·通评虚实论》指出："邪气盛则实，精气夺则虚。"此虚与实，是指两种不同的病理状态而言。

所谓实，主要指邪气亢盛，是以邪气盛为矛盾主要方面的一种病理反应。在临床上可出现一系列病理性反映比较剧烈的有余的证候表现。临床上常见壮热、狂躁、声高气粗、腹痛拒按、二便不通、脉实有力等症。

所谓虚，主要指正气不足，是以正气虚损为矛盾主要方面的一种病理反应。由于脏腑功能减退，抗病能力低下，难以出现剧烈的病理反应，而导致一系列虚弱、衰退和不足的证候。多见于素体虚弱或疾病的后期及多种慢性病，表现为身体瘦弱、神疲体倦、声低气微、自汗盗汗、畏寒肢冷、脉虚无力等。

2. 虚实转化病机的特点。

虚实转化是指在疾病在发展过程中，由于邪正双方的力量对比发生变化，使疾病的虚实状态发生转化的病理过程，包括由实转虚和因虚致实两类。由实转虚，指病变本属实证，但由于失治或误治等原因，致使人体正气受到损伤，使疾病出现一系列虚性的病理反映。如外感性疾患，由疾病初期的实证，到疾病后期的气阴两虚证。因虚致实，是指由于脏腑机能减退等原因，致使气、血、水等不能正常代谢运行，水湿、瘀血、痰饮等实邪滞留体内的病理变化。如临床常见的脾肾阳虚，温运气化无力所致的水肿或腹水等实邪贮留，即属于因虚而致实的病理改变，是由于正气不足导致邪实占据了主导地位，但虚象仍然存在的一种病理状态。

3. 虚实真假与虚实错杂病机的区别。

虚实真假：在某些情况下，疾病的现象与本质不完全一致，可出现某些虚实真假的病机变化，包括真虚假实和真实假虚两种情况。所谓真虚假实，指由于脏腑亏虚，气化无力，出现类似实证假象的病机变化。如脾气虚极，运化功能严重减退，除见纳食减少、疲乏无力、脉虚而细弱等症外，同时可见脘腹胀甚、腹痛便秘等似实非实的假实证候。所谓真实假虚，指由于实邪结聚于体内，气血不能畅达于外，出现假虚征象的病机变化。如热结肠胃的阳明腑实证，即因邪热内结，腑气不通，阳气郁闭于内而不能外达，除见大便秘结，腹满硬痛拒按、潮热、谵语等外，有时又可出现精神萎靡、肢体倦怠等假虚之象。

虚实错杂：指患者同时具有邪盛和正衰两方面特点的病机变化，包括虚中夹实和实中夹虚两类。虚中夹实，指病理变化以正虚为主，但又兼夹邪实的病理状态。如脾阳不振，运化无权之水肿病，就属于此类。实中夹虚，指病理变化以邪实为主，兼见正气虚损的病理状态。如外感热病发展过程中，由于邪热炽盛，煎灼津液，从而形成实热伤津，气阴两伤的病证。

4. 阴阳互损发生的条件。

阴阳互损，是指在阴阳任何一方虚损的前提下，病变发展影响及相对的一方，形成阴阳两虚的病理状态。由于肾为一身阳气、阴液之根本。所以，阴阳互损多是在它脏虚损伤及肾的阴阳，或是肾本身阴阳失调的情况下而发生的。

5. 阴阳格拒病机的形成及临床鉴别。

阴阳格拒，是疾病发展到寒极或热极的时候，出现与疾病本质相反的一些假象，即所说的寒极似热，热极似寒假象的出现，标志着病情的危重，如把握不住疾病的本质及病理机转的趋向，往往会造成诊治上的错误。阴阳格拒，是由于阴或阳一方偏盛至极，阻遏于内，将另一方排斥格拒于外，使阴阳之间不相维系，从而出现真寒假热，或真热假寒复杂的病理变化。因此，阴阳格拒是阴阳失调中比较特殊的一类病机，它包括阴盛格阳和阳盛格阴两个方面。

阴盛格阳，又称格阳，是由于阴寒之邪壅盛于内，逼迫阳气浮越于外，致使阴阳之间不相顺接，形成相互排斥格拒的一种病理状态。所以阴寒内盛是疾病的本质，而格阳于外，常可见到假热之象，如面红，烦热，口渴等症，故称为真寒假热证。真寒则表现在身烦热但喜盖衣被，口渴但喜热饮，且饮不多，并伴有四肢厥冷，下利清谷，舌淡苔白等一派阴寒盛极之象。

阳盛格阴，又称格阴，是由于邪热内盛，深伏于里，阳气被遏，郁闭于内不得外达，形成格拒阴于外的一种病理状态。所以热盛于内是疾病的本质，而格拒阴于外，常可见到假寒之象，如四肢厥冷，脉象沉伏等证。故称为真热假寒证。真热则表现在四肢虽厥冷而身热不恶寒，反恶热，脉虽沉伏但有力且数，并常伴有烦渴喜冷饮、口臭，尿赤，便干结，舌红苔干黄等一派热盛极之象。

6. 亡阴与亡阳的区别及两者的关系。

亡阴，是指机体阴液突然性的大量消耗或丢失，致使全身严重衰竭的病理状态。其形成原因多由邪热炽盛，或热邪久留，大量煎灼津液，或因汗、吐、下过度，耗伤阴液所致。阴液亡失，脏腑机能严重衰竭，可见汗出而黏，喘渴烦躁，身体消瘦，甚则手足蠕动等证。

亡阳，是指机体的阳气突然脱失，致使全身机能严重衰竭的病理状态。多因邪胜正衰，正不胜邪而亡失，或素体阳虚，或过汗耗伤；或久病虚阳外越所致。阳气亡失，机体失温，机能活动衰竭，可见大汗淋漓，汗清冷、肌肤手足逆冷，脉微欲绝等症。

由于阴阳之间存在着互根互用，相互依存的关系，亡阴则必导致阳气无所依附而散越，亡阳则必致阴无以化而耗竭。所以一方亡失，必然导致另一方继之亡失，最终成为阴阳离决，精气乃绝，生命活动也随之终止而死亡。

7. 内生"五邪"与外感六淫的区别。

外感六淫邪气与内生五邪的根本区别在于发病机制的不同。六淫邪气是对外感病的一类致病因素的总称。在发病途径上，多是从肌表皮毛或口鼻侵犯机体，具有自外向内发展的趋势。即使外邪直中入里，也称之为"外感病"因此，六淫邪气是外感病的主要致病因素，故称之为"外感六淫邪气"属于中医病因学的范畴。

内生五邪，是由于机体脏腑或气血津液的功能失调所产生的一系列病理变化，其临床表观虽与外感六淫中的风、寒、暑、湿、燥、火邪气在致病特点和证候的表现上，有相似之处，但其证候发生的原因，不是来自体外的邪气，而是由于体内脏腑，气血、阴阳失调所引起，其病变发起的部位在内，故称之为"内生五邪"即内风、内寒、内湿、内火、内燥。所以内生五邪不是病因，而是因脏腑气血功能失调所产生的五种病理变化（或称病理反映）。所以，内生五邪属于中医病机学的范畴。

8. 内寒与外寒的联系与区别。

外寒与内寒既有区别又有联系。外寒是感受外来寒邪而发病，虽然也有寒邪损伤阳气的病理改变，但临床表现以寒为主，虚象并不明显。内寒因阳虚所致，是以阳虚为主，兼见寒象。而两者之间又存在着内在的联系，寒邪侵犯人体，必然损伤阳气，甚者可导致体内阳气的亏虚；而阳气素亏之体，抗御外寒的能力低下，则又容易招致外来寒邪的侵害。

9. 内湿和外湿的形成与脾的关系。

内湿病变的形成，多因素体阳虚痰湿过盛，或因恣食生冷，过食肥甘，内伤脾胃，致使脾气虚损或脾阳不振，失其健运之职，津液的输布代谢发生障碍所致。水液不化，则聚而成湿，停而为痰，留而为饮，或积而成水。因此，脾的运化失职是湿浊内困产生的关键。

外湿与内湿既有区别又有密切关联。外感湿邪为病，以湿邪伤于肌表身半以下多见，常常兼有发热、恶寒等外感症状；内湿是由脾、肺、肾等脏腑功能失调，导致水液代谢失常所致，以脾气虚损或脾阳不振，水湿内停最为关键。外湿与内湿常相互影响，外湿侵犯人体，最易损伤脾阳，脾失健运，可导致内湿的产生；反之，若脾虚水湿内停，对外湿的运化功能减弱，每易招致外湿入侵而发病。

【名词解释】

1. 病机

病机，指疾病发生、发展、变化的机理。

2. 正气

指人体的机能活动（包括脏腑、经络、气血等功能）和抗病、康复能力，简称"正"。

3. 邪气

邪气，泛指各种致病因素，简称为"邪"。

4. 实

主要指邪气亢盛，是以邪气盛为矛盾主要方面的一种病理反映。

5. 实证

实证，指邪气虽盛，正气未衰，正邪相搏，斗争激烈，临床反应剧烈的有余的证候。

6. 实证形成

实证常见于外感六淫致病的初期和中期，或由于痰、食、水饮、血滞留于体内引起的病证。表现为壮热，狂躁，高声气粗，腹痛拒按，二便不通，脉实有力，都属于实证。

7. 虚

虚主要是指正气不足，是以正气虚损为矛盾主要方面的病理反映。

8. 虚证

虚证，指正气虚弱而无力抗邪，病理反映难以剧烈，临床上出现虚弱、衰退的正气不足的证候。

9. 虚证形成

虚证多见于素体虚弱或疾病后期以及多种慢性病证。临床表现有神疲体倦，面容憔悴，心悸气短，自汗，盗汗，或五心烦热，或畏寒肢冷，脉虚无力等。

10. 虚中夹实

虚中夹实，以虚证为主，兼夹邪实者，如脾虚的患者出现水肿。

11. 实中夹虚

实中夹虚，以邪实证为主，兼见正气虚损者，如高热出现的津伤。

12. 阴阳失调

指在各种致病因素的影响下，机体的阴阳之间失去平衡协调的病理状态。

13. 阴阳偏胜

阴阳偏盛，是指阴或阳任何一方高于正常水平的病变，属于"邪气盛则实"的实证。病邪侵入人体，必从其类。即阳邪侵入人体，可形成阳偏胜；阴邪侵入人体，形成阴偏胜。

14. 阳盛

指阳偏盛，机能亢奋的病理状态。其病理特点是阳热亢盛而阴液未亏。

15. 阳盛形成

感受温热邪气，阴寒入里化热，或七情内伤，五志过极化火，或气滞，血停，食积等郁而化火。阳的特点是热、动、燥。所以主要表现是壮热，燥扰不宁，舌红，干燥，腹痛拒按，潮热，狂躁等。

16. 阴盛

在疾病过程中出现的阴偏盛，机能衰退，以及病理性代谢产物堆积的病理状态。其病理特点是阴盛而阳气未虚。

17. 阴盛形成

感受寒湿阴邪，或过食生冷，寒滞中阳，阻遏阳气，无力温化阴寒，而致阴寒内盛。阴的特点是寒、静、湿。所以主要表现是厥逆，畏寒，安静，腹痛隐隐，泄泻等。

18. 阴阳偏衰

是指阴或阳任何一方低于正常水平的病变，属于"精气夺则虚"的虚证。

19. 阳虚

在疾病过程中出现的阳气虚损，机能衰退，不能温煦的病理状态。其病理特点是阳气虚损不能制阴，阴相对亢盛。

20. 阳虚形成

多由于先天禀赋不足，或后天营养不当，或劳倦内伤，或久病而致。阳虚则寒。故其表现多为寒颤，肢冷，倦卧神疲，腹痛喜温喜按，溏泻，小便清长，脉迟弱等。

21. 阴虚

指阳偏衰，阴液亏虚不能制阳，导致阳相对亢盛的病理状态。其病理特点是阴液不足，滋养、宁静功能减退，阳气相对偏盛的虚热证。

22. 阴虚形成

多由于阳邪伤阴，五志过极化火伤阴，久病耗伤阴液，或多食温燥之品所致。阴虚则热。表现为五心烦热，骨蒸潮热，面赤消瘦，盗汗，咽干口燥，舌红少苔，脉细数。

23. 阴阳互损

阴阳互损，指阴或阳在任何一方虚损的前提下，病变发展影响及相对的一方，形成阴阳两虚的病机。

24. 阴损及阳

阴损及阳，指阴虚到一定程度累及阳，以致阳气生化不足或无所依附而耗散，形成以阴虚为主的阴阳两虚的病理状态。

25. 阳损及阴

阳损及阴，指阳气虚损到相当程度累及阴，无阳则阴无以生，形成以阳虚为主的阴阳两虚的病理状态。

26. 阴阳格拒

阴阳任何一方偏胜至极，壅遏于内，或任何一方过于虚损致使阴阳之间过于悬殊不能维系。偏盛一方将另一方排斥格拒于外，导致阴阳别离的病理状态。出现如真热假寒，或真寒假热的病证。

27. 阴盛格阳

阴盛格阳，指阳过于虚损而不制阴，阴寒过盛阻遏于内，格阳于外的病理状态。

28. 阳盛格阴

阳盛格阴，指邪热极盛被遏，深伏于内，不能外达四末，而格阴于外的一种病理状态。

29. 阴阳亡失

阴阳亡失，包括亡阴和亡阳，指机体的阴液或阳气突然大量的亡失导致生命垂危的一种病理状态。

30. 亡阳

亡阳，指机体的阳气短时间内大量亡失，使属于阳的功能突然严重衰竭，因而导致生命垂危的一种病理变化。

31. 亡阳形成

亡阳多由于邪气太盛，正不敌邪，阳气损失太多；或素体阳虚，正气不足，疲劳过度，耗气过多；或因汗、吐、下过度，大量津液丢失，而气随津脱；或因大量失血，气随血脱。主要表现为大汗淋漓，四肢厥冷，面色苍白，精神疲惫，淡漠，甚至昏迷，脉微欲绝等等。

32. 亡阴

亡阴，指机体的阴气短时间内大量亡失，使属于阴的功能突然严重衰竭，因而导致生命垂危的一种病理变化。

33. 亡阴形成

多由于邪热炽盛，或邪热久留，严重伤阴所致；亦有因长期慢性消耗，使阴逐渐耗竭，日久形成亡阴者。临床表现为汗出不止，汗热而黏，手足温，口渴欲饮，皮肤皱褶，两目深陷，烦躁不安，脉数疾，或数大无力。

【考点练习】

A 型题

答题说明：每道题下面都 A、B、C、D、E 五个备选答案，在答题时，只允许从中选择一个最合适的答案。

1. "邪之所凑，其气必虚"指的是

  A. 邪气是发病的重要条件   B. 邪气伤人，必伤人体的正气

  C. 正气不足，邪气易于侵犯人体   D. 正气不足，邪气亢盛

  E. 以上都不是

〔答案〕C

〔考点分析〕中医发病学很重视人体的正气，认为正气旺盛，气血充盈，卫外固密，病邪难以入侵，疾病无从发生。只有在人体正气不足，卫外不固，抗邪无力的情况下，邪气方能乘虚而入，导致疾病的发生。换句话说，就是邪气之所以能够侵入，是因为机体正气不足所致。故本题应选 C。

2. 疾病的发生，主要关系的是

  A. 体质强弱   B. 六淫性质   C. 正气与邪气

D. 居住环境　　E. 饮食情志

〔答案〕C

〔考点分析〕中医学认为，疾病的发生和变化，虽然错综复杂，但总其大要，不外乎关系到正气和邪气两个方面。正气是疾病发生的内在根据，邪气是疾病发生的重要条件。故应选择 C。

3. "正气存内，邪不可干"指的是

A. 邪气是发病的重要条件　　　　　B. 邪气伤人，正气必然受损

C. 正气充足，与邪相争，祛邪外出　D. 正气旺盛，邪气难以入侵

E. 以上都不是

〔答案〕D

〔考点分析〕中医发病学十分重视人体的正气，认为"正气存内，邪不可干"（《素问·刺法论》），正气的强弱对于疾病的发生、发展及其转归起着主导作用。正气旺盛，邪气就难以入侵，故应选择 D。

4. 正气的强弱主要与

A. 与气候变化有关　　B. 与工作环境有关　　C. 与精神状态有关

D. 居住的地域条件有关　E. 以上都不是

〔答案〕C

〔考点分析〕中医学认为"正气不足"是发病的内因，而正气的强弱主要决定于体质和精神状态。故应选 C。A、B、D 均为发病之条件，不直接决定正气的强弱。

5. 阴胜则阳病所出现的病理表现是

A. 虚寒　　B. 实寒　　C. 实热　　D. 虚热　　E. 寒热错杂

〔答案〕B

〔考点分析〕阴胜则阳病，是指阴偏胜可导致伤阳。阴邪伤人必然耗伤人体的阳气，但此时疾病的主要矛盾是阴胜，阳病是由于阴胜导致的，而不是阳绝对的虚衰，故属实寒证，对于实证，治疗原则是"去其有余"，故阴胜则阳病的治疗也应是去其有余之阴，阴邪得去，"阳病"自复。故应选择 B。

6. 阳胜则阴病所出现的病理表现是

A. 实寒　　B. 虚寒　　C. 实热　　D. 虚热　　E. 虚实寒热错杂

〔答案〕C

〔考点分析〕阳胜则阴病，是指阳偏胜可导致伤阴。阳邪伤人必然耗伤人体的阴液，但此时疾病的主要矛盾是阳胜，阴液的伤损是由于阳胜导致的，故治疗不应去补伤损之阴，而应去其有余之阳，阳邪去则阴自复，故应选 C。

7. 邪正盛衰决定的是

A. 病证的寒热　　B. 病位在表或在里　　C. 气血的虚实

D. 病证的虚实　　E. 脏腑的虚实

〔答案〕D

〔考点分析〕实，指邪气亢盛。虚，指正气不足。实证是指致病邪气的毒力和机体的抗病能力都比较强盛，或者邪气虽盛而机体的正气未衰，能积极抗邪，正邪相争，斗争剧烈。虚证是指机体的脏腑功能衰减，抵抗力低下，正气对于邪气的斗争难以出现较剧烈的病理反映。故应选择 D。

8. 阳盛格阴证，属于

A. 实热证　　B. 实寒证　　　　C. 虚热证

D. 虚寒证　　E. 以上都不是

〔答案〕A

〔考点分析〕邪热内盛，深伏于里，把弱小的阳格拒于外，形成真热假寒证，其证虽外见假寒之象，但本质却是里实热证，故应选 A。

9. 所谓"阴阳转化"，下列说法不确切的是

A. 寒极生热，热极生寒　　　　B. 重阴必阳，重阳必阴

C. 物之生从于化，物之极由乎变　　D. 阴胜则阳病，阳胜则阴病

E. 动复则静，阳极反阴

〔答案〕D

〔考点分析〕阴阳转化是指事物阴阳属性在一定条件下发生了质的变化，如寒证转化成热证，热证转化成为寒证等。而"阴胜则阳病，阳胜则阴病"则是属于阴阳消长平衡失调所形成的病理变化，不涉及转化问题，故应选择 D。

10. "大实有羸状"的病证属

A. 实证　　　　B. 虚证　　　　C. 虚实夹杂证

D. 真虚假实证　　E. 真实假虚证

〔答案〕E

〔考点分析〕"大实有羸状"之病机是：由于实邪结聚，阻滞经络，气血不能外达而外现虚象，属真实假虚证，又存在邪气亢盛或邪实停留之实证。例如，里实表虚，上实下虚等，虚和实都是真的，叫作"虚实夹杂"，与"虚实真假"决然不同。"虚实真假"似有虚证和实证，但其中有一真一假，应注意二者之区别。因此，此题应选 E。

11. 中医临床病证的虚实变化，主要取决的是

A. 气血的盛衰变化　　　　　　B. 气机升降出入的失常

C. 阴精与阳气的偏盛偏衰　　　　 D. 正气与邪气的盛衰变化

E. 脏腑功能活动的盛衰变化

〔答案〕D

〔考点分析〕中医学认为"实"是指邪气亢盛，"虚"是指正气不足，邪正消长盛衰直接影响着疾病的虚实变化，故应选 D。

12. "大实有羸状"的病机，主要是

A. 邪气亢盛，正气衰败　　　　　　 B. 脏腑气血极虚，外现实象

C. 邪气太盛，气血内闭，不能外达　 D. 邪气太盛，煎熬津液，导致阴精大伤

E. 疾病初期，邪气充盛，正气也不虚，正邪交争过于激烈

〔答案〕C

〔考点分析〕所谓"大实有羸状"属真实假虚证，其病理机制是由于实邪结聚，阻滞经络。气血困郁于内而不能外达所致。故应选 C。

13. 津停气阻，主要指的是

A. 气虚无力行津，导致津液停滞　　 B. 津液大量亡失，气无所依而亡失

C. 气的不畅，津液过多停留于体内　 D. 水湿痰饮停留，导致气机阻滞

E. 以上都不是

〔答案〕D

〔考点分析〕中医学认为，气与津液有着密切的关系，发生病变时，常相互影响。例如，停滞不行，阻滞气的运动而导致气机不利，称作"津停气阻"。故应选 D。

14. 七情内伤致病影响脏腑气机，下述各项错误的是

A. 喜则气缓　　 B. 怒则气上　　 C. 悲则气消

D. 恐则气乱　　 E. 思则气结

〔答案〕D

〔考点分析〕七情致病的特点之一是影响脏腑气机，使升降失常，如喜则气缓，怒则气上，悲则气消，恐则气下，思则气结，惊则气乱。故应选 D。

15. 下列关于邪正斗争决定疾病转归的说法中错误的是

A. 邪盛正衰则病进　　　　　　　　 B. 正盛邪衰则病退

C. 邪盛而正未衰则病为实证　　　　 D. 正虚邪衰则病危

E. 正衰邪盛，阴阳离决则死亡

〔答案〕D

〔考点分析〕正虚邪衰，多形成虚证。故选 D。

16. 真热假寒证的病机是

A. 阴盛格阳　　 B. 阳盛格阴　　 C. 阳虚则寒

D. 阴盛则寒　　E. 阴损及阳

〔答案〕B

〔考点分析〕阳盛格阴，系指邪热过盛，深伏于里，阳气被遏，郁闭于内，不能外透布达于肢体，从而形成阴阳格拒、排斥，而格阴于外的一种病理状态。故应选择 B。

17. 疾病的发生、发展与转归主要取决的是

　　A. 禀赋的强弱　　B. 合理的饮食　　C. 邪正的盛衰
　　D. 邪气的性质　　E. 感邪的轻重

〔答案〕B

〔考点分析〕正邪相搏的胜负，关系着疾病的发生，发展与转归。故应选择 B。

18. "五志过极"和"六气"皆可化生的是

　　A. 内风　　B. 内寒　　C. 内湿　　D. 内燥　　E. 内火

〔答案〕E

〔考点分析〕"六气皆从火化""五志过极皆能生火"，此中之火皆指内火。故应选择 E。

19. 患者五心烦热，两颧潮红，盗汗，继见畏寒肢冷，大便溏泻。该病证的病机是

　　A. 阴盛格阳　　B. 阳盛格阴　　C. 阳损及阴
　　D. 阴损及阳　　E. 阴阳亡失

〔答案〕D

〔考点分析〕"无阴则阳无以生"，精、血、津液的亏少，则阳气生化的物质不足，待发展到一定的程度，则势必出现阳虚的表现，临床可见畏寒肢冷，自汗，下利清谷等症，即为阴损及阳，最终可发展成阴阳两虚证候。故应选择 D。

20. 证候虚实的"虚"指的是

　　A. 体质虚弱　　B. 气血虚弱　　C. 正气不足
　　D. 邪留伤正　　E. 精气虚衰

〔答案〕C

〔考点分析〕所谓虚，主要指正气不足，是以正气虚损为矛盾主要方面的一种病理反应。故应选 C。

21. 阴寒之邪壅盛于内，逼迫阳气浮越于外，其病理变化属于

　　A. 阴阳偏盛　　B. 阴阳偏衰　　C. 阴阳互损
　　D. 阴阳格拒　　E. 阴阳亡失

〔答案〕D

〔考点分析〕阴寒之邪壅盛于内，逼迫阳气浮越于外，此为阴盛格阳，因此选 D。

22. 与内湿证的形成关系最密切的脏腑是

A. 肝　　B. 心　　C. 脾　　D. 肺　　E. 肾

〔答案〕C

〔考点分析〕湿浊内生的形成，多因素体阳虚痰湿过盛，或因恣食生冷，过食肥甘，内伤脾胃，致使脾阳不振或脾气虚损，失其健运之职，不能为胃行其津液，津液的输布代谢发生障碍所致。于是，水液不化，便聚而成湿，停而为痰，留而为饮，或积而成水。因此，脾的运化失职是湿浊内生形成的关键。

23. 机体阳气不足最多涉及的脏腑是

A. 心肾　　B. 肺脾　　C. 脾肾　　D. 脾肝　　E. 心脾

〔答案〕C

〔考点分析〕阳气不足，一般以脾肾阳虚为主。

24. 下列阳虚证中，病情最重的是

A. 肾阳虚　　B. 心阳虚　　C. 胃阳虚　　D. 脾阳虚　　E. 以上均非

〔答案〕A

〔考点分析〕肾阳为诸阳之本，因此如果肾阳虚，则说明阳虚的病情已很严重。

25. 所谓"寒从中生"是指

A. 外感寒邪，影响脏腑功能　　B. 寒邪直中脏腑

C. 阳气虚、温煦功能减退　　D. 恣食生冷，内脏受寒

E. 寒邪从肌表而入，渐侵脏腑

〔答案〕C

〔考点分析〕"寒从中生"属内生五邪之一，是由于机体阳气虚损，温煦功能减退所致，故应选C。

26. 下列各项，不属于内生"五邪"的是

A. 风气内动　　B. 寒邪直中　　C. 湿浊内生

D. 津伤化燥　　E. 火热内生

〔答案〕B

〔考点分析〕所谓"内生五邪"是指由于气血津液和脏腑等生理功能异常，而产生的类似风、寒、湿、燥、火六淫外邪致病的病理现象，包括风气内动、寒从中生、湿浊内生、津伤化燥和火热内生五种。而"寒邪直中"属外感六淫之寒邪直接伤及脏腑的病证，故应选B。

27. 寒从中生，与哪两个脏腑功能失调关系最密切

A. 心、肺　　B. 心、肾　　C. 脾、肾　　D. 肝、肾　　E. 心、脾

〔答案〕C

〔考点分析〕寒从中生，又称"内寒"，是指阳气不足，温煦功能减退的病理状态。脾为后天之本，脾阳能达于四肢、肌肉；肾阳为全身阳气的根本，能温煦全身各脏腑组织器官。故寒从中生主要与脾肾二脏功能失调有关。故应选择 C。

28. 内燥病变最容易发生的脏腑是
    A. 肺、胃、三焦　　　B. 胃、肾、三焦　　　C. 肝、胃、大肠
    D. 肺、胃、大肠　　　E. 肺、脾、肾
    〔答案〕D
    〔考点分析〕内燥，即津伤化燥，是指津液不足，脏腑器官孔窍失其濡润的病理状态。内燥病变可发生于任何脏腑组织，但以肺、胃、大肠为多见，肺居五脏之高位，称之为娇脏，肺燥失润，则干咳少痰或痰黏。胃主受纳腐熟，喜润恶燥，胃燥则消化异常。大肠主津，传导变化粪便。大肠液亏，则便秘等。故应选择 D。

29. "火热内生"的发生原因，下列哪一项不确切
    A. 精神刺激，使气机郁结，郁久化热
    B. 精亏液少，阴虚阳亢，虚热虚火内生
    C. 痰饮、瘀血等郁而化火
    D. 食积郁而化火
    E. 火热邪气侵及人体
    〔答案〕E
    〔考点分析〕"火热内生"是指由于阳盛有余，或阴虚阳亢，或由于气血的郁滞，或由于病邪的郁结，而产生的火热内扰机能亢奋的病理状态。属"内生五邪"的内容。而火热邪气伤人则属于外感六淫致病，不属于内生之火，故应选 E。

30. 胃热的病机，下列哪项是不正确的
    A. 胃火上炎，胃气上逆则口臭　　　B. 胃热气机不畅，则胃脘疼痛
    C. 热盛伤津，故口干、大便干　　　D. 胃热则腐熟功能减退
    E. 胃火循经上冲，牙龈肿痛出血
    〔答案〕D
    〔考点分析〕胃热则腐熟功能亢奋，消谷善饥，身体消瘦，故腐熟功能减退是错误的，应选 D。

31. 肝血亏损的病机，下列哪项不够确切
    A. 阳气亢逆于上，耳鸣头晕　　　B. 肝血不足，月经量少
    C. 血虚不能上荣，两目干涩　　　D. 血虚筋脉失养，肢体麻木
    E. 血虚化燥生风，肌肤瘙痒
    〔答案〕A

〔考点分析〕肝血亏损的主要病机是血虚不能濡养脏腑组织器官而出现多种病证，如本题 B、C、D、E 各条。而阳气亢逆于上，则多在肝肾阴虚、阴不制阳时发生，所以血虚一般不见阳气亢逆之证。故应选 A。

B 型题

答题说明：A、B、C、D、E 是备选答案，用数字标明的则是考题。回答时应注意：如考题只与答案 A 有关，则应在题后注明是 A，如考题只与答案 B 有关，则应在题后注明是 B，依此类推，每一道考题只能选择一个备选答案，但每一个备选答案可被几道题重复选用。

　　A. 阴盛则寒　　　B. 阴损及阳　　　C. 阳虚则寒
　　D. 阴盛格阳　　　E. 阳盛格阴

1. 邪热内盛，反见寒象的病机是
2. 阴寒内盛，反见热象的病机是
　　〔答案〕1. E　　2. D
　　〔考点分析〕在病变过程中阴或阳的一方偏盛至极，或阴和阳的一方极端虚弱，双方盛衰悬殊，盛者壅遏于内，将虚弱、不足的一方排斥格拒于外，迫使阴阳之间不相维系，从而出现真寒假热或真热假寒的复杂病理现象，即阴阳格拒。故 1 应选择 E，2 应选择 D。

　　A. 元气耗损，脏腑功能减退，抗病力下降
　　B. 气机不畅，流通受阻，脏腑经络功能障碍
　　C. 气机升降失常，脏腑之气上冲
　　D. 气虚升举无力，脏腑位置下移
　　E. 气的出入异常，或为闭阻，或为外散

3. 气滞病机，主要是指
4. 气闭、气脱病机，是指
　　〔答案〕3. B　　4. E
　　〔考点分析〕3. 气滞，即气机郁滞不畅，气的流行受阻，从而导致某些脏腑、经络功能障碍。故应选 B。4. 气闭或气脱都是以气的出入异常为主的病理状态。气闭以气的外出受阻，而闭郁于内为特点。气脱则以气不内守而外散为特征。故应选 E。

　　A. 咳逆上气　　　B. 恶心呕吐　　　　C. 头晕目眩、耳鸣
　　D. 胃脘疼痛　　　E. 脘腹有重坠感

5. 中气不足，可引起
6. 胃气上逆，可引起

〔答案〕5. C 6. B

〔考点分析〕5. 中气不足即脾气虚，脾气虚则升清功能减弱，影响及胃的降浊，以致升清降浊失司，则上可见头目眩晕，中可见脘腹胀闷，下可见便溏泄泻等症。故应选C。6. 胃气不降，食不下行，其气上逆，则可发为脘腹胀痛，或恶心呕吐，或嗳气呃逆等症。故应选择B。

A. 实热证　　　B. 虚寒证　　　　　C. 实寒证
D. 虚热证　　　E. 阴阳两虚证

7. 阴气偏胜反映于临床上的证候是

8. 阴阳互损反映于临床上的证候是

〔答案〕7. C 8. E

〔考点分析〕7. 阴盛则寒，是实寒证，故应选C。8. 阴阳互损则导致阴阳两虚证，故应选择E。

A. 咳嗽，喘息　　　　　B. 恶心呕吐，呃逆，嗳气　　　C. 胀闷疼痛
D. 头痛眩晕，昏厥，呕血　　　E. 以上均非

9. "肺气上逆"的临床症状是

10. "胃气上逆"的临床症状是

〔答案〕9. A 10. B

〔考点分析〕9. 肺气失宣或肺失肃降，均可导致肺气上逆，肺气上逆则咳逆、气喘，故应选A。10. 胃气不降，食不下行，其气上逆，则可发为脘腹胀痛，或恶心呕吐，或嗳气呃逆等症，故应选择B。

A. 少气懒言，倦怠乏力，头目眩晕
B. 二便失禁，骨瘦痿厥，遗精
C. 头痛眩晕，昏厥，呕血
D. 少气懒言，大便溏泄，腹部坠胀感，脱肛
E. 纳呆，脘腹胀满，大便涩滞不畅

11. 气陷证临床可见

12. 气逆证临床可见

〔答案〕11. A 12. C

〔考点分析〕11. 气陷可分为"上气不足"与"中气下陷"两种。"中气下陷"：则指脾气虚损，升举无力对脏腑维系升举之力减弱，内脏器官位置相对下移，可形成胃下垂、肾下垂、子宫脱垂、脱肛等病证。而且脾气虚陷，可致清浊升降失调，清阳不升、浊气不降，故可并见少腹胀满重坠，便意频频之症。故选B。12. 气逆多见于肺、胃和肝等脏腑病变。肝为刚脏，主动主升，其气易亢易逆，肝气上逆，则可致血随气逆，或为咯血、吐血，甚则壅遏清窍而发作昏厥。故选C。

X 型题

答题说明：每道考题都有 A、B、C、D、E 五个备选答案，从中选择 2 个或 2 个以上答案。

1. 外环境与发病与哪些因素有关
   A. 地域因素　　　　B. 气候因素　　C. 先天禀赋，体质较弱
   D. 生活、工作环境　　E. 精神状态
   〔答案〕A B D
   〔考点分析〕人生活的外部环境与人体发病密切相关：最明显的是气候的异常变化，其次是地域与生活、工作环境。而先天禀赋、体质较弱及精神状态与发病的关系也很密切，但它们都不属于外环境所包括内容。

2. 造成亡阳病理状态的主要因素是
   A. 邪盛正衰，正不敌邪　　B. 过用汗法或汗出过多
   C. 素体阳虚，疲劳过度　　D. 寒湿之邪伤阳
   E. 虚阳外越
   〔答案〕A B C E
   〔考点分析〕亡阳，是指机体的阳气突然性脱失，而致全身机能突然严重衰竭的一种病理状态。病变属于虚证。寒湿之邪属阴易伤阳气，不属于阳气的脱失，故选 A、B、C、E。

3. 下列各项，属阴偏衰病机的是
   A. 阳气相对亢盛　　B. 滋养、宁静功能减退　　C. 精血津液不足
   D. 阳热偏盛而伤阴　　E. 阳气相对不足
   〔答案〕A B C
   〔考点分析〕阴偏衰，是指机体精、血、津液等物质亏耗，以及阴不制阳，导致阳相对亢盛，机能虚性亢奋的病理状态，其本质是阴虚。阳热偏盛伤阴，是以阳热盛为病的主要矛盾。故本题选 A、B、C。

4. "心肾不交"的主要机理是
   A. 心阴不能下降于肾　　B. 心阳不能下交于肾　　C. 肾阳不能上济于心
   D. 肾阴不能上济于心　　E. 心肾阳气不足
   〔答案〕B D
   〔考点分析〕从阴阳、水火升降理论来说，位于下者，以上升为顺；位于上者，以下降为和。心在五行属火，位居于上而属阳；肾在五行属水，位居于下而属阴。故选 B、D。

5. 胃的功能失调病机，主要指的是

　　A. 受纳障碍　　　B. 腐熟水谷功能异常　　　C. 和降失职

　　D. 胃气上逆　　　E. 运化失常

　〔答案〕A B C D

　〔考点分析〕此题应从胃的生理功能上考虑。胃为"水谷之海"主受纳饮食物和腐熟水谷，而以降为和。E 为脾的功能失常的病机。因此本题应选 A、B、C、D。

6. 脾气虚损病机，主要指的是

　　A. 升清作用减弱，升降失司　　　B. 运化无权，纳食不化

　　C. 健运失职，气血生化无源　　　D. 统摄无权，血溢脉外而出血

　　E. 疏泄失常，气机阻滞

　〔答案〕A B C D

　〔考点分析〕脾的主要生理功能是运化、升清、主统血。脾气具有运化水谷精微，将水谷之精气上输于心、肺、头目，通过心肺的作用化生气血，以营养全身，并统摄血液在脉中运行的功能特性。而 E 为肝失疏泄的病机，故脾气虚损应选 A、B、C、D

问答题

1. 为什么说病机学说是中医基础理论中的重要组成部分？

　　病机指的是疾病发生、发展及变化的机理。病机学说指的是研究和探讨疾病发生、发展变化及转归的基本规律的学说，它主要论述人体对各类致病因素所产生反应的过程和变化的规律。中医的病机学说，总的原则是在朴素的唯物辩证法思想指导下，以脏腑功能失常和邪气侵犯来解释所产生的病证，是中医临床分析疾病，认识疾病的本质所不可缺少的理论。因此，病机学说是中医基础理论的重要组成部分。中医病机学的内容，主要包括邪正盛衰，阴阳失调，气血失常，津液代谢失常，内生五邪，经络病机，脏腑病机方面的内容。

2. 如何理解"精气夺则虚"？

　　"虚"是指正气不足，是以正气虚损为矛盾主要方面的一种病理反应。正如《素问·通评虚实论》所说："精气夺则虚"，其形成原因及病理机转，多见于大病，久病，体内精气消耗，或大汗，吐泻，大出血等体内气血津液损伤，脏腑功能减弱，导致正气虚弱，抗病能力低下，表现出正气对致病邪气的斗争无力，难以出现颇为剧烈的病理反应。所以，临床证候上，常出现一系列的虚弱、衰退现象。表现为神疲体倦，心悸气短，自汗，盗汗，面容憔悴，或五心烦热，或畏寒肢冷，脉虚无力等虚象，故称为"虚证"。

3. 如何理解"邪气盛则实"？

"实"是指邪气亢盛，以邪气盛为矛盾主要方面的一种病理反应。正如《素问·通评虚实论》所说；"邪气盛则实"，其形成原因及病理机转，多见于外感六淫致病的初期和中期，或因痰、食、火、血等留滞于体内而引起。由于致病邪气和机体的抗病能力都比较强，或是邪气虽盛，正气尚未虚衰，抗邪有力。因而正邪斗争剧烈，反应明显，表现出一系列反应剧烈、邪气有余的病理反应。临床上常见到高热，狂躁，声高气粗，腹痛拒按，二便不通，脉实有力等亢盛之象，故称为"实"。

4. 虚实错杂形成的原因是什么？

虚实错杂，是指在患病机体中，正气不足和邪气留滞两个方面病理反应同时存在的状态。其形成原因，多数是正气虚弱，复感外邪，形成脏腑功能衰减，痰、食、血、水留滞体内而为病，或疾病失治、误治损伤正气而成为虚实错杂的病理状态。虚实错杂包括虚中夹实，实中夹虚，虚实并存三种情况。

5. 虚实转化包括哪两种病理类型？

虚实转化，是指虚实两种不同性质的病理反应之间的转化。主要包括由实转虚和因虚致实两种病理机制。一般来说，由实转虚，主要指病本属实，但因失治、误治等原因，使病程迁延，虽然邪气渐进，但正气已受损伤，因而转化成以虚为主要方面的病理反应。因虚致实，见于正气虚弱，脏腑功能低下，致使气、血、水等运行代谢失常，从而形成病理产物而致病。例如痰、食、瘀血等邪实留滞。其病本属虚，又有实邪停滞，故称因虚致实。

6. 虚实真假是如何发生的？

虚实真假，是指虚实两种本质不同的病理反应，在特殊情况下，才出现虚实真假的病理表现。如因实邪阻滞于内，病本属实，但因气血不能畅达于外，故表现出精神萎靡，默默不语，脉沉等假虚之象，此称为"真实假虚"。若脏腑功能不足，气血亏虚，运化无力，病本属虚，但也可出现假实之象，脘腹胀满，疼痛，脉弦等，此称为"真虚假实"因此，在病机分析中，必须把握住疾病虚实变化的本质，透过假象看清本质，才能不被假象所迷惑。

7. 为什么说阴阳失调是疾病的基本病机之一？

阴阳失调，即是阴阳失去协调平衡的简称。具体来说是机体在各种致病因素的作用下，使阴阳消长平衡遭到破坏，从而形成阴阳偏盛、阴阳偏衰等一系列阴阳失调的病理状态。阴阳之间的对立统一，平衡协调关系，是维持人体正常生命活动的根本。而人体各脏腑组织、经络、气血等生理活动的失常，以及各种致病因素作用于人体，所导致的各种病理变化，都是阴阳失调的具体体现。所以，阴阳失调，既是用以说明疾病发生发展及变化的内在依据和对人体各种病变性质的高度概括，也是疾病的基本病机之一。阴阳失调的病理变化概括起来可分为阴阳偏盛、阴阳偏衰、阴阳互损、阴阳格柜，以及阴阳的亡失等内容。

8. 简述阴阳失调的类型有哪些？

阴阳偏盛：即当阴阳属性不同的邪气侵犯人体，使机体的阴阳相对平衡遭到破坏，形成以阴偏盛或阳偏盛为主要矛盾的病理反应。即"阴盛则寒""阴盛则阳病""阳盛则热"，"阳盛则阴病"。阴阳偏衰：即由于体内的阴液不足，或阳气衰退，导致阴阳相互对立制约的关系异常，形成以阴虚阳亢或阳虚阴盛为特点的病理反应，即"阴虚则热"，"阳虚则寒"。阴阳互损：主要是指阴或阳任何一方虚损不足的前提下，病变逐渐影响到相对一方，形成阴阳两虚的病理反应。即"阴损及阳"，"阳损及阴"。阴阳格拒：是阴阳失调中较为特殊的一类病理变化，主要是由于阴或阳的某一方偏盛至极，将对方排斥格拒于外，形成阴阳之间不相维系的病理状态，即"格阳""格阴"。阴阳亡失；即由于机体的阴液或阳气突然大量耗散，从而导致生命垂危的一种病理状态。即"亡阴""亡阳"。

9. 简述气血失常的病机内容哪些？

气血失常，是指气或血的不足和各自生理功能的异常，以及气和血互根互用关系失常等病理状态。气血失常包括气的失常、血的失常，以及气血互根互用功能失调三个方面的内容。气的失常，主要包括气虚和气机失调两个方面。气虚主要是由于气的生化不足或耗散太过，致使气虚损不足而引起机能活动衰退等一系列病理变化。气机失调，主要是由于气的升降出入异常而引起多种病症的病理变化，包括气滞、气逆、气闭、气陷等气的运动失常。血的失常，主要包括血虚，血瘀，血热三种病理状态。血虚，主要是指血液不足、濡养功能减退的病理状态。血热，是指血分有热，血行加速的病理变化。血瘀，主要指血液运行迟缓或不流畅的病理状态。气和血互根互用关系失调，包括气滞血瘀、气不摄血、气随血脱、气血两虚和气血不荣经脉五个方面的病理变化。

10. 脏腑病理在病机学说中的地位如何？

脏腑病机，是指疾病在其发生、发展过程中，脏腑的正常生理功能失调形成疾病的机理。任何疾病，无论是内伤，还是外感，都将影响到脏腑的生理活动，使各脏腑的气血、阴阳失调，以及相互协调功能的紊乱。脏腑病机在病机中占有十分重要的地位。脏腑病机，原则上包括两大方面，即各脏腑生理功能太过不及，使协调关系失调，以及脏腑本身气血、阴阳失调，脏腑病机以后者为主要内容。例如，五脏的阴阳、气血失调、六腑的功能失调，以及奇恒之腑的功能失调等。在五脏失调病机中，还包括常见症状及其发生机理等内容。

11. 脏腑升降关系失常导致的常见病理变化有哪些？

脾胃是升降的枢纽，肾是升清降浊的动力，肺之宣降，肝之藏泄；肺气肃降，肝气升发火下降，肾水上升；肺主呼气，肾主纳气，无不配合脾胃完成升降运动，以保证新陈代谢的正常进行。因此升降失常主要用以解释脏腑病机。例如；胃气不降引起吐、呕、哕、呃、噫。肺气不降引起咳喘气逆。肝气不升引起气郁胁胀。脾气不升引起眩晕、耳聋、目障、下利脱肛。肾气不纳引起喘息气短，行动为甚。心肾不交引起心烦失眠、遗精腰疲。腑气不通引起便秘。湿热下迫大肠引起热泻热痢。湿热下注膀胱引起尿短赤涩痛。气虚下陷引起二便失禁。

12. 如何理解"谨守病机，各司其属"？

"谨守病机，各司其属"，是说要谨慎地审察和掌握疾病的机理，找了各种病证的归属，即证候与病机的内在联系。"病机十九条"是"谨守病机，各司其属"的典范，其采用的主要方法是：①以脏腑为纲，找出有关病证与脏腑的内在联系。如属于五脏病机的五条，以及属于上下部位的两条，便属于此类。②以六气为纲，找出有关病证与六气的内在联系。如属于风寒湿的三条，以及属于热的四条和属于火的五条，均属这类。

13. 为什么要"审察病机，无失气宜"？

"审察病机，无失气宜"，意思是说要仔细深入地审察疾病的病变机理，治疗时不要违背六气主时的规律。这两句话强调了"病机""气宜"在辨证和治疗中的重要性。"病机"是疾病产生和变化的根本所在，是临床施治的主要依据，所以诊治疾病时必须仔细审察并掌握疾病的病机。"气宜"谓六气主时的规律，它对疾病具有重要的影响，是临床施治的依据之一，所以诊治疾病时又不能违背六气的规律。正如张介宾说："病随气动。必察其机，治之得其要，是无失气宜也。"

14. 如何理解"得其机要，则动小而功大，用浅而功深"？

王冰这句话是说明掌握病机的重要性。意思是得到了处理事物的关键或要领，则可能花费很小的劳动而获得很大的功绩，虽然只作用在浅表，却可以在很深的内部收到功效。许多事物，往往是由各种矛盾错综复杂地交织在一起，但其中必有一种主要矛盾起决定性作用，抓住了这一主要矛盾，一切问题就可迎刃而解，这个主要矛盾就是解决问题的关键，即是"机要"。治病要掌握病因病机，才能了解疾病的本质，这就是得其机要。例如，无论疾病多么复杂，只要能从邪正斗争，阴阳失调，升降失常等几方面去探索其主要矛盾，就能得到要领，抓住机要，这是普遍的一般规律。然后还要注意从一般到个别，对具体事物做具体分析，才能解决具体问题。

15. 如何理解《素问·调经论》所说的"阳虚则外寒"？

"阳虚则外寒"，按经文本意理解，是因寒邪犯表，阻遏卫阳之气，使卫气不能达于肌表，在表的卫阳不足，致使寒邪独留体表而产生外寒，出现寒栗的症状。这种寒并非虚寒，实为外感寒邪早期，出现表证的恶寒。另一种理解是从阴阳学说的观点来看，阳气是卫外而为固的，今阳虚不足，卫阳亦虚，故体表失于温煦而形寒肢冷。这里的"外"是指阳主外，与病因辨证的外寒和八纲辨证的表寒都不是同一个含义。按现代临床应用的概念，是阳虚生内寒，阴盛生外寒，这里的"内""外"是病因辨证讲的"内""外"，内寒即八纲辨证的虚寒，外寒往往是实寒。

16. 如何理解《素问·调经论》所说的"阴虚则内热"？

"阴虚则内热"，按经文原意是因劳倦太过，损伤脾气，致清阳不升，浊阴不降，谷气留而不行，郁久化热，熏蒸于胸中，所以内热。此种内热实际上是脾气虚而发热，脾属阴，故称脾虚为阴虚。李东垣所说的"气虚发热"，就是指此种情况。为避免概念混乱，现在临床上把这种情况称为"气虚发热"，当然也属于病因辨证里的内热，在八纲辨证就是里热。在临床上所谓的阴虚发热，是指心、肺、胃、肝、肾等阴液不足，阴不敛阳而相对阳盛，虚火内生，这种阴虚发热当然是内热，也是里热。而《黄帝内经》原文所说的"内"字是指阴主内的意思，并非指病因辨证的"内"和八纲辨证的"里"，只是此处暗合而已。

17. 如何理解《素问·调经论》所说的"阳盛则外热"？

"阳盛则外热"，按经文理解是由于上焦不通，腠理闭塞，卫气郁遏而致发热。这种发热实际上是指寒邪束裹之发热，是"阳虚则外寒"的进一步发展，邪正相争而发热，仍属表寒证或寒邪将入里化热，在病因辨证属外寒或外热。现在临床上所说是"阳盛则热"，指感受暑热等阳邪所引起的实证，包括了表热和里热，在病因辨证是属于实火。

18. 如何理解《素问·调经论》所说的"阴盛则内寒"？

"阴盛则内寒"，经文原意是因寒气积于胸中，致使血脉凝涩不畅，久则损伤阳气，而产生内寒。这种内寒实际上是寒积胸中的里寒证，因为阴主内，所以叫内寒。为避免概念混乱，现代临床上认为"阴盛则寒"，是寒邪等阴邪过盛，损伤了阳气，以致失于温煦而生寒，是实证，一般属于外寒，在八纲辨证中，可以是表寒，也可以是里寒。

第七章 预防与治则

【目的要求】

1. 熟悉养生的基本原则和主要方法。
2. 了解预防的基本内容。
3. 了解治则的概念，治则与治法的关系。
4. 掌握正治与反治的含义及其适应范围。
5. 掌握标和本的含义，治病必求于本的重要意义，治标与治本的运用方法及其适应围。
6. 掌握扶正与祛邪的基本概念、适应范围及其应用原则和方法。
7. 掌握因时制宜、因地制宜、因人制宜的含义及其运用。

【学习纲要】

第一节 预防

预防，预先采取一定的措施，防治疾病的发生、发展。

"治未病"：未病先防，既病防变。

一、未病先防

（一）提高正气

1. 起居有常
   可保持脏腑机能的协调与平衡，有利于提高人体的正气，防止疾病的发生。

2. 加强锻炼
   生命在于运动，经常锻炼身体可以提高心、肺机能，促进血脉流通，增强人体正气，防止疾病发生。

3. 调摄精神
   稳定的精神心理状态有利于保持脏腑机能的协调与平衡，提高人体正气，防止疾病发生。

4. 药物预防，人工免疫

（二）防止病邪的侵害

对于某些致病力强的邪气，如温疫邪气应避免接触，防止发病。

二、既病防变

如"见肝之病，知肝传脾，当先实脾"。

第二节　治则

治则：治疗疾病的法则——总的原则。

治法：治疗疾病的方法——具体方法。

一、扶正与祛邪

（一）扶正：扶助正气，适用于虚证。"虚则补之"

（二）祛邪：祛除病邪，适用于实证。"实则泻之"

（三）扶正与祛邪兼用：适用于虚实夹杂证，但应分清主次。

（四）先祛邪后扶正

适用于实中夹虚的某些病证。

如实热伤津的病证，先清泻实热，后养阴生津。

（五）先扶正后祛邪

适用于以虚为主，虚中夹实的病证。

如正气大伤的虫积证。先扶正固本，继以泻下驱虫。

二、标本缓急

本：本义为根，引申为根本、本质。

标：本义为末端，引申为表象，现象。

1. 急则治其标：当标病紧急，为矛盾主要方面时，应先治其标病。

2. 缓则治其本：当病势徐缓，应重在治疗本病。

3. 标本兼治：当标病、本病并重，难以分清主次时，应标本兼治。

三、正治、反治

1. 正治（逆治）：逆其证候性质而治的法则。

主要治法：寒者热之，热者寒之，虚则补之，实则泻之。

2. 反治（从治）：顺从疾病假象而治的治则。

➤ 寒因寒用：真热假寒证，用寒凉药。

➤ 热因热用：真寒假热证，用温热药。

➤ 通因通用：具有通泻症状的实证用泻法。

➤ 塞因塞用：真虚假实证用补法。

四、调整阴阳

1. 损其有余：适用于阴阳偏盛。

➤ 阳盛则热——实热：清热-热者寒之。

➢ 阴盛则寒——实寒：祛寒－寒者热之。

2. 补其不足：适用于阴阳偏衰。

➢ 阴虚则热——补阴（以抑阳）：阳病治阴。"壮水之主，以制阳光。"

➢ 阳虚则寒——补阳（以抑阴）：阴病治阳。"益火之源，以消阴翳。"

➢ 阴中求阳：适用于阳虚。补阳为主，兼以补阴。

➢ 阳中求阴：适用于阴虚。补阴为主，兼以补阳。

五、调理气血

1. 气病治血

如气脱：止血以固气。

2. 血病治气

血虚：补血为主，兼以补气——气能生血。

血瘀：活血化瘀，兼以调气——气能行血。

六、调整脏腑

1. 间接补泻

虚则补其母；实则泻其子。

脏实者，泻腑；腑实者，补脏。

2. 外病内治

如口舌生疮，治以清泻心火。

七、三因制宜

1. 因时制宜：根据季节、气候特点制定治则、治法。

如"用寒远寒，用凉远凉，用温远温，用热远热"，即寒凉季节慎用寒凉药，温热季节慎用温热药。又如，暑湿季节可适量加入芳香化湿之品。

2. 因地制宜：根据地域特点制定治则、治法。

如同为风寒感冒，治宜辛温解表

南方：多用荆芥、防风。

北方：多用麻黄、桂枝。

3. 因人制宜：根据个体差异制定治则、治法。包括年龄、性别、体质、习惯等。

（1）年龄

老人：阴阳气血俱亏，虽有实证，慎用攻泻，更忌误用。

小儿：脏气娇嫩，易虚易实，慎泻慎补，重在调理，药量宜轻。

（2）性别

女子有经、带、胎、产的特点，妊娠期应注意禁忌证。

（3）体质

阳盛阴虚质：慎用温热药。

阳虚阴盛质：慎用寒凉药。

又如某些药物过敏体质，更应予以注意。

【知识点拨】

1. 治未病
是中医学的预防思想，包括未病先防和既病防变两方面内容。

2. 治病求本
是指治疗疾病时必须寻求出病证的本质，然后针对其本质进行治疗。

3. 正治
指治疗用药的性质、作用趋向逆病证表象而治的一种常用治疗原则，又称为"逆治"。

4. 反治
指所用药物的性质、作用趋向顺从病证的某些表象而治的一种治则，又称为"从治"。

5. 寒因寒用
指用寒凉性质的方药治疗具有假寒现象的病证。

6. 塞因塞用
指用补益的方药治疗具有闭塞不通症状的虚证。

7. 通因通用
指用通利祛邪的方药治疗具有通泄症状的实证。

8. 因人制宜
是根据病人的年龄、性别、体质等不同特点，来制定适宜的治法和方药。

【难点解析】

1. 未病先防的方法与发病原理的关系，以及防止疾病传变。
未病先防，即在疾病尚未发生之前，做好各种必要的预防工作，采取综合的预防措施，以防止疾病的发生。疾病的发生与否，取决于正邪两个方面。因此，未病先防也必须从正邪两个方面着手。（1）增强体质，提高正气的抗邪能力。主要从四个方面提高正气的抗邪能力：①调摄精神。②加强锻炼。③饮食起居有规律。④药物预防及人工免疫。（2）在防止病邪的侵害方面，要着重避免病邪的侵害。

防止疾病的发展与传变，主要有两项措施：（1）早期诊断，将疾病消除在最初阶段，是防止疾病进一步发展、传变，减少正气损伤的有效防治方法之一。（2）根据疾病传变规律，先安未受邪之地，是既病防变法则在具体治疗方法上的体现，用以切断传变途径，控制疾病的传变，减少对机体的损害。

2. 治则、治法、治疗手段的联系与区别。

治则是治疗疾病必须遵循的基本原则。治法是在一定治则指导下，针对具体证候所制订的具体治疗方法。治疗手段是在治法指导下对病证进行治疗的具体技术、方式和途径，如药物、针灸、按摩等。

治法较具体，灵活多样。但治法总是从属于一定的治疗原则，治则与治法同样体现了根据不同性质的矛盾采用不同的方法去解决的法则。

3. "标本"之"本"与"治病求本"之"本"的异同。

"标本"之"本"：标与本是一个相对的概念，包含有多种的含义，可用之说明疾病过程中各种矛盾双方的主次关系。如从正邪双方来说，正是本，邪是标；从病因与症状来分，病因是本，症状是标；从病变所在部位来说，脏腑是本，外部体表是标；从疾病先后来说，旧病是本，新病是标。总的来说，本代表疾病的本质，是主要矛盾；标代表疾病的现象，是次要矛盾。

"治病求本"之"本"：标与本，是临床确定治疗原则的依据。在复杂的疾病中，只有通过对疾病标本的分析，归纳，分清证候矛盾的主次关系，才不会被各种错综复杂的症状所迷惑，才能抓住疾病的本质，为确定治疗的重点和先后次序提供依据，才能有效地指导临床治疗。在治疗疾病时，必须抓住疾病的本质，针对引起疾病的根本原因进行治疗，才能使疾病痊愈。同时，从标与本的关系来看，只有消除了发生疾病的根本原因，标也会随之消失，因此，掌握标本的概念及相互关系，对指导临床辨证论治，有着十分重要的指导意义。

4. 扶正与祛邪的关系及运用。

所谓扶正，是运用补益的方法，扶助正气，增强体质，提高机体抗病能力的治疗方法。扶正，适用于以正气虚为主要矛盾，邪气已不太盛的各种虚损病证，如精、气、血等虚衰不足的病证。

所谓祛邪，是运用泻实的方法，祛除病邪，适用于邪气实为主要矛盾，正气未虚的各种实证。如外感表证、食滞、瘀血等一类实性病证。

扶正与祛邪是两种完全不同的治疗方法，但两者又是相互为用、相辅相成的。扶正是通过增强机体的机能活动，提高抗病能力，从而又能起到战胜病邪，祛邪外出的治疗作用，即"正复邪自祛"之意。祛邪是为了扶正，通过直接消除致病因素，达到保护人体的正气，促进机体及早恢复健康的作用。此即"邪去正自安"之意。因此说扶正即可祛邪，祛邪即可扶正。

临床中，为了使扶正与祛邪两种治疗方法运用准确，灵活，则首先要认真分清正邪双方的消长盛衰变化，依据正邪双方矛盾斗争中所处的位置，确定扶正与祛邪治疗的主次先后。①虚证宜扶正，实证宜祛邪。②应根据邪正盛衰及其在疾病过程中矛盾斗争的地位，决定其运用方式先后与主次。③应注意扶正不留（助）邪，祛邪勿伤正。

5. 阴阳互制的补虚方法和阴阳互济的补虚方法。

补虚即补其不足，亦是调整阴阳法则的具体体现，它是用于阴或阳任何一方虚损不足所致的阴虚病证或阳虚病证，以及阴阳两虚病证的治疗方法。对阴或阳的虚损不足必须采用"虚则补之"的方法，以补其不足，方能使阴阳偏衰的病理状态恢复正常。如阳虚不制阴的虚寒证，当用补阳制阴之法，若伤及肾阳，则应补益肾阳，即"益火之源，以消阴翳"。而阴虚不能制阳的虚热证，当用补阴制阳之法，若伤及肾阴，则应补益肾水，即"壮水之主，以制阳光"。同时，在补其不足时，要根据阴阳互根的关系，在补阴时适当配以补阳药，以达阳中求阴。补阳时，适当配以补阴药，以达阴中求阳，方能生化无穷，相得益彰，收到良好的效果。

【名词解释】

1. 预防
预防是指采取各种预防措施防止疾病的发生或恶化。

2. 疾病预防
疾病的预防，包括未病先防和既病防变两个方面。

3. 增强正气抗邪
健康与先天的因素，饮食，运动以及心理状态都有关系。因此，在所有这些方面都要注意调养，才能保持健康。包括：采取优生优育措施，生活有规律，经常进行体育锻炼，注意心理健康，药物预防和提高人体免疫。

4. 避免邪气侵入
邪气在疾病的形成过程中起着重要的，甚至是决定性的作用。所以，预防措施不仅要提高正气以抗邪，同时也要预防邪气的侵入。

5. 既病防变
若疾病已发生，则应争取早期诊断，早期治疗。以防止疾病的发展与传变。不同的疾病发展的规律大不相同。了解了疾病的特性后，在防治疾病的过程中，一定要掌握疾病发生发展的规律及其传变的途径，从而进行有效的治疗，才能控制其传变。

6. 治则
治则，即治疗疾病的法则。它和具体的治疗方法不同。治疗法则是用以指导治疗方法的总则，而治疗方法则是针对某一具体病症所适用的具体方法。

7. 治病求本
与"标"相反，"本"是指事物的基础或者本质，就像树木的根茎。治病求本就是治病时寻求疾病的根本原因，并针对其根本原因进行治疗。

8. 正治
正治是指逆其证候性质而治的一种常用治疗法则，又称逆治。适用于疾病的现象与本质相一致的病证。具体包括热者寒之、寒者热之、虚者补之、实者泻之等治法。

9. 反治
反治是指顺从疾病的假象而进行治疗，也称为"从治"。它适用于病变的症状和本质不相一致的病证。

10. 热者寒之
热证时机体表现以阳热亢盛、高热为主导的发热症状，治疗以寒凉药物抑制阳亢。

11. 寒者热之
寒证时机体表现以阴寒内盛为主导的恶寒症状，治疗以温热药物约束阴盛。

12. 虚者补之
虚证用补法治之。正气不足之虚证，宜用补法补益其正气。

13. 实者泻之
实证用泻法治疗。

14. 热因热用
热因热用，是指用温热药物治疗真寒假热证的方法。

15. 寒因寒用
寒因寒用，指用寒凉药物治疗真热假寒证的方法。

16. 塞因塞用

塞因塞用，指用补益、固涩药物治疗正气虚损所致闭塞不通病证的方法。

17. 通因通用

通因通用，指用具有通利作用的药物治疗因邪实所致通泄病证的方法。

18. 治病求本

对疾病的治疗时要全面考虑疾病的主次原因和治疗的先后缓急。即：急则治其标，缓则治其本，以及标本兼治的原则。

19. 扶正

扶正，即扶助正气，增强体质，提高机体抗邪能力，通过治疗恢复健康。

20. 祛邪

祛邪，指通过中药及其他治疗方法祛除病邪，达到邪去正复的目的。此法适用于邪盛而正气不虚的病症。

21. 调整阴阳

疾病的发生，从根本上说即是阴阳的相对平衡遭到破坏，出现偏盛偏衰的结果。因此，调整阴阳，补偏救弊，恢复阴阳的相对平衡，促进阴平阳秘，乃是临床治疗的根本法则之一。

22. 损其有余

损其有余，指对于阴阳偏盛导致的阳热亢盛或者阴寒内盛的病症，采取损其有余的方法治之。

23. 补其不足

补其不足，指对于阴虚，阳虚或者阴阳两虚采取补其不足的方法治之。

24. 阳中求阴，阴中求阳

根据中医阴阳互根互用的理论，在补阴时要适当配用补阳药物，此谓知之"阳中求阴"。在补阳时要适当配用补阴药物，此谓知之"阴中求阳"。

25. 因时制宜

因时制宜，指气候的变化对于人体的生理和病理都产生一定影响，因此需要根据不同季节气候特点，来考虑制定适宜的治法与方药。

26. 因地制宜

因地制宜，指根据不同地区的地理特点，来考虑制定适宜的治法与方药。

27. 因人制宜

因人制宜，指根据病人年龄、性别、体质、生活习惯等不同特点，来考虑制定适宜的治法与方药。

【考点练习】

A 型题

答题说明：每道题下面都 A、B、C、D、E 五个备选答案，在答题时，只允许从中选择一个最合适的答案。

1. "寒者热之"的治法所属的是

A. 反佐法　　B. 正治法　　C. 反治法　　D. 从治法　　E. 扶正法

〔答案〕B

〔考点分析〕"正治法"是逆其证候性质而治的一种常用治法，主要包括"热者寒之""寒者热之""虚则补之""实则泻之"，故本题应选 B。

2. 证见伤食泄泻，采用的治法是

A. 通因通用　　B. 塞因塞用　　　　　C. 缓则治其本

D. 补泻并用　　E. 先祛邪，后扶正

〔答案〕A

〔考点分析〕伤食泄泻，属于实性泄泻范围，是人体的保护性反应，对于这种泄泻，应因势利导，采用通下之法，将饮食积滞排出体外，故应选 A。

3. 所谓"从治"指的是

A. 寒者热之　　B. 实者泻之　　　C. 热者寒之

D. 虚者补之　　E. 以上都不是

〔答案〕E

〔考点分析〕所谓"从治"是顺从疾病假象而治的一种治疗方法，即"反治"法。主要包括"热因热用""寒因寒用""塞因塞用""通因通用"。故以上都不是，应选 E。

4. 应用扶正祛邪的基本原则是

A. 先扶正，后祛邪　　　　　B. 先祛邪，后扶正

C. 扶正不留邪，祛邪而不伤正　　D. 扶正与祛邪并用

E. 以扶正为主，兼以祛邪

〔答案〕C

〔考点分析〕扶正祛邪属中医治则之一。扶正多用补法，祛邪多用攻法，扶正常

有留邪之弊，攻邪常有伤正之虞，故使用扶正祛邪法的基本原则是扶正不留邪，祛邪而不伤正，故应选 C。

5. "用热远热，用寒远寒"指治疗用药应注意的是
　A. 因人制宜　　　B. 因地制宜　　　C. 因时制宜　　　D. 治标　　　E. 标本同治
　〔答案〕C
　〔考点分析〕治疗疾病，应根据不同季节气候特点来选择处方用药，即因时制宜。春夏季节，阳气偏盛，腠理开泄，故施用辛温发散药物应避开炎热之季；秋冬季节，气候寒凉，此时应慎用寒凉药物，以防伤阳。故应选 C。

6. "阴病治阳"的病理基础是
　A. 阴盛　　　B. 阳盛　　　C. 阳虚　　　D. 阴虚　　　E. 阴阳两虚
　〔答案〕C
　〔考点分析〕对阳虚出现的虚寒证，采用补阳的方法治疗，称之为"阴病治阳"或"益火之源，以消阴翳"，故应选 C。

7. "阳病治阴"适用的是
　A. 阳偏盛　　　B. 阴偏盛　　　C. 阳偏衰　　　D. 阴偏衰　　　E. 阴阳两虚
　〔答案〕D
　〔考点分析〕对阴虚出现的虚热证，采用滋阴的方法治疗，称之为"阳病治阴"或"壮水之主，以制阳光"，故应选择 D。

8. 治疗阴虚证时，以补阴药为主，适当配以补阳药的治法是
　A. 阴中求阳　　　B. 阳中求阴　　　C. 阴病治阳
　D. 阳病治阴　　　E. 平补阴阳
　〔答案〕A
　〔考点分析〕治疗阴偏衰时，在滋阴药剂中适当佐以助阳药，使"阴得阳升而泉源不竭"，即阴中求阳，故应选 A。

9. 下列哪项不属于在"扶正"治则指导下确定的治法是
　A. 发汗　　　B. 滋阴　　　C. 养血　　　D. 益气　　　E. 扶阳
　〔答案〕A
　〔考点分析〕发汗为驱邪的治法之一，故应选 A。

B 型题

答题说明：A、B、C、D、E 是备选答案，用数字标明的则是考题。回答时应注意：如考题只与答案 A 有关，则应在题后注明是 A，如考题只与答案 B 有关，则应在题后注明是 B，依此类推，每一道考题只能选择一个备选答案，但每一个备选答案可被几道题重复选用。

A. 急则治其标　　 B. 缓则治其本　　 C. 标本同治

D. 先扶正后祛邪　　 E. 先祛邪后扶正

1. 气虚感冒患者，宜选用的治则是
2. 二便不利宜选用的治则是

〔答案〕1. C　2. A

〔考点分析〕素体气虚，复感外邪，单纯解表则更伤其气，单纯益气则表邪不解，必须益气解表，标本兼治，故 1 选 C。大小便不利应先治其标，再治本病，故 2 选 A。

A. 急则治标　　 B. 缓则治本　　 C. 逆治　　 D. 从治　　 E. 扶正

3. 寒病见寒象，应用
4. 寒病见热象，应用

〔答案〕3. C　4. D

〔考点分析〕3. 临床上大多数疾病的表现与疾病的本质是一致的，即热病见热象，寒病见寒象，虚病见虚象，实病见实象；治疗时，应采用逆其证候而治的方法，即逆治法。故应选 C。4. 临床上有些疾病的表现与本质不相一致，即出现某些假象，治疗这类疾病时，应采用从治法，即顺从疾病的假象而治。故应选 D。

A. 因人制宜　　 B. 因时制宜　　 C. 因地制宜

D. 治病求本　　 E. 祛除邪气

5. 痰涎壅塞的治疗原则是
6. 里热极盛，反见四肢发凉，其治疗原则是

〔答案〕5. E　6. D

〔考点分析〕5. 祛邪适用于以邪实为主，而正气未衰的病证。如痰湿壅塞者宜用攻法，祛除痰涎，使邪去正安。因此，正确答案应选 E。6. 里热盛极，阳盛格阴，形成内真热、外假寒之证，即在内真热的基础上反见四肢厥冷等寒象。因为热极盛是疾病的本质，故须用寒凉药物治其真热，即"治病求本"。故应选 D。

A. 扶正　　　　　 B. 祛邪　　　　　 C. 扶正祛邪

D. 先扶正后祛邪　　 E. 先祛邪后扶正

7. 邪实为主而正气未衰者，治宜

8. 正虚邪实而正虚为主者，治宜

〔答案〕7. E　8. D

〔考点分析〕7. 先祛邪后扶正，适用于邪盛正虚，急需祛邪，而正气虽虚但耐攻伐的病证。故应选择 E。8. 先扶正后祛邪，适用于正虚邪实，而正气虚损已到了严重程度的病证。故应选择 D。

A. 塞因塞用　　B. 通因通用　　C. 寒者热之

D. 热者寒之　　E. 标本兼治

9. 妇女因血虚而致月经闭止，应用的治法是

10. 湿热痢疾初期，出现腹痛，便脓血，里急后重。应采用的治法是

〔答案〕9. A　10. B

〔考点分析〕9. 塞因塞用即是用具有补益功用的方药治疗闭塞不通的虚证，即以补开塞。第一题，妇女的月经闭止乃是因为精血的亏虚，由于其本质为虚，闭经由虚所致，因此可按照塞因塞用的法则治疗。故应选 A。10. 通因通用即是用具有泻下通利功用的方药治疗具有通泻下利症状的实证，即以通治通。第二题，虽然出现了通利症状，但并不是正气虚弱，无力固摄，而是由于实邪阻滞气机，气化传导失司所致，由湿热所为，故可以应用通因通用的方法治疗。故应选择 B。

A. 治标　　B. 正治　　C. 反治　　D. 补其偏衰　　E. 因人制宜

11. "寒者热之"属于

12. "热因热用"属于

〔答案〕11. B　12. C

〔考点分析〕11. 正治，是逆其病证性质而治的一种常用治则，又称为逆治。包括"寒者热之""热者寒之""虚则补之""实则泻之"，故应选择 B。12. 反治，是顺从病证性质表现的假象而治的一种治则，又称为"从治"。包括"热因热用""寒因寒用""通因通用""塞因塞用"，故应选 C。

A. 因人制宜　　B. 因时制宜　　C. 因地制宜

D. 审因论治　　E. 标本兼治

13. 结合病人年龄、性别、体质、生活习惯等不同特点考虑治法方药的是

14. 结合不同季节气候特点考虑治法方药的是

〔答案〕13. A　14. B

〔考点分析〕13. 因人制宜，是根据病人年龄、性别、体质等不同特点，来考虑治疗用药的一个原则，因此选 A。14. 因时制宜，是根据不同时间节律变化和不同季节气候特点，考虑治疗用药的一个原则，因此选 B。

A. 未病先防　　B. 既病防变　　C. 治疗原则

D. 治疗方法　　E. 治病求本

15. 调摄精神和锻炼身体以提高正气的抗邪能力的是

16. 药物预防及人工免疫，所指的是

〔答案〕15. A　16. A

〔考点分析〕15. 16. 未病先防，是指在疾病未发生之前，采取各种措施，防止疾病的发生。此两题都符合未病先防，故均选A。

X 型题

答题说明：每道考题都有A、B、C、D、E五个备选答案，从中选择2个或2个以上答案。

1. 属于正治的是

A. 热因热用　　B. 以补开塞　　C. 寒者热之

D. 虚者补之　　E. 通因通用

〔答案〕C D

〔考点分析〕A、B、E为反治，C、D为正治。

2. 因人制宜应考虑的是

A. 年龄不同　　B. 性别不同　　C. 地域不同

D. 季节不同　　E. 体质不同

〔答案〕A B E

〔考点分析〕A、B、E为因人制宜，C为因地制宜，D为因时制宜。

3. 属于未病先防的是

A. 调摄精神　　B. 先安未受邪之地　　C. 早期诊治

D. 起居有节　　E. 药物预防

〔答案〕A D E

〔考点分析〕A、D、E为未病先防；B、C为既病防变。

4. 属于"治未病"的是

A. 调摄精神　　B. 先安未受邪之地　　C. 早期诊治

D. 起居有节　　E. 防止外邪侵入

〔答案〕A B C D E

〔考点分析〕未病先防与既病防变均为治未病。

问答题

1. 试述《黄帝内经》中体现的中医预防方面的成就有哪些？

《黄帝内经》成书时期，在预防方面有主要有如下成就：一是无病早防。《素问》说："不治已病治未病，不治已乱治未乱，……夫病已成而后药之，乱已成而后治之，譬犹渴而穿井，斗而铸锥，不亦晚乎？"从而说明书，我国在两千多年以前就充分认识到无病早防的重要性。二是发现疾病的传染性和流行性。《素问》中指出："温气流行"，"五疫之至，皆相染易，无问大小，病状相似。"从而说明古人发现有些病可以传染并引起流行。三是防止染病。《素问》指出："不相染者，正气存内，邪不可干。"主张保持机体正气强盛以防止病邪侵袭，从而免致疾病染易。同时，还指出应该"避其毒气"，则又从另一角度提出来设法不与病邪接触，以防止染病。《黄帝内经》这些论述，现在看来仍然具有重要的指导意义。

2. 试述《黄帝内经》以后的中医预防方面的成就有哪些？

《黄帝内经》以后，历代医家通过临床实践和经验总结，积累了丰富的预防知识：一是药物预防。《诸病源候论》认为，对于温病可"预防药及为法术以防之"。这就是说，服预防药物可作为防止疾病了生的方法。在《肘后备急方》《千金要方》载有20余首辟温方剂，如太乙流金散熏烧辟温等。二是传播途径。前人早就发现通过饮食、呼吸可以传染疾病。在公元三四世纪间成书的《释名》说："注病，一人死一人复得，气相灌注也。"表明由呼吸道可传染注病。在《千金要方》说："原夫霍息之为病，皆因饮食，非关鬼神。"这不仅肯定了饮食不慎可以致病，还批驳了鬼神作祟的迷信错误思想。《温疫论》指出："邪自口鼻入"，进一步明确了通过饮食、呼吸等途径而受邪。三是传播媒介。认为有些疾病可通过昆虫、动物作为媒介而传播。如清代洪稚存《北江诗话》说："时赵州有怪鼠，白日入人家，即伏地呕血死。人染其气，亦无不立殒者。"稍晚成书的《温疫汇编》亦说："忆昔年入夏，瘟疫大行，有红头表蝇千百为群，凡入人家，必有患瘟而死亡者。"可见鼠、蝇等作为媒介可传染疾病。

3. 治未病中的未病先防包括哪些内容？

治未病，即在疾病未发生之前，采取一定的措施，防止疾病的发生与发展。治未病，包括未病先防和既病防变两个方面的内容。未病先防是在疾病尚未发生之前，做好各种必要的预防工作，采取综合的预防措施，以防止疾病的发生。疾病的发生与否，取决于正邪两个方面。因此，未病先防也必须从正邪两个方面着手。一是增强体质，提高正气的抗邪能力。主要从四个方面提高正气的抗邪能力，即调摄精神，加强锻炼，饮食起居有规律和药物预防及人工免疫。二是在防止病邪的侵害方面，要着重避免病邪的侵害。

4. 如何做到既病防变？

既病防变，是在疾病已经发生的情况下，防止疾病的发展与传变。既病防变主要有两项措施：一是早期诊断，将疾病消除在最初阶段，是防止疾病进一步发展、传变，减少正气损伤的有效防治方法之一。二是根据疾病传变规律，先安未受邪之地，是既病防变法则在具体治疗方法上的体现，用以切断传变途径，控制疾病的传变，减少对机体的损害。

5. 如何理解"见肝之病，知肝传脾，当选实脾，四季脾旺不受邪，即勿补之"？

这段原文从脏腑相关的整体观念出发，以肝病为例，论述了治疗疾病必须分清虚实，照顾整体，兼治未病之脏的道理。人体脏腑之间，由于生理上互相联系，病理上必须互相影响。其病气的转移，是有一定规律的，正如《素问·玉机真脏论》中所说："五脏相通，移皆有次"。如肝属木，主疏泄，能帮助脾胃运化。若肝病失其疏泄，木强尅土，则肝病就会传脾，以致运化失司而肝脾合病。因此，当肝病尚未传脾时，就应在治肝药中合入健脾之品，以防止肝病传脾。当然，如果脾脏本气充实，也可不必实脾。说明兼治未病之脏的方法也应酌情运用，不是一成不变的。《难经·七十七难》提出："上工治未病，中工治已病者，何谓也？然：所谓治未病者，见肝之病，则知肝当传之于脾，故先实其脾气，无令得受肝之邪。故曰治未病焉。中工者，见肝之病，不晓相传，但一心治肝，故曰治已病也。"

6. 如何理解"先安未受耶之地"？

"先安未受邪之地"，指对于未受病邪侵犯的部位、脏腑，先行顾护，防邪深入的治疗措施。它有未至先防，病中防变之意。先安之法，叶氏是指斑出热不解，胃津先亡，肾水又素有亏虚，必验之于舌。在应用生地、沙参、麦冬、玉竹等甘寒生津药品之中，加入龟板阿胶等咸寒滋阴之味，防止邪热深入下焦少阴。指在治疗时，要根据疾病发生发展规律及其传变途径，首先应辨明疾病可能向何脏腑传变，在病邪未传人之前，采取措施，以控制病邪的传入，防止其传变为它病。这样才能有效地防止病邪传变，以利于正气的恢复，使疾病在初期阶段获愈。

7. 为什么要"春夏养阳，秋冬养阴"？

高士宗说："圣人春夏养阳，使少阳之气生，太阳之气长；秋冬养阴，使太阴之气收，少阴之气藏。"春夏养阳，就是指春季夏季养生、养长。生和长均具有发育向上的特点，在阴阳属性。秋冬养阴，就是指秋冬季养收、养藏。收和藏均具有衰退向下的特点，在阴阳属性上属阴。所以，春夏养阳，就是养生、养长；秋冬养阴，就是养收、养藏。"春夏养阳，秋冬养阴"的主旨，就是要求人们要依照四时的阴阳变化进行养生。《黄帝内经》说："夫四时阴阳者，万物之根本也。"又说："故阴阳四时者，万物之终始也，死生之本也。"四时阴阳的变化是自然界万物发生、发展、壮盛、衰老、死亡的根本原因，同时也是影响人类寿夭因素之一。一般来说，如果顺应四时阴阳变化来进行调养，则健康长寿；如果在生活等方面违背了四时阴阳变化，就会导致疾病的发生，甚至夭亡。所以，原文反复强调说："从阴阳则生""从之则治""从之则苛疾不起"。正因为如此，在养生时，必须要遵循"春夏养阳，秋冬养阴"这一基本原则。

8. 治则与治法有何不同？

治法，是在治则的指导下，根据不同的病情，所采取的具体治疗方法。它与治则的关系非常密切，一般来说，治法由治则来规定，是在治则指导下确立的具体治疗方法。如"实则泻之"的治则便指导了解表法、涌吐法、消导法、攻下法等治法的制定；"虚则补之"的法则又指导了益气法、滋阴法、温阳法、补血法等治法的确立。治则，即治疗疾病的原则。治则是用以指导治疗方法的总原则。治法是针对具体病情的治疗方法。任何具体的治疗方法，总是隶属于一定的治疗原则，都是在治疗原则指导下确定的。比如各种疾病从正邪的关系来说，都离不开正邪的盛衰变化。因而，扶正祛邪即是治疗疾病的总原则之一。在此原则指导下所采用的益气、养血、滋阴补阳等，则是扶正的具体方法，而发汗、攻下等，则是祛邪的具体治疗方法。因此，治则是确定治疗方法的依据，治疗方法则是治则的具体化。中医临床常用的治疗原则，包括：治病求本；扶正祛邪；调整阴阳；调整脏腑功能；调理气血关系和因时、因地、因人制宜等六个方面。

9. 中医学中的标与本的含义是什么？

中医学中的标与本是一个相对的概念，包含有多种的含义，可用之说明疾病过程中各种矛盾双方的主次关系。但总的来说，标是指疾病的现象、病的次要矛盾，本则是指疾病的本质，病的主要矛盾。在复杂的疾病中，只有通过对疾病标本的分析、归纳，分清证候矛盾的主次关系，才不会被各种错综复杂的症状所迷惑，才能抓住疾病的本质，为确定治疗的重点和先后次序提供依据，才能有效地指导临床治疗。因此，掌握标本的概念及相互关系，对指导临床辨证论治，有着十分重要的指导意义。如从正邪双方来说，正是本，邪是标；从病因与症状来分，病因是本，症状是标；从病变所在部位来说，脏腑是本，外部体表是标；从疾病先后来说，旧病是本，新病是标。总的来说，本代表疾病的本质，是主要矛盾；标代表疾病的现象，是次要矛盾。在复杂多变的病证中，由于有标本主次的不同变化，因而，在治疗时就常有先后缓急的区别。一般规律是急则治其标，缓则治其本。

10. 正治法与反治法有无本质的不同？

正治法与反治法，就其对疾病的治疗而言，都是针对疾病本质的，因而符合"治病必求于本"的原则，所以二者没有本质的不同。只不过从某些症状上看，正治法所选用的药物之性与疾病征象的性质相逆，而反法法所选用的药物之性与疾病某些征象（假象）一致。但治疗的结果表明，二者都是针对疾病病机施治的，故《黄帝内经》说反治法"其始则同，其终则异"。反治法只要运用得当，同样"可使破积，可使溃坚，可使气和，可使必已"，收到和正治法一样的疗效。

11. 举例说明"寒因寒用""热因热用""通因通用"及"塞因塞用"。

"寒因寒用""热因热用""通因通用""塞因塞用"，皆属于反治法范围。它适应于疾病的某些症状表现与其本质不相一致的病证。临床中某些严重疾病所反映出的某些症状，有时与疾病的本质相反，而表现出假象，反治法则是针对这一类病证所设的治疗方法。寒因寒用，即用寒性药物治疗具有假寒症状的病证。如外感热病，出现热厥证时，热是其本质，寒是假象。故当投以顺从疾病假象的寒性药物，以治其里热，假象亦能消除，此即称为以寒治寒的寒因寒用治疗方法。热因热用，即用热性药物治疗具有假热症状的病证。如某些阴寒内盛的病人，出现面红、烦躁、口渴等假热象时，当投以顺从疾病假象的热性药，以治其里寒，此即称为热因热用治疗方法。通因通用，即用通利的药物，治疗具有通泄症状的病证。如食积腹泻，用消导方法治疗。塞因塞用，即用补益药物治疗具有闭塞不通症状的病证。如脾虚腹胀，应用补脾益气的方法治疗，补益脾气，脾气健运，则腹胀自消，此种以补开塞的治疗方法，称为塞因塞用。

12. 反佐与反治是否相同？

反佐法是反治法之一，反佐，包括处方中药物组成的反佐法及服药上的反佐法。前者即在寒药方中佐以热药，热药方中佐以寒药，后者是指寒药热服、热药冷服。本文反佐是指药物反佐而言。反佐与反治不同，反治属治疗原则，而反佐属于一种药物配伍方法或服药方法。其在方剂中的运用，约有以下三点。①处方中药物炮制的反佐：寒热药性完全相反的药物，经同炒后以去性存用，这是炮制上的反佐。如天台乌药散中，苦寒之川楝子与辛热之巴豆同炒，去巴豆而用川楝子，即可减川楝子之寒，而又能增强其行气散结止痛之功。②处方中药物配伍的反佐：即在寒剂中佐以热药，或于热制中佐以寒药，这是配伍上的反佐。如通脉四逆汤中，苦寒之猪胆汁与辛热之姜、附配伍运用，既可制大辛大热之性，又可引虚阳复归于阴中。③方剂服法上的反佐：即寒剂热服，热剂凉服。如白虎汤治阳明经热盛之证，为防止热证与寒药相格拒，采用寒剂温服的服药方法。正如《素问·五常政大论》所说："治热以寒，温而行之；治寒以热，凉而行之。"

13. 怎样理解"诸寒之而热者取之阴，热之而寒者取之阳"？

"诸寒之而热者取之阴，热之而寒者取之阳"，是对虚寒热病证治本法则的论述。寒热病证的治疗，一般是采取"治寒以热"，"治热以寒"的法则，但寒热病证各有其虚实不同的病机，临床上必须针对病机而确立相应的治法，即要求，治病求本。阴虚热证，病本于阴虚，其热乃是阴虚不能制阳，阳气相对偏亢而出现的虚热，故若用苦寒泻其偏亢之阳热，则阴愈而火愈炽，不仅病不愈，反而会加重。只有针对其阴虚之本，根据补虚泻实的原则，"取之阴"，即"壮水之主，以制阳光"，其热自退。阳虚寒证，病本是阳虚，其"寒"乃是阳气不足，不能温养而出现的虚寒。所以如果用辛温发散以祛其相对偏盛之阴寒，则阳愈耗而寒愈甚，不独寒不除，反而可能产生新的病证。惟有针对其阳虚之本，以"取之阳"，即"益火之源，以消阴翳"，其寒可自消。张志聪说："夫寒之而不寒者，真阴之不足也。热之而不热者，真阳不足也。……取之阴取之阳者，谓当补其阴而补其阳也。"

14. 举例说明"寒者热之""热者寒之""虚则补之"及"实则泻之"等治疗方法。

"寒者热之""热者寒之""虚则补之""实则泻之"，是正治法在临床上的具体运用。它适用于疾病的征象和疾病的本质相一致的病证。如寒性病证，常见到形寒肢冷、畏寒喜温、脘腹冷痛、下利清谷等寒象，故在治疗上则应使用温热性质的药物以温散，祛除阴寒，此种以热治寒的治疗方法，则称为"寒者热之"。热性病证，常见到发热、恶热、面红目赤、舌红、脉数等热象。在治疗上，则应使用寒凉性质的药物以清泻其阳热，此种以寒治热的治疗方法，则称为"热者寒之"。虚证，常见到形体消瘦、少气乏力、语声低微、面色萎黄、唇舌色淡等虚损不足之象，在治疗则应根据虚损的情况，适当选用具有补气、补血、补阴、补阳作用的药物治疗，此种通过药物的补益填充作用起到恢复机体机能的治疗方法，称为"虚则补之"。实证，常见到谵语发狂、声高气粗、疼痛拒按、大便秘结等邪实过盛之象。治疗时当使用攻泻实邪作用的药物治疗，此种直接针对病邪的攻逐之法，称为"实则泻之"。

15. 临床中应如何具体运用扶正与祛邪治疗原则？

扶正与祛邪是两种完全不同的治疗方法，但两者又是相互为用、相辅相成的。扶正是通过增强机体的机能活动，提高抗病能力，从而又能起到战胜病邪、祛邪外出的治疗作用，即"正复邪自祛"之意。祛邪是为了扶正，通过直接消除致病因素，达到保护人体的正气，促进机体及早恢复健康的作用，此即"邪去正自安"之意。因此说扶正即可祛邪，祛邪即可扶正。临床中，为了使扶正与祛邪两种治疗方法运用准确、灵活，则首先要认真分清正邪双方的消长盛衰变化，依据正邪双方矛盾斗争中所处的位置，确定扶正与祛邪治疗的主次先后。一般来说，以正气不足为主，邪气不盛的病证，则采用扶正之法，使正胜而邪祛；以邪气实为主，而正气未虚的病证，则采用祛邪之法，使邪祛正安；对于邪实正虚，正虚已不耐攻伐的病证，则采用先扶正后祛邪之法；对于邪实正虚，但正气尚耐攻伐的病证，则采用先祛邪后扶正之法；对于正虚邪恋，而不能单纯扶正或单纯祛邪的病证，往往采用扶正与祛邪同时并用的方法治疗。

16. 如何应用损其有余来调整阴阳？

损其有余，是调整阴阳法则的具体体现，它是用于阴阳任何一方偏盛所致的实寒病证或实热病证的治疗方法。阴阳任何一方的有余偏盛，都会对另一方过度制约。因此，不但形成阴盛则寒或阳盛则热的实寒证或实热证，而且，容易造成被制约一方的亏损不足。如阳盛则耗伤阴液，易致阴虚。阴盛则损伤阳气，易致阳虚。因此，对阴阳偏盛的治疗，必须采用损其有余的方法，才能使阴阳偏盛的病理状态恢复正常。如用治热以寒的方法治疗实热证，清泻阳热实邪，故称为"热者寒之"用治寒以热的方法治疗实寒证，温散阴寒之邪，故称为"寒者热之"，即是损其有余治疗方法的具体运用。若阴阳偏盛引起相对一偏衰时，则当根据具体情况，配合以益阴或助阳之法，兼顾虚衰一方。

17. 如何应用补其不足来调整阴阳？

补其不足，亦是调整阴阳法则的具体体现，它是用于阴或阳任何一方虚损不足所致的阴虚病证或阳虚病证，以及阴阳两虚病证的治疗方法。对阴或阳的虚损不足必须采用"虚则补之"的方法，以补其不足，方能使阴阳偏衰的病理状态恢复正常。如阳虚不制阴的虚寒证，当用补阳制阴之法；若伤及肾阳，则应补益肾阳，即"益火之源，以消阴翳"。而阴虚不能制阳的虚热证，当用补阴制阳之法；若伤及肾阴，则应补益肾水，即"壮水之主，以制阳光"。同时，在补其不足时，要根据阴阳互根的关系，在补阴时适当配以补阳药，以达阳中求阴。补阳时，适当配以补阴药，以达阴中求阳，方能生化无穷，相得益彰，收到良好的效果。

18. 因时制宜、因地制宜与因人制宜有何临床意义？

因时、因地、因人制宜，是指治疗疾病要根据季节、地区，以及人的体质、性别、年龄等不同情况而制定适宜的治疗方法。因时制宜。在临床处方用药时，应根据不同的气候特点加以注意。如夏季人体肌腠疏松，虽复感风寒邪气，也不宜过用辛温发散的药物，以防耗伤气阴。冬季人体腠理致密，若非大热之证，当慎用寒凉药物，以防伤阳。因地制宜。在治疗用药时应根据不同地区的特点而有所变化。例如，同是当用辛温解表剂治疗的外感风寒证，在西北严寒地区，药量则可稍重；而在东南温热地区，药量则宜稍轻，以防发汗太过。因人制宜。一般来说，体质强壮的青年人能耐受猛峻的药物。而老、幼、体弱之人，则应慎用。妇女经期孕期，不宜用过寒、破血、破气、峻泻之药。阳盛阴虚之体，当慎用温燥之剂。阳虚阴盛之体，当慎用寒凉伤阳药物。同时，又因职业、性格、生活习惯等方面的不同，在临证诊治疾病过程中，都是应该加以认真注意的问题，因时、因地、因人制宜体现了中医理论体系的基本特点——整体观念的内容。

参 考 书 目

1. 刘燕池，雷顺群. 中医基础理论（北京市高等教育精品教材）. 第 2 版. 北京：学苑出版社，2005.

2. 秦伯未. 秦伯未医学文集，长沙：湖南科学技术出版社，1983.

3. 中医研究院. 岳美中论医集，北京：人民卫生出版社，1978.

4. 任应秋. 任应秋论医集，北京：人民卫生出版社，1984.

5. 刘燕池，宋天彬，张瑞馥，等. 中医基础理论问答. 第 3 版. 上海：上海科学技术出版社，1982.